超音波検査・ハイライト手術動画が見られる

WEB動画つき

産科疾患の画像診断

保存版

産婦人科専門医が
知っておくべき
93疾患

編著

長崎大学理事／長崎大学病院病院長／長崎大学大学院産科婦人科学教室教授

増崎 英明

MC メディカ出版

序文

　この本は、2007年6月号から2017年5月号まで120回、10年間にわたって『ペリネイタルケア』誌上に連載「画像でみる産科学」と題して掲載した内容を整理し、新たな編集を加えたものです。この10年は長崎大学産婦人科教授として在任した期間と重なっており、私にとっては教室員との楽しい共同作業になりました。いずれも長崎大学産婦人科の症例であり、自分たちの経験を元に記載しました。私たちは毎週、入院した全ての例を対象にカンファランスを行います。症例によっては、他科の先生にも加わっていただき、そこでの議論をもとに担当者が論文を執筆しました。この本の作成に関わった医師は総勢72名にのぼります。取り上げた症例を見てみると、産科医療がいかに広範囲な疾患を扱う診療科であるか、すなわち婦人科や他科との連携がいかに重要であるか、産科はまさにチーム医療である、ということを再認識させられました。

　産科医療に限らず、20世紀の医療革命は画像診断によって起こった、とさえいえるように思います。特に超音波検査が子宮という密室に窓を開いたことは、医療者のみならず母親やその家族にとっても目覚ましい経験でした。「見る」という行為がいかに人にとって重要なことであるか、それを私たち産科診療に関わる者は実体験したのだと思います。CTやMRIなどの画像診断法が急速に発達したことも大きかったと思います。

　そして21世紀の医学・医療は遺伝子の時代として記憶されるでしょう。その始まりは、PCRによるDNA増幅法の登場であり、これによって遺伝子もまた「目に見えるもの」になりつつあります。果たしてヒトの遺伝情報はどのように管理されるのでしょうか。遺伝子万能の考えは、ヒトの能力や個性や生

き方を限られた箱の中に閉じ込めてしまう危険があります。ヒトは何者にも左右されない自由の中で生きていくべきです。

　言うまでもないことですが、産婦人科医師は、産科疾患のみならず、婦人科領域の腫瘍や生殖医療について知悉する必要があります。当然ですが妊婦さんも他科の疾患を合併することがあるので、たとえ産科だけを専門にやりたいと思っていても、広範囲な知識と診断能力が要求されます。本書は、そのような視点から症例を厳選しました。動画を用いて読者の理解を深めることにも取り組んでみました。ですから本書を通読していただければ、日々の臨床に必ず役立つものと思います。最後に、10年間の連載にお付き合いいただいた教室員と、出版に際してお世話になったメディカ出版編集部の皆さんに心より感謝します。

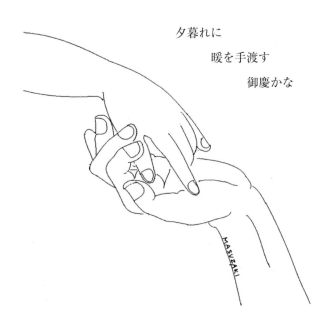

夕暮れに
　暖を手渡す
　　御慶かな

2018年1月18日　増崎英明

CONTENTS

🌐：WEB 動画収載

序　文 …………………………………………… 2
WEB 動画の視聴方法 ……………………… 6

第1章　合併症妊娠

01 脳腫瘍合併妊娠 ……………………………… 8
02 プロラクチノーマ合併妊娠 …………… 11
03 脳動脈瘤合併妊娠 ……………………… 14
04 脳動静脈奇形合併妊娠 ……………… 17
05 もやもや病合併妊娠 ……………………… 20
06 リンパ球性下垂体炎合併妊娠 ………… 23
07 重症妊娠高血圧腎症に合併した
　　漿液性網膜剥離 …………………………… 26
08 子　癇 …………………………………………… 29
09 妊娠中の乳癌 ……………………………… 32
10 肺癌合併妊娠 ……………………………… 35
11 拘束性呼吸障害合併妊娠 ……………… 38
12 先天性 QT 延長症候群 ………………… 41
13 先天性 QT 延長症候群合併妊娠 …… 44
14 多形性心室頻拍を来した
　　先天性 QT 延長症候群合併妊娠 ……… 47
15 周産期心筋症 ……………………………… 50
16 胆石合併妊娠 ……………………………… 53
17 胆嚢炎合併妊娠 ……………………… 56
18 虫垂炎合併の異所性妊娠 ……………… 59
19 子宮脱合併妊娠 ………………………… 62
20 水腎症合併妊娠 ………………………… 65
21 クッシング症候群合併妊娠 …………… 68
22 大腸癌合併妊娠 ………………………… 71

23 妊娠後骨粗鬆症 ………………………… 74
24 妊娠中の大腿骨頸部骨折 ……………… 77
25 骨肉腫合併妊娠 ………………………… 80
26 糖尿病合併妊娠 ………………………… 83
27 妊娠中の ATL 発症 …………………… 86
28 妊娠中の深部静脈血栓症① 🌐 ……… 89
29 妊娠中の深部静脈血栓症② …………… 92

第2章　婦人科疾患合併妊娠

01 卵巣腫瘍合併妊娠 🌐 …………………… 96
02 妊娠に合併した卵巣腫瘍
　　－ borderline malignancy － ……… 99
03 妊娠に合併した卵巣癌 🌐 …………… 102
04 チョコレート嚢胞合併妊娠 ………… 105
05 妊娠中の付属器捻転 …………………… 108
06 ダグラス窩に嵌頓した
　　卵巣腫瘍合併妊娠 …………………… 111
07 妊娠中のデルモイド腫瘍破裂 ……… 114
08 妊婦における子宮頸部細胞診 ……… 117
09 子宮頸癌合併妊娠 …………………… 120
10 子宮頸部浸潤癌合併妊娠 …………… 123
11 尖圭コンジローマ合併妊娠 ………… 126
12 汎発性腹膜炎合併妊娠 ……………… 129
13 子宮筋腫合併妊娠 🌐 ………………… 132
14 子宮筋腫による分娩停止 …………… 135
15 子宮筋腫合併妊娠の妊娠中期中絶 … 138
16 子宮奇形合併妊娠 …………………… 141
17 子宮奇形合併妊娠の 3D 所見 ……… 144

第3章　妊娠初期

01 体外受精・胚移植 …………… 148

02 顕微授精 🌐 ………………… 151

03 ウェルニッケ脳症 …………… 154

04 絨毛性疾患 🌐 ………………… 157

05 胎児共存奇胎 🌐 ……………… 160

06 妊娠初期の急性腹症 ………… 163

07 異所性妊娠 🌐 ………………… 166

08 卵管間質部妊娠の超音波 3D 所見 … 169

09 子宮頸管妊娠 ………………… 172

10 子宮頸管無力症 🌐 …………… 175

11 経腹的シロッカー手術 🌐 …… 178

12 流　産 ………………………… 181

13 Breus' mole ………………… 184

14 細菌性腟症 …………………… 187

15 前期破水・早産・絨毛膜羊膜炎 … 190

16 Amniotic fluid sludge と

流早産 🌐 …………………… 193

17 子宮内避妊器具と妊娠 🌐 …… 196

18 多胎妊娠における膜性診断 🌐 … 199

19 多胎妊娠における卵性診断 … 202

20 TRAP 🌐 …………………… 205

第4章　子宮・付属物・出血

01 前置胎盤・前置血管 🌐 ……… 210

02 前置胎盤の中期中絶 ………… 213

03 胎盤ポリープ ………………… 216

04 胎盤残留 ……………………… 219

05 絨毛膜瘤 🌐 …………………… 222

06 絨毛血管腫 …………………… 225

07 臍帯潰瘍 ……………………… 228

08 子宮動脈の偽性動脈瘤 ……… 231

09 常位胎盤早期剥離・DIC ……… 234

10 常位胎盤早期剥離の CTG 所見 … 237

11 腟壁・後腹膜血腫 …………… 240

12 異常出血に対する B-Lynch 縫合 … 243

13 産後出血に対する

子宮動脈塞栓術 🌐 ………… 246

14 分娩時出血と Sheehan 症候群 … 249

15 羊水過多・過少 ……………… 252

16 帝王切開創の癒合不全 ……… 255

17 帝王切開既往例における

子宮壁の菲薄化 …………… 258

18 帝王切開創部妊娠 …………… 261

第5章　その他

01 母体の低身長 ………………… 266

02 児頭骨盤不均衡と MRI ……… 269

03 幸帽児分娩 …………………… 272

04 マイクロキメリズムと強皮症 … 275

05 胎児胸腔一羊膜腔シャント術 🌐 … 278

06 EXIT 🌐 ……………………… 281

07 ヘリコプター搬送 …………… 284

08 先天性上気道閉塞症候群（CHAOS）と

EXIT 🌐 …………………… 287

09 母体血中胎児 DNA と

出生前遺伝子診断 ………… 291

10 総論：見逃せない疾患 ……… 294

11 胎児―この未知なるもの …… 298

索　引 ……………… 304

執筆者一覧 ……… 310

編著者紹介 ……… 315

🌐 WEB動画の視聴方法

WEBサイトで各項目に関連した手術動画が視聴できます。
PC（Windows / Macintosh）、
iPad / iPhone、Android 端末からご覧いただけます。

※推奨環境の詳細につきましては、弊社 WEB サイト「よくあるご質問」ページをご参照ください。

1 メディカ出版ホームページにアクセスしてください。
https://www.medica.co.jp/

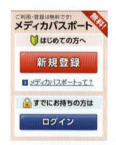

2 ログインします。
※メディカパスポートを取得されていない方は、「はじめての方へ / 新規登録」（登録無料）からお進みください。

3 『産科疾患の画像診断』の紹介ページ（https://www.medica.co.jp/catalog/book/7077）を開き、右記のバナーをクリックします（URL を入力していただくか、キーワード検索で商品名を検索し、本書紹介ページを開いてください）。

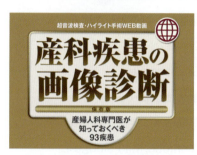

4 「動画ライブラリ」ページに移動します。見たい動画の「ロック解除キー入力」ボタンを押すと、ロック解除キーの入力画面が出ます。
右の銀色の部分を削ると、ロック解除キーが出てきます。入力画面にロック解除キーを入力して、送信ボタンを押してください。本書の動画コンテンツのロックが解除されます（ロック解除キーボタンはログイン時のみ表示されます）。

※ WEBサイトのロック解除キーは本書発行日（最新のもの）より3年間有効です。有効期間終了後、本サービスは読者に通知なく休止もしくは廃止する場合があります。

※ サービスの対象は、本書をご購入いただいた方のみとします。メディカパスポートに登録した後、視聴いただけるシステムです。

※ 視聴した動画をもとに作成・アレンジされた個々の制作物の正確性・内容につきましては、当社は一切責任を負いません。

※ データやロック解除キーを第三者へ再配布することや、商用利用（販売を目的とする宣伝広告のための、ダイレクトメール、チラシ、カタログ、パンフレットなどの印刷物への利用）はできません。

第1章

合併症妊娠

脳腫瘍合併妊娠

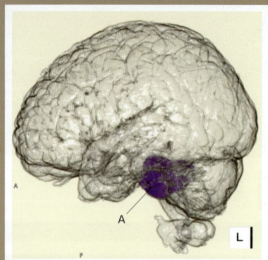
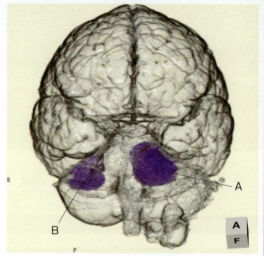

図1　頭部3D画像検査所見
症例1のCTから3D画像を再構築したもので、今回の腫瘍（A）と手術後の残存腫瘍（B）が描出されています。

脳腫瘍合併妊娠

■疫　学

　脳腫瘍合併妊娠の頻度は10,000人に1例で、それによる母体死亡は、全母体死亡の約8％を占めるといわれています。組織型は神経鞘腫と髄膜腫が3分の1ずつで、次に聴神経腫瘍が多く見られます[1]。

　一般的に脳腫瘍は妊娠中に増大しやすく、産後に縮小する傾向にありますが、妊娠中に増大する理由は、妊娠により循環血液量が増大し、水貯留と血流増加が浮腫を増悪させ、血管に富む腫瘍自体が拡大するため、あるいは腫瘍自体に存在するホルモンレセプターが刺激されるためだと考えられています[2]。

■診　断

　症状は脳腫瘍の種類や大きさによりさまざまですが、一般的な症状は慢性頭蓋内圧亢進症状と巣症状（局所症状）とに大別されます。初発症状として頭痛、悪心、嘔吐などが見られますが、これらは通常の妊娠中であっても認められる症状であるため、神経学的診察による鑑別が必要です。また、てんかん発作は脳腫瘍患者の30～40％に認められますが、妊娠後期の発症例では子癇発作と誤って診断されることも多く、注意が必要です。妊娠中に脳腫瘍を疑った場合、頭部CT、MRI、単純X線、血管造影検査などにより診断されますが、CTあるいは血管造影検査で使用するヨード剤、MRI検査で使用するガドリニウム含有の造影剤は、胎盤通過性があるものの、ごく少量であるため胎児毒性は少ないとされています[3]。

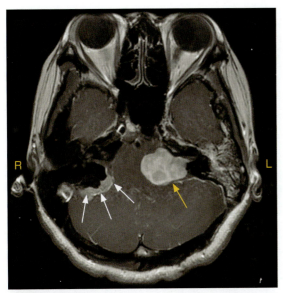

図2　頭部造影 MRI T1 強調画像検査所見

左小脳橋角部から内耳道入口部にかけて腫瘍を認めます（⬆）。この腫瘍により脳幹は右方に圧排されています。右小脳橋角部には硬膜と接して残存腫瘍が認められます（⇧）。

■ 妊娠・分娩の管理

妊娠中に脳腫瘍を認めた場合は、母体と胎児の状態を総合的に判断し、治療方針を決めなければなりません。放射線療法は腹部を遮蔽することにより妊娠中でも高線量の照射が可能であり、胎児への被曝は確定的しきい線量である0.1Gy以下といわれています[4]。腫瘍摘出術は、児の胎外生活が可能になる時期まで妊娠を継続し、分娩後に実施することが望ましいのですが、脳圧亢進、および神経学的障害が増悪してきた場合には、手術療法を考慮する必要があります。

分娩様式については、陣痛・腹圧による脳圧亢進を避けるため、全身麻酔下の選択的帝王切開術が推奨されています[5]。

症例1

25歳の初産婦で、身長158cm、体重47kgです。既往歴として21歳で左小脳橋角部腫瘍（組織診断：神経鞘腫）の部分摘出術を受けています。22歳で同部位の腫瘍が増大したためサイバーナイフ治療を行っています。その後は腫瘍の増大を認めていません。

近医で妊娠と診断され、上記既往があったため、妊娠9週で当科へ紹介されました。左顔面神経麻痺が軽度にあり、会話が困難な状態でしたが、妊娠中に症状の増悪は認めませんでした。妊娠36週のMRI検査で左小脳から内耳道にかけて腫瘍が認められ、右側の残存腫瘍により脳幹・第4脳室は圧排されていましたが、水頭症や神経脱落症状などは認めませんでした（図1, 2）。陣痛・腹圧による脳圧亢進・脳神経学的症状の増悪の可能性を考え、妊娠38週4日で全身麻酔下に選択的帝王切開術を行い、2,860gの女児をApgarスコア1分値9点/5分値9点で娩出しました。術後は症状の増悪はなく経過良好であったため、産褥8日目に母児共に退院しました。退院後は定期的に経過を見ていますが、症状の増悪はなく、腫瘍の増大も認めていません。

症例2

30歳の1経妊1経産婦で、身長152cm、体重58kgです。既往歴は特にありません。妊娠初期より近医の産婦人科で妊娠管理されており、妊娠31週0日に突然、左半身の感覚障害が出現し、頭部MRIで脳腫瘍が疑われ、同日、当院の脳神経外科へ入院しました。画像では右

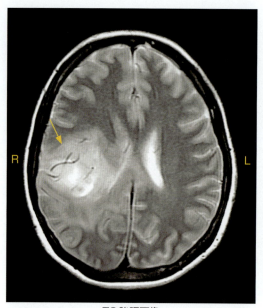
T2 強調画像

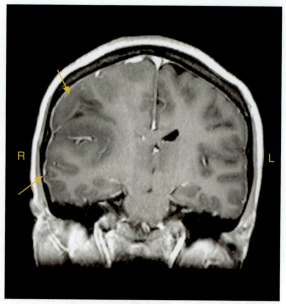
T1 強調画像

図3 頭部 MRI 画像検査所見
右の島皮質から側頭葉、頭頂葉にかけて内部に石灰化を伴う境界不明瞭な腫瘍を認めます（）。造影効果はなく、腫瘍による脳室の圧迫と軽度の midline shift を認めます。

の島皮質から頭頂葉にかけて腫瘤を認め、腫瘍による脳室の圧迫と軽度の midline shift を認めました（図3）。

当初、妊娠期間の延長を図る方針でしたが、妊娠31週4日に痙攣発作を2回認めたため、児を娩出し、早期に脳腫瘍に対する治療を開始する方針に変更しました。妊娠31週6日で全身麻酔下に帝王切開術を行い、1,856g の男児を Apgar スコア1分値2点/5分値6点で娩出しました。術後11日目に開頭生検を施行し、乏突起膠腫の診断で発症後2カ月目から化学療法を開始しました。児は出生後 NICU で管理され、日齢50に退院しました。

（浜口大輔・宮﨑恭子・三浦清徳・増崎英明）

● 参考文献
1) Roelvink, NC. et al. Pregnancy-related primary brain and apinal tumors. Arch. Neurol. 44(2), 1987, 209-15.
2) 芦田敬. 妊娠中に発見される脳腫瘍. 産婦人科の実際. 57(4), 2008, 693-8.
3) Webb, JA. et al. The use of iodinated and gadolinium contrast media during pregnancy and lactation. Eur. Radiol. 15(6), 2005, 1234-40.
4) Kal, HB. et al. Radiotherapy during pregnancy : fact and fiction. Lancet Oncol. 6(5), 2005, 328-33.
5) Stevenson, CB. et al. The clinical management of intracranial neoplasrms in pregnancy. Clin. Obstet. Gynecol. 48(1), 2005, 24-37.

02 プロラクチノーマ合併妊娠

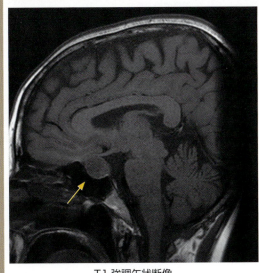
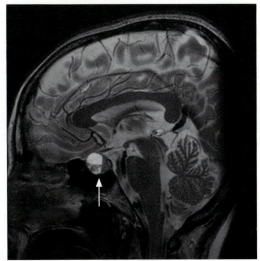

T1強調矢状断像　　　　　　　T2強調矢状断像

図1 症例1：macroadenoma

妊娠15週に撮影されたMRIです。下垂体内に2cmの腫瘤があり（⬆）、内部には鏡面形成（⬆）を認めます。いずれも低信号を呈するヘモジデリンの沈着が疑われ、3〜6カ月ほど前に下垂体卒中を起こしていたものと判断されました。

はじめに

　プロラクチノーマは下垂体腺腫の約40％を占め、腫瘍径が10mm以上のmacroadenomaと10mm未満のmicroadenomaとに分類されます。高プロラクチン（PRL）血症から排卵障害を来し不妊が多いと考えられますが、ドパミン作動薬による薬物療法（カベルゴリンやブロモクリプチン）が奏功することが多く、プロラクチノーマ合併妊娠として管理されることもまれではありません。以下に症例を2例呈示し、プロラクチノーマ合併妊娠を概説します。

症例1：macroadenoma合併妊娠

　40歳の初産婦です。不妊症の精査で高PRL血症と診断され、頭部CTを施行しましたが、下垂体腺腫は指摘されませんでした。カベルゴリンを内服しつつ体外受精を行い、融解胚移植で二絨毛膜三羊膜品胎の妊娠が成立し、薬物療法は中止しました。胚移植の1カ月ほど前より視野異常を自覚し、妊娠7週で眼科を受診し、左眼耳側半盲を認めました（**図2**）。プロラクチノーマが疑われましたが、妊娠初期のためMRIは施行せず、定期的な視野検査で経過観察し、症状は改善傾向を認めました。視野障害以外の症状は認めませんでした。妊娠15週に

11

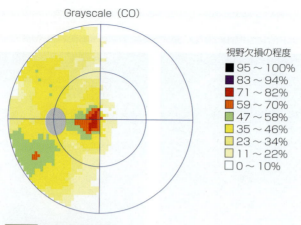

図2 静的視野検査
症例1の妊娠8週時点での左眼の視野検査結果です。塗色された部位に視覚障害があり、耳側半盲を呈しています。右眼の結果は正常でした。その後、視野障害は徐々に回復し、妊娠15週時点では視野欠損を認めませんでした。

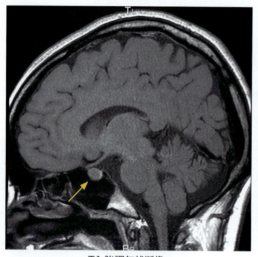
T1強調矢状断像

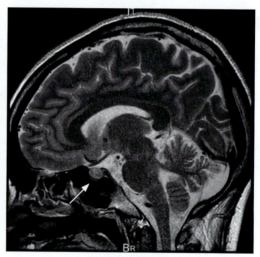
T2強調矢状断像

図3 症例2：microadenoma
高プロラクチン血症の精査で妊娠前に撮影されたMRIです。下垂体にT1強調像で低信号（⇧）、T2強調像で軽度低信号（⇧）の腫瘤（腺腫）を認めます。

施行されたMRIで2cm大の下垂体腫瘍を認め（図1左）、腫瘍内には鏡面形成も見られました（図1右）。ヘモジデリンの沈着を認めたため、3～6カ月前に下垂体卒中を起こし、これが視野障害を来した原因だと考えられました。MRI撮影時には視野障害は認めず、その後も増悪せずに経過しました。妊娠32週1日、前期破水のため緊急帝王切開を施行しました。

症例2：macroadenoma合併妊娠

36歳の3妊1産婦です。第1子分娩後、妊

娠せず、不妊症の精査で高PRL血症が認められ、MRIでプロラクチノーマ（microadenoma）と診断されました（図3）。カベルゴリンを内服し、妊娠が成立し、薬物療法は中止しました。妊娠30週の時点で血中PRL値63ng/mLと高値であり、MRIでは下垂体腺腫の軽度増大を認めましたが、視野障害、頭痛などの症状はなく、経過観察しました。妊娠39週4日に自然陣痛発来し、経腟分娩しました。

プロラクチノーマ合併妊娠の管理

妊娠中の管理

　Microadenomaやトルコ鞍内に収まるmacroadenomaの場合は、妊娠中に腺腫の増大を起こすリスクは低く、頭痛や視野障害に関する問診を行い、これらがない場合は、血中PRL濃度の測定やMRIは不要です。特に血中PRL濃度は妊娠中に上昇するエストロゲンの影響を受け、正常妊婦でも腺腫を有する女性のレベルまで上昇することがあり、腺腫の増大の指標とはなりません[1]。Macroadenomaの場合は、妊娠中の増大を念頭に置き、3カ月に1回は視野検査を行い、視野障害や頭痛がある場合にはMRIを行います。増大傾向を認めた場合は薬物療法が奏功することが多く、まず薬物療法を行い、無効の場合に手術療法を行うことが

推奨されます[2]。

下垂体卒中

　下垂体に突然、出血や出血性梗塞が起こり、病巣の急激な膨隆と浮腫による神経圧迫症状や下垂体ホルモンの欠落症状を呈するものです。下垂体腺腫存在下の発症が多く、特にプロラクチノーマで多いといわれています。原因は栄養血管の増生を上回る腺腫の急速な増大や、腺腫の圧迫による毛細血管網の壊死などが考えられています[3]。急激な視野障害や頭痛が現れた際には下垂体卒中も考慮し、緊急の画像検査、ホルモン検査が必要です。

分娩方法

　Microadenomaの場合は正常妊婦と同様の管理でよいと考えられます。Macroadenomaの場合は下垂体卒中を予防するために分娩介入や帝王切開を行う方がよいとする意見もある一方で、経腟分娩を行った報告もあります。症例ごとに脳神経外科医と相談し、分娩方法を決定すべきと考えられます。

授　乳

　授乳が腺腫を増大させることはなく、制乳する必要はありません[4,5]。ただし、授乳中はドパミン作動薬の内服は控えます。

（塚本大空・北島道夫・増崎英明）

● 参考文献
1) Rigg, LA. et al. Pattern of increase in circulating prolactin levels during human gestation. Am. J. Obstet. gynecol. 129(4), 1977, 454-6.
2) Melmed, S. et al. Diagnosis and treatment of hyperprolactinemia : an Endocrine Society clinical practice guideline. J. Clin. Endocrinol. Metab. 96(2), 2011, 273-88.
3) Chang, CV. et al. Pituitary tumor apoplexy. Arq. Neuro-

Psiquiatr. 67(2A), 2009, 328-33.
4) Bronstein, MD. et al. Medical management of pituitary adenomas : the special case of management of the pregnant woman. Pituitary. 5(2), 2002, 99-107.
5) Holmgren, U. et al. Women with prolactinoma : effect of pregnancy and lactation on serum prolactin and on tumour growth. Acta. Endocrinol (Copenh) . 111(4), 1986, 452-9.

脳動脈瘤合併妊娠

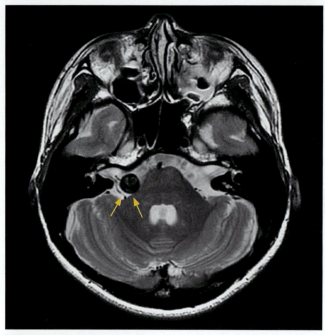

図1 脳動脈瘤の頭部MRI
MRIで右小脳橋角部に15×12mmの動脈瘤を認めます（↑）。

脳動脈瘤とは

　脳動脈瘤とは、主に脳主幹動脈の分岐部に発生する血管壁の異常膨隆・拡張のことです。先天的な血管壁の脆弱性が基盤にあり、そこに血圧の負荷が加わることで嚢状に動脈瘤が膨らむと考えられています。

　脳動脈瘤の多くは最大径が10mm未満の小型の動脈瘤であり、破裂しない限り、多くは無症状です。日本脳神経外科学会が2012年に発表した国内調査によると、全脳動脈瘤の年間破裂率は0.95%であり、径が大きいほど破裂率は高くなっています[1]。

脳動脈瘤の治療方針

　脳動脈瘤は破裂すると、くも膜下出血として発症します。破裂した脳動脈瘤の再破裂は高率に致死的となるので、頭部CTでくも膜下出血が確認され、脳血管造影もしくは3D-CTアンギオグラフィー（3次元血管造影）で脳動脈瘤が発見された場合、迅速な治療が必要になります。

　標準的には、①開頭クリッピング術、②マイクロカテーテルによるコイル塞栓術のいずれかが選択されます。

　未破裂脳動脈瘤に対して、「脳卒中治療ガイドライン2009」では、余命が10〜15年以上見込める5〜7mmの病変に対して治療を検討す

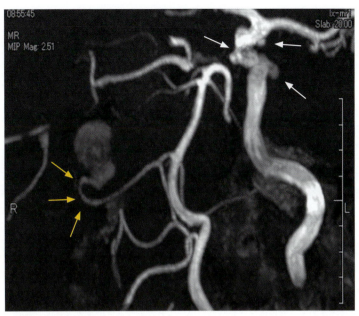

図2 脳動脈瘤の頭部 MRA

MRA では右椎骨動脈から分岐する前下小脳動脈に MRI で認めた動脈瘤があり（⇧）、左内頸動脈の分岐部にも小型の動脈瘤が多発しています（⇧）。

ることが推奨されています[2]。治療方法は破裂した脳動脈瘤と同様です。

脳動脈瘤合併妊娠への対応

妊娠に関連した脳出血は妊産婦死亡の原因疾患として重要です。しかし、脳動脈瘤合併妊娠の報告例は少なく、治療や管理についての統一見解がないのが現状です。脳動脈瘤の破裂が多いのは妊娠後期であるといわれています。これは、妊娠後期に起こる心拍出量や循環血漿量の増加といった血行動態の変化が影響しているものと考えられています[3]。

しかし、妊娠による脳出血発症率の上昇は証明されておらず、非妊娠時以上に治療適応範囲を広げる必要はないとされています。

破裂した脳動脈瘤に対しては、検査、治療のタイミング、治療法の選択を含めて非妊娠時と同じ方針で臨むべきとされています[4]。

脳外科による手術適応がある場合、手術と分娩のどちらを先に行うかについての明確な指標はありませんが、通常は脳外科手術の緊急度が優先されます[5]。

また、妊娠32週以前の脳出血例における血管病変の潜在率は有意に高く、妊娠32週以前に頭蓋内出血を認めたら、高率に器質的脳血管病変があると考え、頭蓋内病変を精査する必要があります[1]。

症例

34歳の2妊1産婦です。25歳から本態性高血圧のため Ca 拮抗薬を内服していました。31歳時に突然、右眼の視力低下を認め、視神経炎と診断されました。このときに撮影した頭部 MRI（図1）および MRA（図2）で偶発的に

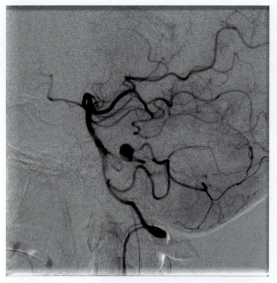 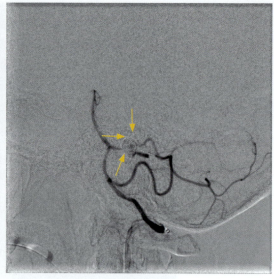

図3 マイクロカテーテルによるコイル塞栓術
左は塞栓術前、右は塞栓術後です。塞栓術後は動脈瘤が描出されなくなっています（↑）。

多発する未破裂の脳動脈瘤が発見され、脳神経外科でマイクロカテーテルによるコイル塞栓術が施行されました（**図3**）。一部の小型動脈瘤は未治療で残存しました。

コイル塞栓術の1年8カ月後に自然妊娠し、高血圧と脳動脈瘤の合併妊娠として妊娠管理しました。妊娠期間を通して、頭痛やめまいなどの症状はありませんでしたが、血圧上昇に伴う脳動脈瘤破裂のリスクがあり、血圧の厳重な管理が必要でした。血圧管理としてニフェジピン40mg/日の内服を行いましたが、妊娠30週ごろより血圧が徐々に上昇しました。安静にし、降圧薬を増量して内服を続けましたが高血圧が持続し、妊娠34週に分娩の方針としました。分娩方法は、努責に伴う血圧上昇による脳動脈瘤破裂のリスクを回避するために、全身麻酔下での帝王切開術としました。

産後は内科での血圧管理と、脳神経外科での未破裂脳動脈瘤の管理を継続しています。

（吉武朋子・吉田　敦・増崎英明）

● 参考文献
1) Takahashi, JC. et al. Pregnancy-associated intracranial hemorrhage : results of a survery of neurosurgical institutes across Japan. J. Stroke Cerebrovasc. Dis. 23(2), 2014, e65-71.
2) 日本脳卒中学会 脳卒中合同ガイドライン委員会. "無症候性脳血管障害". 脳卒中治療ガイドライン2009. http://www.jsts.gr.jp/jss08.html [2015.4.9]
3) Kataoka, H. et al. Subarachnoid hemorrhage from intracranial aneurysms during pregnancy and the puerperium. Neurol. Med. Chir. 53(8), 2013, 549-54.
4) 高橋淳. 脳動脈瘤, 脳動静脈奇形. 産科と婦人科. 81(5), 2014, 581-5.
5) 吉松淳. 日本産婦人科医会の登録症例からみた妊産婦の脳出血. 前掲書4. 559-62.

04 脳動静脈奇形合併妊娠

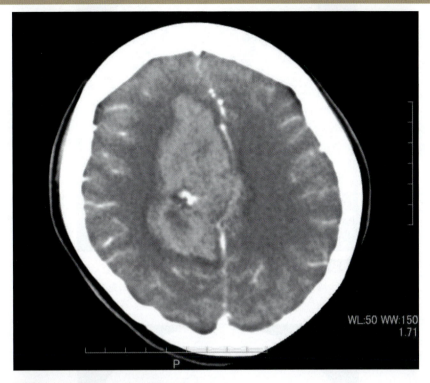

図1 脳動静脈奇形の頭部CT
右前頭葉から頭頂葉にかけて出血を認めました。

脳動静脈奇形とは

　脳動静脈奇形（cerebral arteriovenus malformation；AVM）とは約10万人に1人に見られる先天性の血管奇形です。正常の循環では動脈－毛細血管－静脈の順に血液が流れますが、脳動静脈奇形の場合は毛細血管が欠損しているため、動脈血は直接静脈に流れ込み、流入動脈－異常血管－流出静脈という循環を形成します。

症　状

　症状は頭蓋内出血が最も多く、次いで痙攣です。AVMが破裂し、出血すると突然の頭痛、痙攣、神経脱落症状および意識障害を発症します。症状が頭痛、痙攣だけの場合は子癇と誤ることがあり、必ずCTで脳出血の有無を確認する必要があります。

妊娠中の脳動静脈奇形

　妊娠するとAVM破裂のリスクが増加するという報告[1]が多く見られますが、変化しないという報告[2]もあります。出血は妊娠のいずれの時期もほぼ均等に起こるという報告[3]と、妊娠週数の進行とともに頻度が上昇するという報告[4]があります。

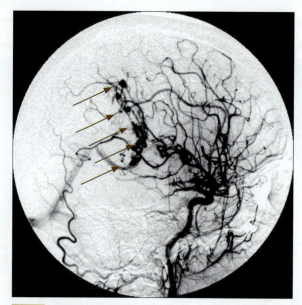

図2 入院時の脳血管造影
右前大脳動脈、中大脳動脈、後大脳動脈のおのおのを流入動脈とするAVMを認めました（↑）。

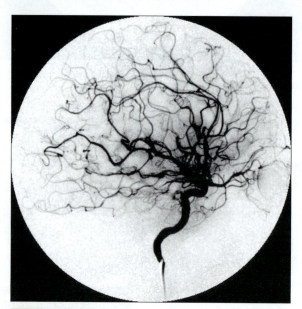

図3 再開頭術後の脳血管造影
術前に認められたAVMによる異常血管像が消失しています。

症例

32歳の2妊1産婦です。妊娠23週に突然、頭痛、構音障害、左下肢の運動麻痺を発症し、救急搬送されました。来院時、血圧106/68mmHg、心拍数85／分、SpO$_2$ 99%、意識レベルはJapan Coma Scale（JCS）10と低下し、嘔吐、左片麻痺を認めました。頭部CT

で右前頭葉から頭頂葉にかけて出血を認め、脳血管造影で右前大脳動脈、中大脳動脈、後大脳動脈におのおのを流入動脈とする AVM を認めました（**図 1, 2**）。妊娠 23 週に AVM 破裂による脳出血と診断し、開頭血腫除去術を行いましたが、完全に血腫を除去することはできませんでした。術後、意識レベルは JCS 2 まで改善しましたが、左片麻痺は持続しており、リハビリを開始しました。脳神経外科医、小児科医と協議して、分娩週数を妊娠 30 週と決定しました。妊娠 30 週 1 日に選択的帝王切開術（体部縦切開）を行いました。児は 1,474g の女児で、Apgar スコア 1 分値 8 点／5 分値 9 点でした。母体は帝王切開術後 7 日目に腹臥位で再開頭術を行い、AVM 全摘出および血腫除去術を行いました（**図 3**）。術後経過は良好で、意識はほぼ清明、四点杖と下肢装具を使用して、歩行可能となりました。

治　療

　AVM の治療法は、外科的摘出術、ガンマナイフによる放射線治療、血管内治療があります。妊娠中に破裂した AVM は再出血しやすいため、外科的治療が原則ですが、患者の状態、出血の部位、量、AVM の位置、大きさ、妊娠週数、児の状態を考慮し、個々の症例について十分に治療法を検討します。分娩方法は、AVM 根治術完遂例では経腟分娩が可能ですが、根治術未完遂例や未破裂例では、帝王切開術が安全とされています。

（村上優子・一瀬俊介・増﨑英明）

● **参考文献**

1) Robinson, JL. et al. Arteriovenous malformation, aneurysms, and pregnancy. J. Neurosurg. 41(1), 1974, 63-70.
2) Horton, JC. et al. Pregnancy and the risk of hemorrhage from cerebral arteriovenous malformations. Neurosurgery. 27(6), 1990, 867.
3) Sadasivan, B. et al. Vascular malformations and pregnancy. Surg. Neurol. 33(5), 1990, 305.
4) Dias, MS. et al. Intracranial hemorrhage from aneurysms and arteriovenous malformations during pregnancy and the puerperium. Neurosurgery. 27(6), 1990, 855.

05 もやもや病合併妊娠

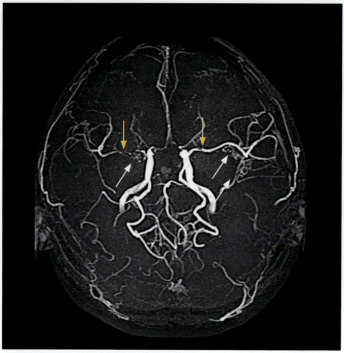

図1 もやもや病の頭部MRA所見

両側中大脳動脈の狭窄（⬆）とその周囲のもやもや血管（⇧）を認めます。

もやもや病とは

　もやもや病（ウイリス動脈輪閉塞症）は、内頸動脈終末部の狭窄とその周辺に異常血管網が発達する原因不明の疾患です。有病率は10万人に3人の割合で、東アジアに多く、男女比は1：1.8〜1.9と女性に多く見られます。発症年齢は6歳前後の小児例と40歳前後の成人例の二峰性です。10％の確率で家族内発症が見られます[1]。

　一過性脳虚血発作や脳梗塞、頭蓋内出血による意識障害、痙攣、麻痺、頭痛などを呈し、これらの症状は激しい運動や啼泣などによる過換気の後に起こりやすいことが特徴です。

　脳血管撮影や頭部MRAで、内頸動脈終末部の狭窄または閉塞、その周辺に異常血管網が見られることで診断します。MRAとは、MRI装置により磁力を使って血管のみを選択的に画像化する検査です。近年は画像検査技術の進歩により無症状で診断される場合が増えています。

　有効な薬物療法は確立されていませんが、脳血行再建術で長期予後が改善される可能性が示されています[1]。

もやもや病合併妊娠

　もやもや病合併妊娠は妊娠中の脳出血の10％、妊産婦死亡の7％を占めています[2]。妊娠により循環血液量は妊娠前と比べて40〜

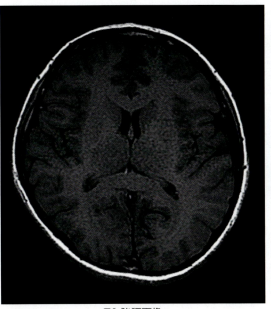
T1強調画像

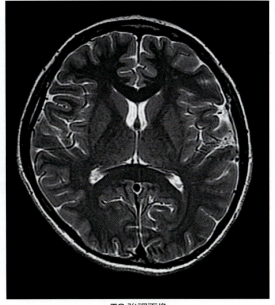
T2強調画像

図2 頭部MRI（水平断）
通常の頭部MRIでは頭蓋内出血や虚血性病変などの異常所見は認められません。

50％増加し、心拍出量も増加します。妊娠高血圧症候群を発症すると血圧の上昇を来します。そして、分娩時には陣痛による血圧の上昇や過換気が起こりやすくなります。これらの要因から、妊娠中は脳虚血や脳出血のリスクが高くなることが考えられます。特に妊娠前にもやもや病と診断されず、適切な管理が行われなかった場合には、脳出血による母体死亡や神経学的後遺症が残り得る、予後不良な疾患です[3]。脳出血を発症すると開頭手術が必要になることもあり、周産期管理には産科医と脳神経外科医が連携し、慎重かつ迅速に対応することが求められます。

妊娠・分娩管理

本疾患の妊娠・分娩管理の方法はいまだ確立されていません。妊娠中は血圧のコントロールを積極的に行い、妊娠高血圧症候群を発症した場合には、さらに厳重な管理が必要です。

また、分娩管理の中で最も重要なことは、陣痛発作による血圧の変動や過換気を回避することです。そのため、わが国では約70％の例で帝王切開術が選択されています[3]。ただし、適切な管理を行えば分娩時の脳虚血や脳出血の頻度は増加しないとされ、硬膜外鎮痛法などを用いた無痛分娩も選択肢になり得ます[4]。

症　例

26歳の初産婦です。幼少期に啼泣した際、意識消失発作が起こっていましたが、精密検査は行っていませんでした。

妊娠29週から頭痛が持続し、起床困難なほど増強したため、脳神経外科へ紹介されました。通常の頭部MRIでは異常は指摘できませ

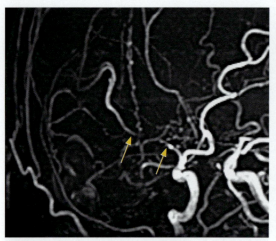 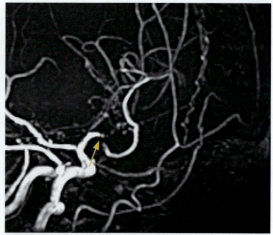

図3 頭部MRA（右中大脳動脈像）
右中大脳動脈の水平部（2つの⬆の間）は描出が不明瞭です。その周囲にはもやもや血管が発達しています。

図4 頭部MRA（左中大脳動脈像）
左中大脳動脈の水平部は一部描出が不明瞭（⬆）で、周囲にもやもや血管を認めます。

んでした（図2）。しかし、頭部MRAで、両側中大脳動脈が狭小化し周囲にもやもや血管（異常血管網）を認め、もやもや病と診断されました（図1、3、4）。また、脳脊髄液検査で単核球優位に細胞数が増加しており、無菌性髄膜炎による頭痛と考えられました。

今回、頭痛の精査により、妊娠中にもやもや病が偶然発見されました。補液治療で髄膜炎は改善し、その後の妊娠管理中に頭痛の再燃や脳虚血、脳出血は認めることなく経過しました。分娩方法について脳神経外科と協議し、本人と家族へ十分なインフォームド・コンセントを行った上で、分娩時の脳虚血や脳出血を回避する目的で帝王切開術を選択しました。

妊娠37週、脊椎くも膜下麻酔下に選択的帝王切開術を施行し、2,710gの男児を分娩しました。周術期の血圧変動は少なく、硬膜外麻酔で良好な術後鎮痛が得られました。産褥期も自覚症状は見られず良好な経過をたどり、分娩から2カ月後の頭部MRAで変化は見られていません。

（梶村　慈・増埼英明）

● 参考文献

1) 松村内久ほか．妊産婦と脳血管疾患：もやもや病．産科と婦人科．81(5), 2014, 595-600.
2) Yoshimatsu, J. et al. Factors contributing to mortality and morbidity in pregnancy-associated intracerebral hemorrhage in Japan. J. Obstet. Gynaecol. Res. 40 (5), 2014, 1267-73.
3) 高橋淳ほか．もやもや病罹患女性の妊娠・分娩に関する全国産科施設および患者女性へのアンケート調査．脳神経外科ジャーナル．18(5), 2009, 367-75.
4) 池田智明ほか．もやもや病における硬膜外麻酔下無痛分娩．脳神経外科ジャーナル．18(5), 2009, 376-82.

06 リンパ球性下垂体炎合併妊娠

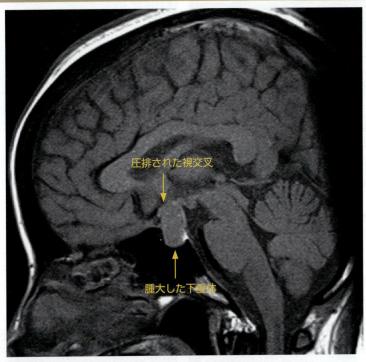

図1 頭部 MRI T1 矢状断（初診時・妊娠中）

下垂体は約2cmに増大し、上方に突出して視交叉を圧排しています。通常の妊娠でも下垂体は増大しますが、1cmを超える場合や視野障害、頭痛を伴う場合には何らかの異常を疑います[1]。本症例では下垂体腫瘍を疑いました。

リンパ球性下垂体炎とは

　リンパ球性下垂体炎は自己免疫性視床下部下垂体炎ともいわれ、妊娠後期から産褥期に発症し、下垂体前葉ホルモン（GH、PRL、TSH、ACTH、LH、FSH）の分泌が低下します。全ての下垂体前葉ホルモンの分泌が低下している場合を汎下垂体機能低下症、また、幾つかの下垂体前葉ホルモンの分泌が低下している場合を複数型下垂体機能低下症と分類しています[2]。汎下垂体機能低下症の原因として、腫瘍性、炎症性、外傷性、血管性および特発性があります。

症　例

　32歳の2妊1経産婦。第1子妊娠時に妊娠中期以降まで継続する激しい頭痛を認め、精査目的に頭部MRIを施行したところ、下垂体腫瘍が疑われました（**図1**）。甲状腺ホルモンと副腎皮質ホルモンの低下が認められ、レボチロキシンナトリウムとヒドロコルチゾンの補充を行いました。下垂体腫瘍が疑われたため、分娩方法は下垂体卒中のリスクを考慮し、妊娠38週で無痛分娩を計画しました。分娩時にはヒドロコルチゾンの持続点滴を行い、2,510gの男児を経腟分娩で出産しました。

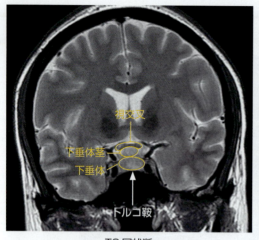

T2 冠状断　　　　　　　　　　　T1 冠状断

図2 頭部 MRI 画像（分娩後）

リンパ球性下垂体炎では左右対称的な下垂体の増大、偏位を認めない下垂体茎の増大、均一で平坦なトルコ鞍底部（白矢印）などの特徴があります。腫瘍との鑑別には造影 MRI が有用で、リンパ球性下垂体炎では均一に造影効果を認めますが、下垂体腺腫では造影効果の少ない腫瘍として描出されます。本症例ではリンパ球性下垂体炎の典型例よりも内腔の造影効果がやや不均一ですが、全体的に造影されており、リンパ球性下垂体炎が考えられました。

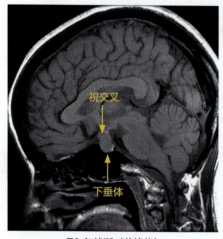 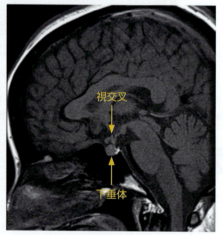

T1 矢状断（分娩後）　　　　　　T1 矢状断（2 年後）

図3 頭部 MRI 画像

分娩後と2年後の頭部 MRI 1 矢状断です。初診時の画像（図1）と比較し、いずれも腫瘤像は縮小しています。後葉の高信号は図1、3ともに保たれています。

　分娩後に撮影した造影 MRI では腫瘤像の縮小を認め、造影所見からもリンパ球性下垂体炎である可能性が最も疑われました（**図2**）。PRL 分泌低下のため産後は乳房の緊満は見られず、乳汁分泌は認められませんでした。分娩後も下垂体機能低下は改善せず、レボチロキシンナトリウムとヒドロコルチゾンの補充を継続しました。

　2年後の頭部 MRI で、下垂体の増大は縮小傾向を認めました（**図3右**）。月経は自然に回

| 表 | 汎下垂体機能低下症の症状 |

下垂体ホルモン	欠落症状
ACTH	倦怠感、易疲労性、食欲不振、意識消失（低血糖や低 Na 血症）、低血圧など
TSH	寒がり、発汗減少、皮膚乾燥、徐脈、便秘、脱毛など
LH、FSH（成人女性の場合）	月経異常、性欲低下、不妊、陰毛・腋毛の脱落、性器・乳房萎縮
GH（成人の場合）	易疲労感、集中力低下、うつ状態、皮膚乾燥、体脂肪の増加、骨量低下、筋力低下など
PRL	産褥期の乳汁分泌低下

（文献 2 を引用改変）

復し、2 年後に自然妊娠したため、内科と連携して妊娠管理を行いました。良好に経過しましたが、骨盤位のため妊娠 38 週で選択的帝王切開を行い、3,154g の男児を出産しました。

主要症状

下垂体前葉ホルモンの欠落症状を認めます（表）。増大した下垂体による圧迫で、頭痛や視野障害を呈することもあります。

診断および治療

一般血液検査や中枢性ホルモンの基礎値を測定すると同時に、下位ホルモンの測定を行い、負荷試験や頭部 MRI を施行します。欠落したホルモンの補充と原疾患に対する治療を行います。診断と治療に関しては、厚生労働省間脳下垂体機能障害研究班により、ガイドライン『診断と治療の手引き』が作成されています[3]。

● 参考文献
1) Karaca, Z. et al. Pregnancy and pituitary disorders. Eur. J. Endocrinol. 162, 2010, 453-75.
2) 沖隆. 汎下垂体機能低下症. 診断と治療. 100(7), 2012, 37-43.
3) 大磯ユタカほか. 診断と治療の手引き. 厚生労働科学研究費補助金 難治性疾患克服研究事業. 間脳下垂体機能障害に関する調査研究班. 2013.

妊娠・分娩に関連した汎下垂体機能低下症

妊娠・分娩に関連した汎下垂体機能低下症の原因疾患として、Sheehan 症候群とリンパ球性下垂体炎とがあります。Sheehan 症候群の原因は分娩時の出血による下垂体虚血で、通常、前葉が障害されます[1]。頭部 MRI では、Empty sella（トルコ鞍空洞）や委縮した下垂体が特徴です。リンパ球性下垂体炎は自己免疫疾患と考えられており、自己免疫性視床下部下垂体炎ともいわれます。妊娠後期から産褥期に発症した報告が多く見られます[4]。

汎下垂体機能低下症と妊娠

今回のように適切なホルモン補充により自然妊娠または不妊治療により妊娠に至ったという汎下垂体機能低下症の女性はまれですが、報告されています[5]。一方で、生殖補助医療による妊娠率は低く、流産率は高いことが知られています[6]。

妊娠成立後は妊娠によるホルモンの変動もあるため、内科との連携が大事です。分娩方法に関しては、下垂体卒中のリスクがある場合には無痛分娩や選択的帝王切開術も考慮されます。また、PRL の分泌が低下している場合には、産褥期の乳汁分泌が低下します。

（宮﨑恭子・長谷川ゆり・増崎英明）

4) Beressi, N. et al. Lymphocytic hypophysitis. Ann. Med. Interne. 150(3), 1999, 327-41.
5) 武内享介ほか. hMG-hCG 療法によって妊娠に成功した Sheehan 症候群の 1 例. 産科と婦人科. 59(10), 1992, 129-32.
6) Hall, R. et al. Fertility outcomes in women with hypopituitarism. Clin. Endocrinol. 65, 2006, 71-4.

07 重症妊娠高血圧腎症に合併した漿液性網膜剝離

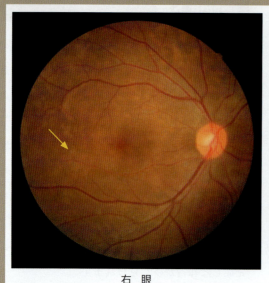
右眼

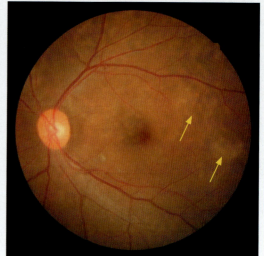
左眼

図1 眼底所見
両側の眼底に軽度の浮腫が認められます（↓）。

漿液性網膜剝離とは

漿液性網膜剝離は比較的まれな疾患で、血管内皮細胞障害に起因する脈絡膜循環障害によるものと考えられています。主な症状は比較的急激な視力低下および視野異常であり、妊娠後期や分娩後の高血圧を呈している時期の発症が多いとされています[1〜3]。

診断と治療

妊娠高血圧腎症の妊婦が眼症状を訴える場合、子癇発作の前駆症状である可能性があり、まず血液検査や頭部MRI検査などにより子癇切迫状態でないかを確認します。子癇切迫状態が否定されれば眼科的精密検査を行い、視力・視野検査、眼底検査、網膜光干渉断層計などにより診断が確定されます。その後は、血圧のコントロールを実施しながら、全身管理を行い、慎重に経過観察します[4,5]。一般に本疾患の視力予後は良好であり、妊娠終了後の自然軽快が期待できます。しかし、一部の症例では脈絡膜の萎縮を来し、視力障害が残存する場合もあります[4]。

症例

38歳の初産婦。一絨毛膜二羊膜双胎のため前医で管理されていました。妊娠36週3日より収縮期血圧が140〜150mmHgで推移していましたが、妊娠36週6日には尿蛋白定量5g/日および収縮期血圧180mmHgとなったため、重症妊娠高血圧腎症の診断で帝王切開術を行いました。術中の出血量は2,100gであり、帰室後も持続する子宮出血を認めました。術後2時間を経過した時点で、視野障害と視力低下を認

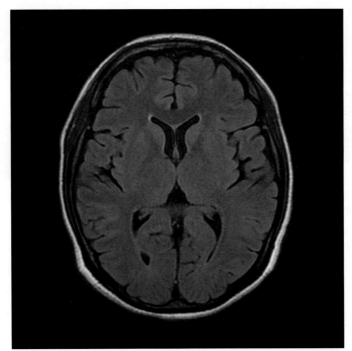
FLAIR

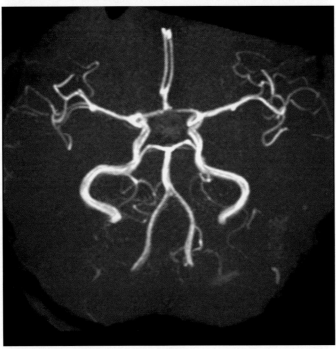
MRA

図2 頭部MRI（産褥1日目）

FLAIR画像では急性期・亜急性期の脳梗塞所見は認められず、子癇発作の特徴的所見であるPRES（posterior reversible encephalopathy syndrome）も認められませんでした。MRA画像では主要血管に有意な狭窄や閉塞は認められませんでした。

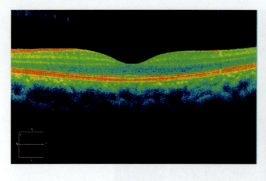
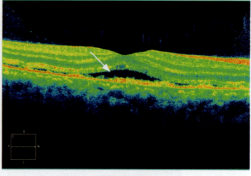

正常例　　　　　　　　　　　　　左眼（本例）

図3 光干渉断層計

光干渉断層計で左眼の網膜下に滲出液貯留と思われる部位（↓）を認めました。右眼にも同様の所見が認められ、漿液性網膜剥離と診断されました。

めたため、脳血管障害を疑われ当科へ緊急搬送されました。来院時、子宮は臍上4横指と弛緩しており、超音波検査で子宮内に血腫が充満していました。弛緩出血による急性循環不全と診断し、出血のコントロール目的に全身麻酔で子宮内容除去術を行いました。術後は子宮収縮は良好となり、出血も減少しました。しかし、麻酔覚醒後も視野障害と視力低下が持続するため、頭蓋内病変や眼科疾患を疑いました。頭部MRIおよびMR Angiographyでは異常所見を認めず、眼底検査では軽度の浮腫を認めるのみでしたが**（図1,2）**、光干渉断層計で両側漿液性網膜剥離と診断されました**（図3）**。血圧のコントロールを行いながら経過観察したところ、全身状態は改善し、視野障害および視力低下もまた改善しました。

（大橋和明・吉田　敦・増崎英明）

● 参考文献

1) Valluri, S. et al. Diagnostic indocyanine green angiography in preeclampsia. Am. J. Ophthalmol. 122 (5), 1996, 672-7.
2) Sunness, JS. at al. Central serous chorioretinopathy and pregnancy. Arch. Ophthalmol. 111(3), 1993, 360-4.
3) 野村耕治ほか. 妊娠中毒症に合併した網膜剥離の2例. 日本眼科紀要. 37(12), 1986, 1671-5.
4) 山田浩子ほか. 妊娠中毒症に合併した漿液性網膜症. 日本産科婦人科学会東京地方部会会誌. 51, 2002, 315-8.
5) 吉岡久春. 中心性漿液性脈絡網膜症（CSC）の原因. 日本眼科学会雑誌. 95(12), 1991, 1181-95.

08 子癇

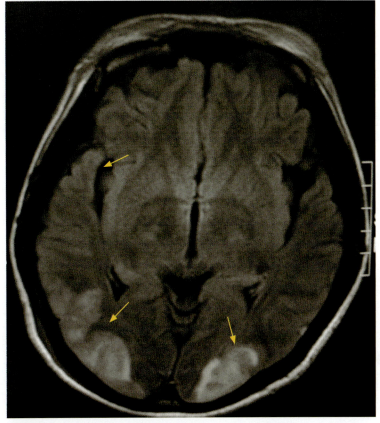

図1 子癇発作直後の頭部MRI所見（FLAIR画像）
両側の後頭葉を中心にFLAIR画像で高信号を呈しています。

子癇とは

妊娠20週以降に初めて痙攣発作を起こし、他疾患による二次性痙攣が否定されるものをいいます。痙攣発作の起こった時期により、妊娠子癇、分娩子癇、産褥子癇、と定義されています[1]。わが国における子癇の頻度は、全妊娠の0.05〜0.3％程度といわれています。

現在考えられている子癇の病態として、次の2つがあります[2,3]。

①脳血管の血管内皮障害に加えて、血圧の上昇により脳血液関門が破綻し、血圧の自己調節能が喪失した結果、発生する血管性浮腫（vasogenic edema）

②脳血管の攣縮から引き起こされる、局所の脳虚血による細胞障害性脳浮腫（cytotoxic edema）

鑑別すべき疾患

子癇と鑑別すべき疾患には、脳出血、脳梗塞、脳腫瘍などさまざまなものがあります（表）[1]。バイタルサインや神経学的所見、血

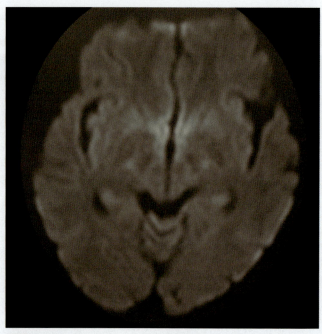

図2 頭部MRI所見（拡散強調画像）

子癇発作15日後の頭部MRI所見です。信号の異常を認めません。

表　子癇と鑑別すべき疾患
1. 脳出血、くも膜下出血、脳動脈奇形、もやもや病など
2. 脳梗塞
3. 脳腫瘍
4. 代謝異常、糖尿病、尿毒症、肝不全
5. 髄膜炎、脳炎
6. てんかん
7. 外傷
8. 中毒
9. その他

（文献1より引用改変）

圧などから鑑別しますが、確定診断にはCTやMRI検査などの頭部画像所見が重要です。

子癇の画像診断

　子癇における脳内病変の描出には、MRI検査が最も適しています。子癇発作時の頭部MRI検査では、FLAIR画像（脳脊髄液の信号のみを抑制したT2強調像）で後頭葉や大脳基底核を中心に高信号を呈することが特徴です。この所見は、発作消失後は速やかに改善することが多いため、可逆性後白質脳症症候群（reversible posterior leukoencephalopathy syndrome；RPLS）という概念として捉えられています（図1,2）。血管透過性の亢進や血管内皮細胞の障害によって生じるとされています。同様の所見は、子癇のほか、高血圧性脳症、尿毒症性脳症、ネフローゼ症候群などでも出現します。また、MRA検査を行うと、血管攣縮を指摘できる場合もあります。

子癇の前駆症状

●妊娠高血圧症候群の症状

　血圧の急上昇、尿量減少、急激な重症蛋白尿

●脳・神経症状

　頭痛、頭重、不穏状態、腱反射亢進

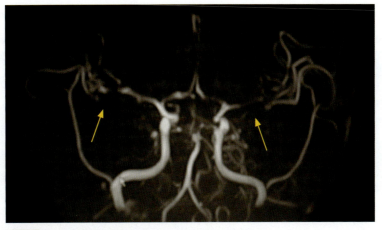

図3 頭部 MRA 所見（MR angiogram）

子癇発作4日後の頭部 MR angiogram で両側動脈の狭窄を多数認めます。この症例はくも膜下出血を合併していました。

● **眼症状**

眼華閃発、視力減退、複視、眼球振盪（しんとう）

● **胃腸症状**

心窩部痛、悪心、嘔吐

子癇の前駆症状として上記のような症状が挙げられますが、決定的な症状はありません。

子癇の予防と治療法

子癇予防、あるいは再発予防には、硫酸マグネシウム、ジアゼパム、フェニトイン、フェノバルビタールなどを使用します。特に硫酸マグネシウムは、妊娠高血圧腎症において積極的に投与することが勧められています[4]。初回投与量は2～4gを20～30分かけて静注します。維持量は1～2g/時で、持続点滴を行います。

子癇発作時の基本的管理は、痙攣に伴う障害の予防（バイトブロックなど）、酸素投与、誤嚥の防止、血管確保などです。発作時の薬物治療には、ジアゼパム、アモバルビタール、フェニトインなどを使用します。

子癇に、くも膜下出血や脳梗塞などを合併したとの報告がまれにあり、この場合は頭蓋内病変の評価とともに脳保護のための厳重な集中管理が必要です（図3）。

（岡 真左子・増崎英明）

● 参考文献

1) 江口勝人. "妊婦の痙攣". 妊娠高血圧症候群のすべて. 大阪, メディカ出版, 2007, 46-51.
2) Hinchy, J. et al. A reversible posterior leukoencephalopathy syndrome. N. Engl. J. Med. 334 (26), 1996, 494-500.
3) 川上裕一ほか. 子癇とその予測. 産婦人科治療. 94(6), 2007, 1086-91.
4) 日本妊娠高血圧学会編. 妊娠高血圧症候群の診療指針2015：Best Practice Guide. 東京, メジカルビュー社, 2015, 251p.

09 妊娠中の乳癌

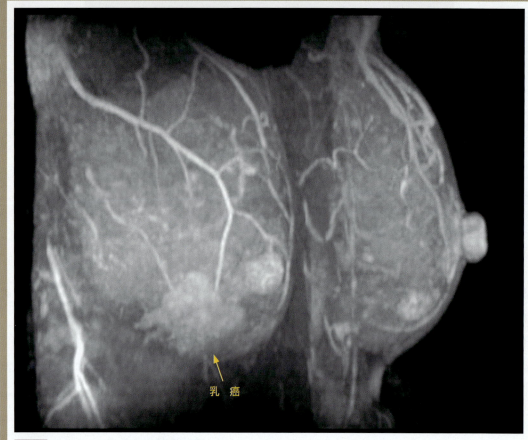

図1 乳癌の3D MRI（造影）
右乳房下部に2×3cmの乳癌が描出されています。妊娠36週に触診で偶然、発見された症例の産後の画像です。

妊娠中の乳癌

　日本における女性の乳癌罹患率、死亡率は共に増加する傾向にあります。特に30歳代、40歳代の若い女性の罹患率が高いことがほかの癌に比べ特徴的です[1]。出産回数の多い女性、授乳期間の長い女性は乳癌の発症リスクは低いといわれ[2]、妊娠ないし授乳期の乳癌は少ないとされてきました。しかし近年、出産が高齢化しているため、妊娠ないし授乳期に乳癌が見つかる機会が増えています。今後も増加の傾向は続くと考えられます。

　一般に乳癌は、患者自身が腫瘤を自覚して病院を訪れるか、検診を受けて見つかるのが普通です。しかし、妊娠ないし授乳期の乳癌の場合、乳房は緊満し通常の状態ではなく、視触診による乳癌の発見は難しくなります。また、超音波検査、マンモグラフィの所見でも、妊娠中は乳腺が厚くなり画像は大変読みにくいものになります。このようなことから、妊娠ないし授乳期に発症する乳癌は非妊時と比較して進行癌で見つかることが多いといわれています[3~5]。

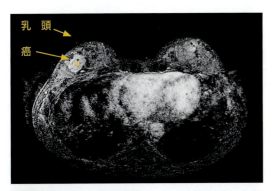

図2 乳癌のMRI画像

産後に造影剤を使用して撮影したMRI画像です。乳腺の中に癌が造影されています。MRIは病変の広がり診断や良悪性の鑑別に有用です。

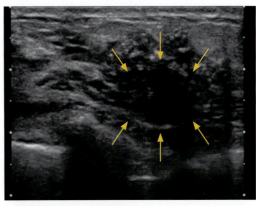

図3 乳癌の超音波検査

妊娠性変化を来した乳腺の中に腫瘤形成性病変を疑わせる低エコー域があります（→）。境界は不明瞭で後方エコーは減弱しています。

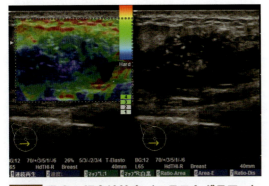

図4 乳癌の超音波検査（エラストグラフィ）

画面右の低エコー域は内部に石灰化（高エコースポット）を伴っています。画面左は同じ部位をエラストグラフィで描出したものです。エラストグラフィでは乳癌は周辺組織に比べ硬いため、しばしば青く描出されます。この症例では右の低エコー域にほぼ一致して青い部分が広がっています。

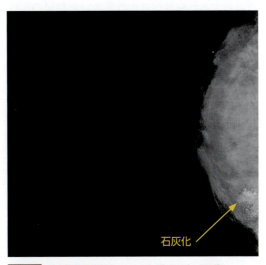

図5 高濃度乳腺のマンモグラフィ画像

乳房内に微細な石灰化が認められます。乳癌は病変に一致してこのような細かい石灰化を伴うことがあります。石灰化の描出にはマンモグラフィが優れています。

産婦人科の医師や看護師は今後、妊婦の乳房に注意を払うことがさらに必要になるでしょう。

妊娠中に行うことができる検査

妊娠の全期間を通して超音波検査、細胞診、針生検は安全に行うことができます。マンモグラフィは被曝線量が少ないので（3mGry）、妊娠の時期にかかわらず腹部を保護した上で施行できます[6]。

MRIは、乳房腫瘍の良悪性の診断や局所の広がり診断に重要な検査ですが、造影剤を用いた撮影は、妊娠中には行えません（**図1, 2**）。CT検査も有用な検査ですが、被曝線量の問題があり、妊娠中は行いにくいのが実情です。従って、治療方針の決定にどうしても必要な場合以外は行いません。

妊婦に対して乳癌検診を行う場合、妊娠性の乳房変化の影響を避けるため、妊娠のできるだけ早い時期の検診が勧められます。また、一般に対象が若く、妊娠のために乳腺が厚く高濃度乳腺になるため、視触診やマンモグラフィよりも超音波検査のほうが腫瘍の発見に力を発揮するようです（図3，4）。ただし、石灰化の描出にはやはりマンモグラフィが優れています（図5）。妊娠中の超音波は乳房の生理的変化や線維腺腫の妊娠による変化など、良性疾患との鑑別が困難なことがあります。しかし一方で、妊婦に対する乳癌検診は比較的若い年齢層の乳癌を早期発見するよい機会でもあります。

妊娠中の治療

手術は胎児への影響を避けるため、妊娠16週以降に行います。主に乳房温存手術または胸筋温存乳房切除術が行われますが、乳房温存手術は術後に放射線治療を行う必要があります。放射線治療は胎児への被曝線量が多くなるため妊娠中は行えませんので、癌の進行と放射線治療ができるようになるまでの期間を考えて、治療を選択します[7]。

抗癌剤治療は妊娠初期には胎児への影響が強いので行えません。妊娠中期以降は薬剤の種類を選んで行うことができます。そのほか、ホルモン療法も妊娠中には行えません。また、分子標的治療も胎児に対する安全性が不明なため行われません[8]。

かつて妊娠中に乳癌が見つかった場合、妊娠が乳癌を悪化させると考えられていましたが、現在は否定的です。また、妊娠中であっても検査や治療は許される範囲で積極的に行うことが勧められ、その予後は同年代の乳癌患者とあまり変わらないという報告もあります[4,5]。いずれにしても妊娠の継続や治療の選択は、発症の時期や乳癌の進行度を考慮して患者と十分に話し合い、症例ごとに決定する必要があるでしょう。

（増﨑雅子・増﨑英明）

● **参考文献**

1) 日本乳癌学会編．"日本人女性の乳癌罹患率，乳癌死亡率の推移"．疫学・予防．東京，金原出版，2008，1-4（科学的根拠に基づく乳癌診療ガイドライン，5）．

2) "出産は乳癌のリスクと関連するか"．前掲書1．25-6．

3) Clark, RM. et al. Breast cancer and pregnancy : the ultimate challenge. Clin. Oncol. 1(1), 1989, 11-8.

4) Ishida, T. et al. Clinicopathologic characteristics and prognosis of breast cancer patients associated with pregnancy and lactation : analysis of case-control study in Japan. Jpn. J. Cancer. Res. 83(11), 1992, 1143-9.

5) Beadle, BM. The impact of pregnancy on breast cancer outcomes in women<or=35 years. Cancer. 115(6), 2009, 1174-84.

6) 大内憲明編．"マンモグラフィの放射線リスク"．マンモグラフィによる乳がん検診の手引き：精度管理マニュアル．第4版．東京，日本医事新報社，2008，151-64．

7) 日本乳癌学会編．"妊娠・授乳期乳癌に手術を行うことは勧められるか"．外科療法．東京，金原出版，2008，61-2（科学的根拠に基づく乳癌診療ガイドライン，2）．

8) 日本乳癌学会編．"妊娠期乳癌に対する化学療法の安全性は確立されているか"．薬物療法．東京，金原出版，2007，112-3（科学的根拠に基づく乳癌診療ガイドライン，1）．

10 肺癌合併妊娠

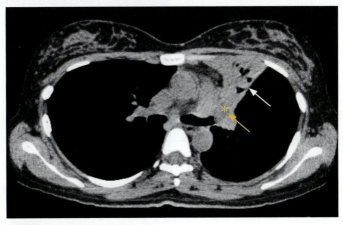

図1 胸部単純CT画像
左上葉入口部の腫瘤性病変（←）により、左上葉は無気肺（⇐）になっています。

はじめに

　妊娠に悪性腫瘍を合併する頻度は、妊婦1,000人に1人の割合とされ[1]、乳癌・子宮頸癌・悪性リンパ腫・悪性黒色腫・白血病の報告が多いようです[2]。肺癌合併妊娠の頻度は、以前はまれでしたが、女性の晩婚化と喫煙率の上昇などにより、近年増加傾向にあります。妊娠合併肺癌は診断された時点でその80％以上がⅢ期もしくはⅣ期の進行癌であり、予後は不良とされています[3]。

妊娠中の肺癌の臨床像

　肺癌では、呼吸器関連の症状（咳嗽・喀痰・血痰・胸痛・呼吸困難・嗄声）のほか、呼吸器以外の症状（肩の凝りや痛み、吃逆など）が出ることがあります。肺癌は、感冒や喘息による症状と考えられ、精査が遅れがちな疾患ですが、妊婦ではさらに早期の診断が困難です。その理由として、①感冒様症状を認めても放射線を使用した検査が敬遠されがちであること、②呼吸器症状が妊娠に随伴する症状（妊娠子宮の増大による呼吸困難感など）と判断されがちであることなどが挙げられます。

　診断には、胸部X線検査や喀痰細胞診、必要に応じて気管支鏡検査および生検が行われます。妊娠合併肺癌における組織型としては、非小細胞癌が約7割を占め、その中では第1に腺癌、次に大細胞癌が多く、小細胞癌は約3割です。

　また、胎盤や胎児への転移も少数ながら報告されています[4]。

肺癌の治療

　肺癌の治療は、一般に、手術療法・放射線療法・薬物療法（分子標的治療・抗癌剤治療）が単独あるいは複数の治療法の組み合わせにより行われます。効果的な治療法を選択するために、主に肺癌の組織型や遺伝子型、病期に基づ

いて治療法を決めます。癌の発生部位や患者の全身状態（performance status；PS、心機能や肺機能など）を総合的に判断して治療法が選択されます。

非小細胞癌のⅠ〜Ⅱ期であれば、手術が主な治療法として選択され、術後進行期に応じて抗癌剤による薬物療法が推奨されています。また、Ⅲ期では薬物療法と放射線療法が、Ⅳ期では薬物療法が標準的な治療法として勧められています。

小細胞癌は増殖が速く転移しやすいため、早期発見は困難で再発しやすいとされています。一方で、小細胞癌は非小細胞癌に比べ抗癌剤や放射線療法に対する感受性が高いため、抗癌剤治療あるいは抗癌剤治療と放射線治療の併用が治療の基本とされています。

肺癌合併妊娠は、早期に胎児を娩出させ、肺癌の治療を開始することが望ましいとされていますが、娩出時期の決定には胎児の未熟性と患者の病状を考慮した個別の対応が必要です。このためにも、肺癌合併妊娠の管理には、早産児の受け入れが可能な施設での周産期管理、産科と小児科、ならびに呼吸器外科との連携が欠かせません。

当院で経験した症例を提示します。本例はⅠ期で組織型が比較的予後良好なものであり、胎児の肺成熟を待機しての娩出および肺癌手術が可能でした。しかし、多くの肺癌合併妊娠に関する報告では、診断時にすでに病期が進行しており、胎児娩出前に化学療法を行った報告も散見されます。抗悪性腫瘍薬は添付文書上、妊婦への投与が禁忌と記載されていますが、2nd trimester（妊娠中期）以降の抗癌剤投与は比較的安全に行え得るとされており、胎児毒性へ

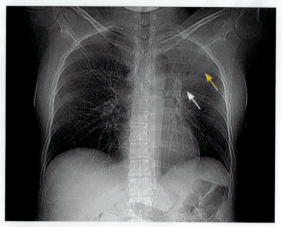

図2　入院時の胸部単純X線写真
左肺門部に腫瘤性病変（⇧）と左上葉に浸潤影（⇧）を認めます。

の慎重な配慮の下、胎児の器官形成期を避け、母児の生命とQOLを向上させるような治療が、十分なインフォームド・チョイスの下に行われることがあります。

このように、肺癌合併妊娠の管理においては、肺癌の病状および妊娠週数に応じた個別の対応が求められます。

症　例

30歳、2妊1産婦
主訴：咳嗽・発熱
既往歴：特記事項なし
生活歴：喫煙歴・粉塵曝露歴なし
家族歴：祖父－肺癌
現病歴：妊娠初期より近医産婦人科で妊婦健診を受けており、経過は順調でした。妊娠28週より咳嗽と発熱が持続し、同院で鎮咳薬を処方されましたが改善しないため、近医呼吸器内科へ紹介されました。胸部単純X線検査（図2）、胸部単純CT検査（図1,3）で左肺門部の腫瘤性病変および左上葉無気肺を指摘されま

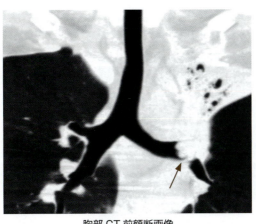 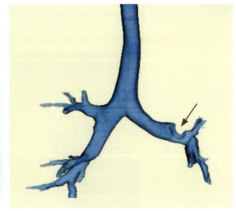

胸部 CT 前額断画像　　　　気管の 3D-CT 画像

図3　胸部の CT 画像と気管の 3D-CT 画像
腫瘍により左上葉入口部の気管内腔は閉塞（↑）しています。

した。妊娠 31 週 2 日に気管支鏡検査が行われ、左上葉入口部に内腔を完全閉塞する腫瘤を認め、生検で類表皮癌（epidermoid carcinoma）と診断されました。妊娠 31 週 3 日に閉塞性肺炎の悪化のため入院し、酸素投与（経鼻 4L で SpO$_2$ 97〜98％）と抗菌薬（TAZ/PIPC4.5g × 3）投与で軽快しました。肺癌合併妊娠の周産期管理および肺癌に対する手術目的で妊娠 32 週 3 日に当院へ転院しました。

当院入院後の病状は安定していました。産科、呼吸器外科および新生児科とのカンファレンスの結果、肺癌の組織型が比較的予後良好であることを考慮し、胎児の肺成熟が期待できる妊娠 34 週台で娩出する方針としました。

妊娠 34 週 5 日、骨盤位のため選択的帝王切開術を施行し、手術は無事に終了しました。出生児は 2,098g の女児で、Apgar スコア 1 分値 8 点 / 5 分値 8 点でした。

帝王切開術後は咳嗽が消失し、酸素投与を中止しました。肺癌手術前の SP は 0 で、術前の腫瘍マーカー上昇は認められませんでした。帝王切開術後 12 日目に呼吸器外科へ転科し、左上葉環状切除術＋気管支郭清術＋ ND2a-2 が行われ、術後 13 日目に児（修正 38 週 2 日）と共に退院しました。術後診断は、粘表皮癌（mucoepidermoid carcinoma）stage Ⅰ B 期とされました。術後補助療法は不要と判断され、今後も定期的に経過観察される予定です。

（東島　愛・三浦清徳・増崎英明）

● 参考文献

1) Pentheroudakis, G. et al. Cancer and pregnancy : poena magna, not anymore. Eur. J. Cancer. 42(2), 2006, 126-40.
2) Van Casteren, K. et al. Cancer during pregnancy : an analysis of 215 patients emphasizing the obstetrical and the neonatal outcomes. J. Clin. Oncol. 28(4), 2010, 683-9.
3) Jackisch, C. et al. Lung cancer during pregnancy involving the products of conception and a review of the literature. Arch. Gynecol. Obstet. 268(2), 2003, 69-77.
4) Pavlidis, N. Lung cancer during pregnancy : an emerging issue. Lung Cancer. 59(3), 2008, 279-81.

11 拘束性呼吸障害合併妊娠

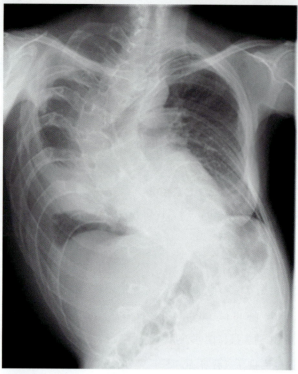

図1 胸部単純X線画像
初診時に撮影した胸部X線写真です。胸部X線では著明な脊椎側弯を認めています。

拘束性呼吸障害とは

　拘束性呼吸障害とは、肺や胸郭がうまく広がらず十分にガス交換が起こらないことをいいます。主な症状は咳および息切れです[1]。妊娠により母児の合併症（母体：肺高血圧症、右心不全、児：胎児発育不全、母体低酸素血症に伴う脳障害）の危険が高くなります[2]。

妊娠中の呼吸器系の変化

　妊娠後期になると、腹腔内圧が上昇するため胸郭は挙上します。妊娠中の呼吸数は非妊時と比べてほとんど変化しませんが、1回換気量、分時酸素摂取量は増加し、横隔膜が挙上するために機能的残気量は減少します。また、分時換気量は増加しPCO_2の低下をもたらします。妊娠中pH、PO_2には有意な変化は認められません[3]。

妊娠中の管理

　拘束性呼吸障害の重篤な病態として、肺静脈の還流障害により肺高血圧症を来すことがあります。特に妊娠中は母体の循環血漿量が増加するので、肺高血圧症が増悪しやすくなります。

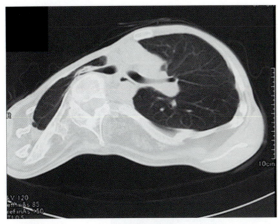

図2 胸部CT画像（肺野条件）

非妊時の胸部単純CTでは胸郭の変形と右無気肺を認めます。妊娠前の呼吸機能検査では肺活量は実測値で540mL、％肺活量は19.5％と著明な拘束性呼吸障害を認めました。

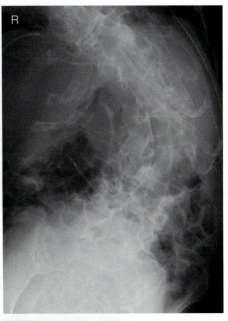

図3 腰椎単純X線画像

著明な脊柱側弯を認めます。脊柱の配列を確認するために、この後に3D-CTの撮影を行いました。

肺高血圧症がある妊婦の死亡率は30～56％と報告されています[4]。重度の肺高血圧症がある人は妊娠を許可できないこともあります。また、肺高血圧症を来した場合は、妊娠の中断を考慮する必要があります[5]。

そのため、呼吸器内科や循環器内科との連携が必要です[2]。補助換気を行う場合は、非妊時と同様の適応で呼吸管理を行います。動脈血の酸素飽和度が90％以上、$PaCO_2$ 35～45mmHgを目安として換気条件の調節を行います[3]。

症例：脊椎側弯症

34歳の初妊婦で、身長150cm、体重34.5kg、既往歴は背部腫瘍切除術（1歳時）、軀幹発育不全・側弯症でした。1歳での手術後、徐々に胸郭の変形や側弯が進行し、ほぼ毎年、肺炎を発症するようになりました。28歳時に高二酸化炭素血症を指摘され、在宅酸素療法や非侵襲的陽圧換気法（non-invasive positive pressure ventilation；NIPPV）を導入しましたが、その後、自己中断していました。内科では肺高血圧の評価はなされておらず、妊娠は許可されていませんでした。

近くの産婦人科で妊娠と診断され、SpO_2が80～92％まで低下していたため入院しました。O_2 0.5L/分のNIPPVを開始し、SpO_2は改善しました。妊娠18週1日に当科へ紹介され、妊娠継続が母児共に高リスクであることを説明しましたが、夫婦は妊娠継続を強く希望し、以降、当科で妊娠分娩管理を行いました。初診時の胸部X線および非妊時の胸部CTでは、著明な胸郭の変形や脊椎側弯および右無気肺を認めました（図1, 2）。

呼吸器内科や循環器内科と連携して、妊娠28週までは外来で、以降は入院して管理しましたが、母体の妊娠経過は比較的良好で、血液ガス所見は妊娠前と同様でした（経鼻0.25L/

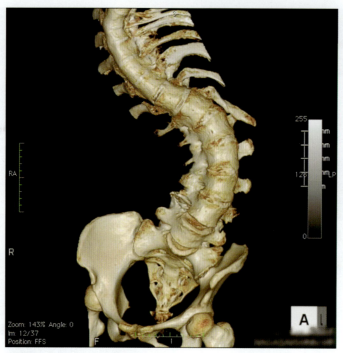

図4 腰椎 3D-CT 画像
3D-CT では脊椎骨の変形についての立体的な評価が可能でした。

分、夜間 NIP nasal 0.25L/分酸素投与）。呼吸困難感などの自覚症状にも著変はありませんでした。心エコーで肺高血圧の存在は否定的でした。胎児の推定体重は AGA 下限ですが、胎児の発育は継続して認められました。側弯が著しく骨盤の変形が強いことから、経腟分娩は困難と判断し、分娩様式は帝王切開術を選択しました。麻酔を依頼するにあたって脊椎の状態を把握するために 3D-CT を撮影しています（図3, 4）。

妊娠37週1日で選択的帝王切開術を行い、1,906gの女児を、Apgar スコア1分値8点/5分値9点で娩出しました。児は新生児一過性多呼吸を認めましたが、その他は特に問題なく経過し、NICU 在室26日で退院しました。母体は出産後、脊椎麻酔の効果が延長し、下肢の筋力低下、感覚鈍麻を認めましたが数日で改善し、産褥17日で退院しました。

（松野聖子・増崎英明）

● 参考文献

1) 杉本恒明ほか. "呼吸器". 朝倉内科学. 第9版. 東京, 朝倉書店, 2007, 656-778.
2) Eckford, SD. et al. Management of kyphoscoliosis and respiratory, failure in ventilator dependent pregnancy. J. Obstet. Gynecol. 17(4), 1997, 374.
3) Cunningham, FG. et al. "Maternal and Fetal Anatomy and Physiology". Williams Obstetrics. 23rd ed. New York, McGraw-Hill, 2010, 120-3.
4) Madden, SD. et al. Pulmonary hypertension and pregnancy. Int. J. Obstet. Anesth. 18(2), 2009, 156-64.
5) 中澤誠ほか. 心疾患患者の妊娠・出産の適応, 管理に関するガイドライン：循環器病の診断と治療に関するガイドライン：2003～2004年度合同研究班報告. Circulation. J. 69, 2005, 1267-328.

12 先天性 QT 延長症候群

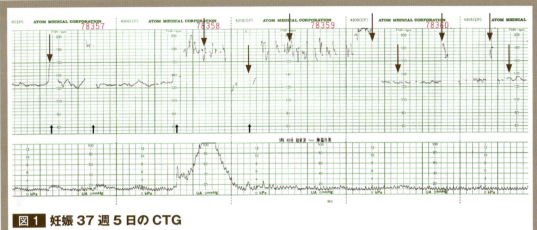

図1 妊娠37週5日のCTG
胎児心拍数基線 125～130bpm の部分と、170～190bpm の部分が交互に出現しています。別々の調律を拾っていることが推測されました。

はじめに

胎児不整脈は全妊娠の1～7％で見られ、ほとんどは良性の経過をたどりますが、まれに重症例や致死例を認めることがあります。

症例

母親は28歳の2妊0産婦で、前回は胎児の二分脊椎のため妊娠21週に人工妊娠中絶術を受けていました。特記すべき既往歴はなく、心疾患や突然死の家族歴はありません。妊娠35週0日に胎児不整脈が疑われ当科を紹介されました。母体の血液、生化学検査は正常で、抗SS-A抗体、抗SS-B抗体などすべての自己抗体は陰性でした。入院時のCTGで胎児心拍数基線は160～190bpm と70～90bpm を交互に示し、胎児心エコーでは心房調律151bpm、心室調律171bpm と、調律の解離を認めました。当初、多発性心室性期外収縮が疑われましたが、翌日にはCTG、胎児心エコーともに胎児心拍数基線120bpm の洞調律になり、心臓に形態学的異常も認めなかったため、退院しました。

妊娠36週3日のCTGで180～190bpm の胎児頻脈を認めたため、精査管理目的で入院しました。胎児に心不全徴候は認めませんでしたが、妊娠37週5日のCTGで再び125～130bpm、170～190bpm と2種類の基線を呈し（**図1**）、同日の胎児心エコーで、心房調律142bpm、心室調律201bpm と房室解離を認めました。その後、胎児心拍は再び正常化しましたが、基線は110～120bpm と正常下限を認めることがありました（**図2**）。妊娠38週5日に2,560gの女児を経腟分娩し（Apgarスコア1分値9点/5分値9点、臍帯動脈血pH 7.28）、分娩中のCTGに異常はありませんでした。児は出生当日と5生日の心電図でQT時間の延長（QTc=0.52秒）を認めましたが（**図3**）、生後2カ月の心電図ではQT時間は正常化

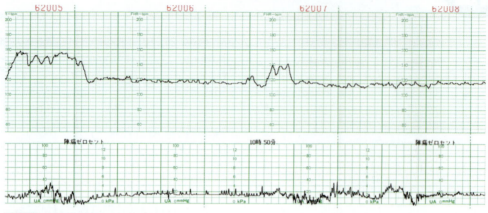

図2 妊娠38週3日のCTG
胎児心拍数基線は110～120bpmで、旧定義上は軽度の徐脈を示しています。

（QTc=0.35秒）し、その他の異常も認めませんでした。児は現在8歳で、無治療で経過観察中です。

先天性QT延長症候群

他の疾患や原因（電解質異常、一部の抗不整脈薬、洞不全症候群などの心疾患）を伴わずに心電図上QT時間の延長を認め、学童期〜思春期に、運動などにより多形性心室頻拍（torsades de pointes；TdP）や心室細動が誘発されて高率に突然死を生ずる疾患を、先天性QT延長症候群（the long QT syndrome；LQTS）といいます。また、Schwartzら[1]は、新生児突然死症候群（SIDS）症例の50％で出生直後にQT時間の延長を認めたと報告しており、新生児期の突然死の原因としても重要視されています。

■ 診　断

出生後のLQTSには、心電図所見（QTc＞440msec、TdP、徐脈）や家族歴、臨床症状などの項目から成る診断基準があります。

先天性LQTSは家族性と特発性とに分けられ、家族性はRomano-Ward症候群とJervell and Lange-Nielsen症候群（感音性難聴を合併）に分類されます。原因として心臓のNaやKチャンネルの遺伝子変異が10種類報告されています。まれな疾患であるために適切な診断、治療を受けられず無治療のまま死亡する例もあります。出生前の診断法として胎児心磁図（MCG）という検査もありますが、まだ一般的ではありません。

胎児期のLQTSの所見として、①胎児洞性徐脈、②房室ブロック、③房室解離性心室頻拍が重要とされています[2,3]。

Hofbeckら[3]によると、先天性LQTSの9例中7例で胎児徐脈（100〜120bpm）、2例でさらに心室頻拍と房室ブロックの両方を認めたと報告されています。またBeinderら[4]は17例中12例で胎児徐脈（95〜115bpm）を認め、このうち2例では心室頻拍も認め、心室頻拍を認めた例、出生後のQTcが長い例ほど新生児死亡に至っていると報告しています。そのほかにも症例報告が散見されます。

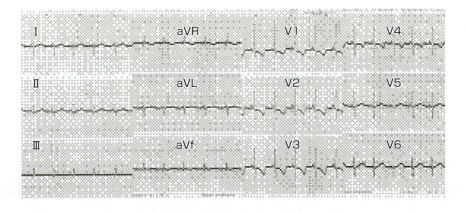

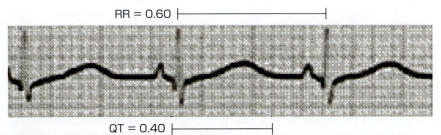

図3 5生日の心電図とⅡ伝導の拡大図

QTc＝QT/√RR＝0.52＞0.44でQT延長の基準を満たします。0生日および5生日で同様のQTc値を呈しました。2カ月後の心電図ではQTc＝0.35で正常化していました。

■ 治　療

　胎児LQTSとしての治療は確立されておらず、症状に応じてβ遮断薬や強心薬、心室頻拍に対する硫酸マグネシウムの経母体投与が報告されています[1]。出生後は、β遮断薬の予防的投与が推奨されており、遺伝子異常の診断がつけば、型によっても治療法が分かれます。

　胎児心拍数基線の正常値の下限が120bpmから110bpmに2003年に改訂されましたが、持続する洞性徐脈で胎児に他の異常を認めない場合、LQTSのようなまれな疾患も念頭に置いた、胎児心エコーや出生後の精密検査が重要であると思われます。

（平木裕子・吉田　敦・増崎英明）

● 参考文献

1) Schwartz, PJ. et al. Prolongation of the QT interval and the sudden infant death syndrome. N. Engl. J. Med. 338(24), 1998, 1709-14.
2) Chang, IK. et al. Prenatal diagnosis and treatment of fetal long QT syndrome : a case report. Prenat. Diagn. 22(13), 2002, 1209-12.
3) Hofbeck, M. et al. Prenatal findings in patients with prolonged QT interval in the neonatal period. Heart. 77 (3), 1997, 198-204.
4) Beinder, E. et al. Fetal sinus bradycardia and the long QT syndrome. Am. J. Obstet. Gynecol. 185(3), 2001, 743-7.

13 先天性QT延長症候群合併妊娠

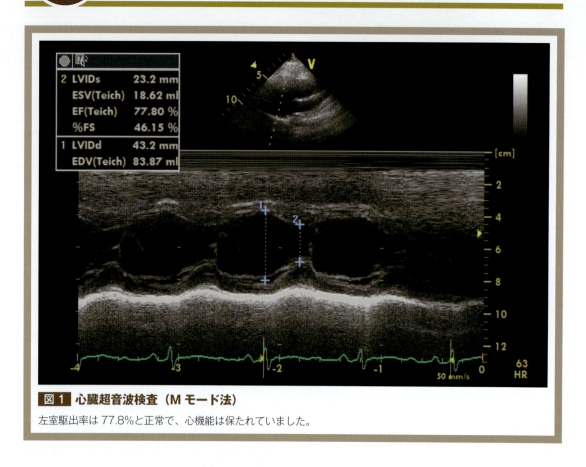

図1 心臓超音波検査（Mモード法）
左室駆出率は77.8%と正常で、心機能は保たれていました。

先天性QT延長症候群とは

　先天性QT延長症候群（long QT syndrome；LQTS）は遺伝性不整脈の1つで、心電図上QT部分の延長を呈し、多形性心室頻拍（torsades de pointes；TdP）や心室細動が惹起され、失神や突然死を来すことのある遺伝性疾患です。発症頻度は、2,000人に1人と推定されています。本疾患の遺伝子診断検査は、2008年4月から保険診療として承認されています[1]。常染色体優性遺伝のRomano-Ward症候群と、常染色体劣性遺伝で両側感音性難聴を合併するJervell and Lange-Nielsen症候群とに分類されます。現在までに13種類のLQTS責任遺伝子が報告されています（LQT1型[40%]、2型[40%]、3型[10%]）[1]。本疾患は、病型により発症パターンや生活上の注意点が異なるため、遺伝子検査による病型診断が重要です。

診断

　Schwartzの診断基準が用いられ、リスクスコア≧4点で診断確実と判定します（表）[2]。QT時間は、QT延長に関連する薬剤や電解質異常などの2次性因子が存在しない状況で、12誘導心電図検査により測定します。

表 LQTSリスクスコア：Schwartzの診断基準

心電図所見	A. QTc時間（＝QT/√RR）≧ 480msec	3
	460〜479msec	2
	450〜459msec（男性）	1
	B. Torsades de Pointes	2
	C. 交代性T波	1
	D. 3誘導以上でのノッチを伴うT波	1
	E. 年齢不相応の徐脈	0.5
臨床症状	A. 失神発作　ストレス時	2
	非ストレス時	1
	B. 先天性聾	0.5
家族性	A. 確定診断されたLQTSの家族歴	1
	B. 30歳未満の突然死	0.5

4点以上：診断確実、2〜3点：疑診、1点以下：可能性は低い

（文献2より引用改変）

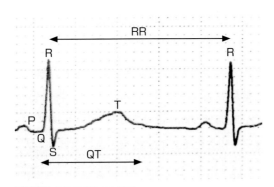

図2 心電図検査所見

心拍数は68回／分、RR間隔は881msec、QTc時間は481msecであり、QTc時間の延長を認めました。
※QT間隔は脈拍の影響を考慮して、Bazzet式を用いてQTc（補正QT間隔）が用いられます。

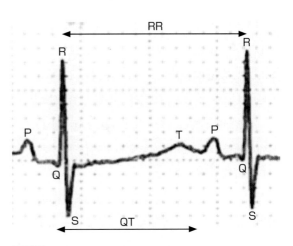

図3 新生児の心電図検査所見

心拍数108回／分、RR間隔553msec、QTc時間は500msecであり、QTc時間の延長を認めました。

臨床所見

　LQTS合併妊娠では、妊娠中から産後9カ月の心血管イベント（心停止・失神・突然死を含む）のリスクが上昇します。また、β遮断薬の内服により心血管イベントのリスクを減少させることが可能です[3]。

　LQT1型は交感神経刺激に対して最も感受性が強く、多くは運動中に発症します。

　LQT2型の多くは、情動ストレス、睡眠中の雑音（目覚まし時計など）による覚醒時など、急激に交感神経が緊張する状態が誘因となり、

出産前後は発症しやすい状態にあります。

一方、LQT3型は、睡眠中や安静時に発症することが多いといわれています。

管理・治療

LQTS合併妊婦は、QT時間を延長させる薬剤や電解質異常に注意して管理します。また、妊婦に対して、生活上の注意点を啓発することが大切です。LQT1型は運動制限が必須で、特に水泳は禁忌です。LQT2型は突然の大きな雑音を避けるよう注意します。

症例

39歳の経産婦。失神発作を繰り返し、24歳でLQTS、31歳で病型はLQT2型と診断されました。心電図検査で、QTc時間は481msecと延長していました（図2）。心臓超音波検査で、心機能に異常は認められていません（図1）。前回妊娠時は、無痛分娩で女児（遺伝子変異なし）を経腟分娩しました。

今回はパニック障害を発症したため、循環器内科、麻酔科、および小児科と討議した結果、

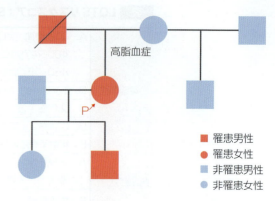

各世代に罹患者を認めるため、遺伝形式は常染色体優性遺伝と考えられました。

図4 家系図

硬膜外麻酔と脊椎麻酔を用いた帝王切開術を施行しました。LQTSに対して、妊娠中はカリウム製剤ならびにβ遮断薬を内服していましたが、分娩後は、催奇形性のため中止していたカルシウム拮抗薬を追加しました。術中・術後に不整脈は認められませんでした。新生児のQTc時間は500msecと延長しており（図3）、遺伝子検査によりLQT2型と診断されました。家系図を図4に示します。

（髙野　玲・三浦清徳・増崎英明）

● 参考文献
1) 日本循環器学会ほか．"循環器病の診断と治療に関するガイドライン（2011年度合同研究班報告）：QT延長症候群（先天性・二次性）とBrugada症候群の診療に関するガイドライン（2012年改訂版）"．
http://www.j-circ.or.jp/guideline/pdf/JCS2013_aonuma_h.pdf [2015. 10. 13]

2) Schwartz, PJ. et al. Diagnostic criteria for the long QT syndrome : an update. Circulation. 88(2), 1993, 782-4.
3) Seth, R. et al. Long QT syndrome and pregnancy. J. Am. Coll. Cardiol. 49(10), 2007, 1092-8.

14 多形性心室頻拍を来した先天性QT延長症候群合併妊娠

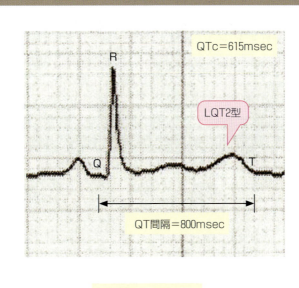

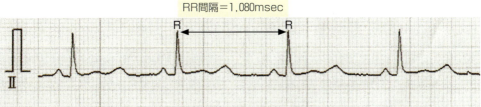

図1 QT延長症候群（ICD植え込み前）の心電図所見

QTc=615msecとQT時間の延長を認めます。その中でも、LQT2型は振幅が低く（low-amplitude）、時に二相性の（notched or biphasic）T波を示します。

先天性QT延長症候群とは

先天性QT延長症候群（long QT syndrome；LQTS）は遺伝性不整脈の1つで、多形性心室頻拍（torsades de pointes；TdP）や心室細動が惹起されると、失神や突然死を来すことのある遺伝性疾患です[1,2]。まれではありますが、妊産婦死亡の原因にもなる重要な疾患です[3]。

TdPの診断・管理・治療

LQTSは心電図検査を施行し、薬剤の使用や電解質の異常を除外した後、診断します[2]。妊娠前に診断がついている場合、β遮断薬の内服で心血管イベントを減少させることが可能です。β遮断薬は基本的に妊娠中も継続します。妊娠中の不整脈イベントの発生頻度は妊娠前と比較して大差ありませんが、産褥期はLQTSに関連した死亡や失神が多いという報告があり、分娩後も注意が必要です。分娩様式の適応は一般的な産科管理に基づいて決定されるため、多くは経腟分娩が可能です[4,5]。

TdP急性期の治療に関して、TdPは自然停

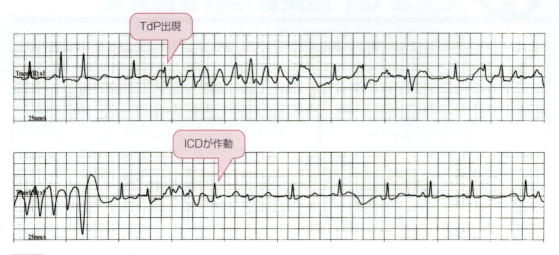

図2 TdPの心電図所見

心拍数が1分間に120回以上の頻度で心室期外収縮が3連発以上出現することを心室頻拍（ventricular tachycardia；VT）といいます。その中でも一つひとつの波形が異なるものを多形性心室頻拍（torsades de pointes；TdP）といいます。
本症例では、発作出現後すぐ植え込み型除細動器（implantable cardioverter defibrillator；ICD）が作動してTdPは停止しました。

止する場合と、持続して心室細動に移行する場合があり、心室細動に移行すれば直ちに電気的除細動が必要です。TdPの停止と、急性再発予防には、硫酸マグネシウムの静脈注射が有効です。再発予防の基本はβ遮断薬で、症例によってはTdP停止に抗不整脈薬（リドカインおよびメキシレチン）が有効なことがあります。また、低カリウム血症はTdP発症を助長するため、是正する必要があります[1]。

症 例

35歳の2妊1産婦。12歳時に痙攣を伴う失神発作があり、遺伝子検査により先天性QT延長症候群（LQT2型）と診断されました。家族歴に多数の突然死（祖父・母［27歳時］・叔母［28歳時］・おい［6歳時］）と、QT延長症候群（従姉妹2人、第一子［LQT2型］）があります。LQTSと診断されてからβ遮断薬の内服を開始しましたが、多忙のために内服を忘れがちになり、失神発作が出現することがありました。

30歳時に痙攣発作で救急搬送され、TdPの頻発と心室細動への移行を認めたため、同年、植え込み型除細動器（implantable cardioverter defibrillator；ICD）を装着し、その後は発作なく経過しました**（図1）**。

今回、第2子を自然妊娠し、当科で妊婦健診を開始しました。切迫早産のため妊娠32週3日に入院し、塩酸リトドリンが併用注意薬であることから、硫酸マグネシウムによる子宮収縮抑制を開始しました。子宮収縮は安定し、骨盤位のため妊娠37週0日に選択的帝王切開術を施行しました。ICDについては術中一時的に停止しましたが、手術は問題なく終了し、術後、午後0時ごろよりICDの作動を再開しました。

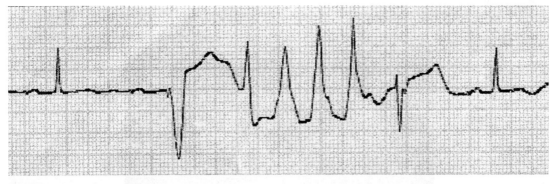

図3 NSVTの心電図所見
心室頻拍の持続が30秒未満の、非持続性心室頻拍（nonsustained ventricular tachycardia；NSVT）を認めます。カルシウム拮抗薬の持続点滴を開始したところ、その後は発作の出現なく経過しました。

　同日午後4時ごろより気分不良の訴えがあり、モニターを装着するとTdPが出現していました（図2）。すぐにICDが作動し、TdPは停止しましたが、硫酸マグネシウムを静脈注射し、β遮断薬およびカリウム製剤、さらにカルシウム拮抗薬の内服を開始しました。その後も非持続性心室頻拍（nonsustained ventricular tachycardia；NSVT）（図3）が出現したため、カルシウム拮抗薬の持続点滴を開始したところ、発作の出現なく経過し、術後10日に母児ともに退院しました。児の遺伝子検査に異常は認められませんでした。

（山田美樹・増崎英明）

● 参考文献
1) 循環器病の診断と治療に関するガイドライン（2011年度合同研究班報告）．ダイジェスト版：QT延長症候群（先天性・二次性）とBrugada症候群の診療に関するガイドライン．2012年改訂版．
http://www.j-circ.or.jp/guideline/pdf/JCS2013_aonuma_d.pdf［2016.6.10］
2) 循環器病の診断と治療に関するガイドライン（2009年度合同研究班報告）．心疾患患者の妊娠・出産の適応，管理に関するガイドライン．2010年改訂版．
http://www.j-circ.or.jp/guideline/pdf/JCS2010niwa.h.pdf［2016.6.10］
3) 田中博明ほか．QT延長症候群による妊産婦死亡と妊娠分娩管理．Fetal & neonetal medicine. 6(3), 2014, 118-21.
4) Seth, R. et al. Long QT syndrome and pregnancy. J. Am. Coll. Cardiol. 49(10), 2007, 1092-8.
5) Rashba, EJ. et al. Influence of pregnancy on the risk for cardiac events in patients with hereditary long QT syndrome：LQTS investigators. Circulation. 97(5), 1998, 451-6.

15 周産期心筋症

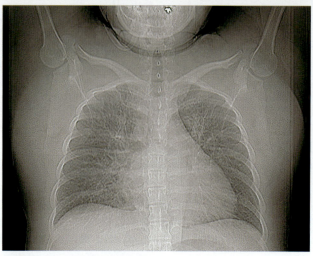

図1 入院時胸部X線所見
心拡大・肺うっ血の所見を認めました。少量の胸水を認めます。

周産期心筋症とは

周産期心筋症とは、心疾患既往のない女性が、妊娠後期または産褥期に突然心機能が低下し、心不全を発症する疾患です。わが国を含むアジア人での発症頻度は3,000〜1万分娩に1例とされ、日常診療で遭遇することは必ずしも多くない疾患ですが、重症例では致死的な疾患であり注意が必要です。

診断基準

本症の診断基準は1971年にDemakisら[1]が提唱したもので、心臓超音波検査の具体的な数値を示したものが汎用されています。そして、次の①〜④を全て満たす例を周産期心筋症と診断しています。

①分娩前1カ月から分娩後5カ月までに、新たに心不全症状が出現したもの
②心疾患の既往がないもの
③妊娠中、他に心不全を来す原因が認められないもの
④左心不全であるもの：左室駆出率 EF < 45% and/or 左心内径短縮率 FS < 30%

病因

本症の病因については諸説ありますが、明らかな原因はいまだ不明です。病態が拡張型心筋症に類似していることから、妊娠・出産に伴う血管透過性亢進による心負荷ないし心筋障害によるものとの考えが一般的です。「心負荷により、潜在していた拡張型心筋症が顕在化したものである」とする報告や、「心筋炎である」との報告もあります。また、「心筋の酸化ストレスにより血中のプロラクチンが切断され、心筋細胞のアポトーシスが誘導されることにより発症する」とするプロラクチン説もあり、プロラ

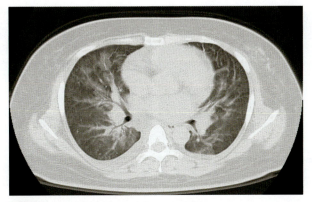

図2 前医で行われた胸部CT所見

心拡大、肺うっ血および肺水腫が認められました。

クチン分泌阻害薬であるブロモクリプチンの投与により左室駆出率が改善したとの報告があります[2]。

症　状

　本症の症状は、心不全状態で出現する症状と同じです。しかし、これらの症状は多くの妊婦が経験する症状でもあります。周産期にこれらの症状が持続する場合や悪化する場合は、周産期心筋症を念頭に置いた精査を行います。

・労作時の息切れ（80％の例で認められます）：心不全が進行すると安静時にも息切れが出現します。
・咳（37％）
・全身のむくみ（37％）
・倦怠感（24％）
・体重増加（16％）：1週間に0.5～1kg以上体重が増加し、むくみがひどくなる場合は心不全状態にある可能性があります。

次回の妊娠

　いったん周産期心筋症に罹患すると、その60％は心機能が回復しますが、40％は心機能が低下したままです。心機能が回復しなかった場合、次回の妊娠時の母体死亡率は高く、妊娠は避けるべきです[3]。心機能が回復している場合であっても、妊娠前に循環器内科医および、産婦人科医に相談することが望ましいでしょう。

症　例

　29歳、初妊婦。無月経と腹部膨満を自覚していましたが、妊娠に気付かず産婦人科を受診しませんでした。ある日の夜間に心窩部痛、咳嗽および胸部圧迫感が出現し、翌日の午前2時に近医総合病院へ救急搬送されました。呼吸器内科で精査したところ、胸部X線検査で肺水腫と胸水が認められました。また、腹部X線検査で胎児が認められ、同院婦人科へ紹介されました。血圧は180/110mmHg台であり、重症妊娠高血圧症候群の診断で直ちに当科へ母体搬送されました。

■ 入院時所見

　身長163cm、体重94.2kg（非妊時体重85kg）。血圧168/114mmHg、脈拍130～140回／分、

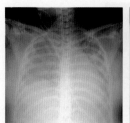 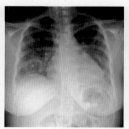 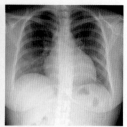

術後1日　　　　術後5日　　　　　術後11日　　　　　術後18日

図3 術後の経過（X線画像）

経皮的酸素飽和度（SpO$_2$）90～94％（酸素マスク5L/分）、体温38.1℃、尿蛋白（4＋）、全身浮腫、咳嗽と起座呼吸がありました。胸部X線所見では心拡大・肺うっ血が認められました**（図1）**。前医で撮影された胸部CTでも、同様の所見と肺水腫を認めていました**（図2）**。

さらに肺水腫の原因精査のため心臓超音波検査を施行したところ、左室駆出率は25～30％（正常は55％以上）で、全周性の壁運動低下を認めました。心電図では虚血を疑う有意なST変化はなく、周産期心筋症やウイルス性心筋炎が疑われました。胎児の推定体重は2,576gであり、成熟児であると推定しました。腟分泌物の悪臭やCTG所見より、子宮内感染を合併していることが考えられました。母体および胎児ともにtermination（ターミネーション）の適応と判断しました。術中・術後に心不全が重症化する可能性が考えられたため、術前にIABPを開始し、全身麻酔下に緊急帝王切開術を行いました。

出生児は2,317gの男児で、Apgarスコア1分値2点／5分値7点／10分値9点でした。出生児の全身状態は良好であり、Dubowitz（デュボヴィッツ）法で在胎38週0日と診断されました。

母親は術後ICUへ入室し、利尿薬および循環作動薬を使用し、循環器内科医やICU医師と協力して全身管理を行いました。術後1日目にIABPを抜去して人工呼吸器を抜去し、術後8日目にICUを退室、術後27日目に退院しました**（図3）**。退院時の左室駆出率は約30％であり、術後早期に比べてやや改善したものの、心機能低下は残存していました。ウイルス性心筋炎の検査においてペア血清で有意な抗体価の上昇を認めず、周産期心筋症と診断されました。退院の時点では心機能は回復しておらず、退院後も循環器内科で定期検診を継続する予定ですが、今後も心機能が改善しない場合には、妊娠は許可できないことが考えられます。

（東島　愛・増崎英明）

● 参考文献

1) Demakis, JG. et al. Natural course of peripartum cardiomyopathy. Circulation. 44(6), 1971, 1053-61.
2) Sliwa, K. et al. Evaluation of bromocriptine in the treatment of acute severe peripartum cardiomyopathy : a proof-of-concept pilot study. Circulation. 121(13), 2010, 1465-73.
3) Elkayam, U. et al. Maternal and fetal outcomes of subsequent pregnancies in women with peripartum cardiomyopathy. N. Engl. J. Med. 344(21), 2001, 1567-71.

16 胆石合併妊娠

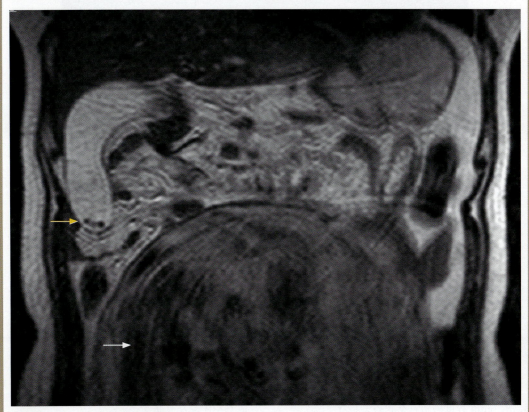

図1 MRI T2 強調冠状断面
胆嚢内に low intensity を呈する結石（→）を認めます。妊娠29週であるため子宮は腫大しています（⇒）。

胆石合併妊娠とは

日本人の胆石保有率は2～15%で、リスク因子として年齢、肥満および高脂血症と並んで妊娠が挙げられます。妊娠女性の5～12%は胆石を有しており、そのうち症状を呈するものは0.1～0.3%です[1]。胆石は妊娠女性の急性腹症の原因のうち、虫垂炎に次いで多く見られます[2]。

症 例

32歳、3妊2産婦です。既往歴、家族歴に特記すべき事項はありません。妊娠29週に右の季肋部痛、嘔吐および背部痛が出現し、次第に増強したため近医の内科を受診したところ、急性膵炎を疑われ当院を紹介されました。黄疸はありませんでしたが、生化学検査で AST 値 78 IU/L（基準値13～33）、ALT 値 70 IU/L（基準値8～42）および γ-GTP 値 92 IU/L（基準値10～42）と上昇を認めました。経腹超音波検査では、胆嚢内に複数の小さな胆石、胆嚢腫大および肝内胆管の拡張を認めました。CT では胆管の全体的な拡張はあったものの、腫瘍や結石

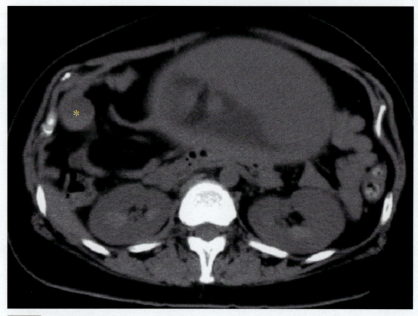

図2 CT 横断像
CTでは胆嚢内に明らかな病変は指摘できませんでした（＊）。

は認めませんでした（図2）。そこでMRIを撮影したところ、胆管の拡張と胆嚢内に複数の小さな結石を認めました（図1）。また総胆管下部にも5mm程度の結石を認めました。

上部消化管内視鏡検査では、十二指腸乳頭部の著明な腫大を認めました。ERCP（内視鏡的逆行性胆管膵管造影）を施行したところ、総胆管内に結石を認めました。そこで内視鏡下に十二指腸乳頭括約筋切除術を行った後、胆管内にバルーンカテーテルを挿入して結石を除去しました（図3）。その後は症状は消失し、妊娠36週に退院しました。妊娠38週に3,268gの男児をApgarスコア1分値9点/5分値9点で経腟分娩しました。

妊娠が胆石に与える影響

妊娠時にはエストロゲンの増加に伴い、コレステロールの分泌が増加し、結石を形成しやすくなります。また、プロゲステロンの増加により胆汁の排泄率や排泄量が低下し、妊娠子宮による物理的な圧迫があることなどから胆石を形成しやすくなります[1]。

胆石が妊娠に与える影響

胆石により疼痛発作や胆嚢炎による発熱を来すことがあります。妊娠2～3カ月の間の母体高熱が神経管欠損のリスクとなる可能性があるとの報告もあり[3]、この件については今後の検討を要します。また、保存治療と手術療法のいずれも切迫早産率（28%、31%）、死産率（0%、0%）はほぼ同じであるが、早産率（17%、0%）は保存療法が高いとする報告と、早産率の差はない（3.5%、6%）とする報告とがあります[4]。

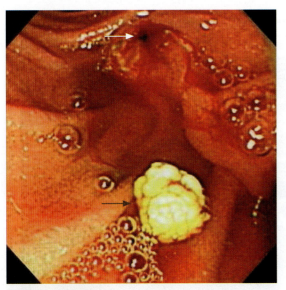

図3 内視鏡像

結石除去を施行した際の内視鏡像です。十二指腸乳頭部（⇨）より、5mm大の結石（→）を除去しました。黄白色の結石で、CTで描出されなかったことからも、純度の高いコレステロール結石と考えられました。

胆石合併妊娠の治療

　無症状の胆石には治療の必要はありません。症状がある場合は保存治療や手術療法を考慮します。保存治療では安静、低脂肪食とし、鎮痙薬、鎮痛薬ないし抗菌薬を投与します。

　保存治療の奏功率は高いのですが、妊娠中に30〜70％と高い確率で再発するといわれています[1]。また再発した際は、症状が重症化することが多いようです[5]。手術療法には、開腹または腹腔鏡下の胆嚢摘出術、十二指腸乳頭括約筋切除術および結石除去術などがあります。手術の適応は、保存治療に反応しない難治例や重度の急性胆嚢炎、総胆管結石、胆石による急性膵炎および閉塞性黄疸などです。しかし、保存治療による場合は再発が多いことや、再発した際に重症化しやすいことから積極的に手術療法が選択されることもあります。胆石による急性膵炎は、特に保存治療の胎児死亡率が高いので、早期の手術介入を要します[4]。胆石を合併した妊娠のうち治療を要するのは一部の症例ですが、症候性の胆石を有する女性は、妊娠を計画する際にあらかじめ胆嚢摘出術などを検討することも必要です[4]。

（荒木裕之・吉田　敦・増崎英明）

● 参考文献

1) Hay, JE. Liver disease in Pregnancy. Hepatology. 47(3), 2008, 1067-76.
2) Kimura, Y. et al. Definitions, pathophysiology, and epidemiology of acute cholangitis and cholecystitis : Tokyo Guidelines. J. Hepatobiliary Pancreat. Surg. 14(1), 2007, 15-26.
3) Acs, N. et al. Possible association between symptomatic cholelithiasis-complicated cholecystitis in pregnant women and congenital abnormalities in their offspring : A population-based case-control study. Eur. J. Obstet. Gynecol. Reprod. Biol. 146(2), 2009, 152-5.
4) Date, RS. et al. A review of the management of gallstone disease and its complications in pregnancy. Am. J. Surg. 196(4), 2008, 599-608.
5) Lu, EJ. et al. Medical versus surgical management of biliary tract disease in pregnancy. Am. J. Surg. 188(6), 2004, 755-9.

17 胆嚢炎合併妊娠

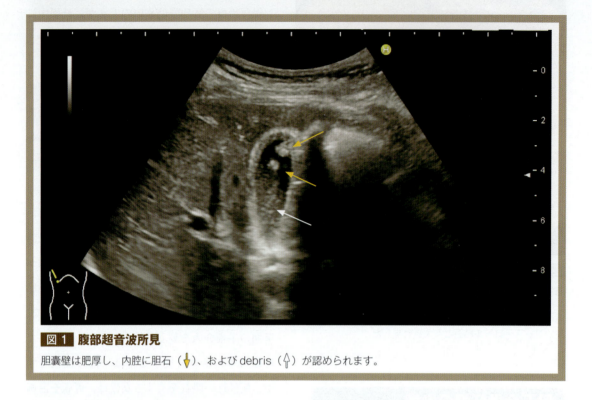

図1 腹部超音波所見
胆嚢壁は肥厚し、内腔に胆石（⇩）、およびdebris（⇧）が認められます。

胆嚢炎合併妊娠

　妊娠中に胆嚢炎を合併する頻度は1,000妊娠に1例であるといわれています[1]。妊娠中はプロゲステロンによる胆嚢の運動性の低下や、エストロゲンによる胆汁中のコレステロール濃度の上昇により、胆石が形成されやすい状態です[2]。妊娠中に急性胆嚢炎を発症した場合、まずは保存的に加療されますが、症状が改善しない、あるいは再発を繰り返す場合は手術療法が行われます。妊娠中に緊急手術を要する外科疾患の中で、急性胆嚢炎は虫垂炎に次いで多い疾患です。

　今回、妊娠中に急性腹症から急性胆嚢炎と診断され、手術を施行した例と保存的に管理できた例を経験したので報告します。

症例1

　34歳の初産婦です。自然妊娠成立後、近医産婦人科で妊娠管理されていました。

　妊娠19週ごろから心窩部痛および嘔気を自覚していました。妊娠26週時に心窩部痛を主訴に近医消化器内科を受診しました。上部消化管内視鏡検査で異常を認めず、経過観察されました。妊娠30週6日、症状が持続するため同院を再受診しました。炎症反応の上昇は認めませんでしたが、腹部超音波検査で胆石（**図1**）を指摘されました。総合病院での妊娠管理が望ましいと判断され、翌日当院へ紹介されました。心窩部痛が強く、同日入院しました。炎症反応、肝胆道系酵素の上昇、および腹部超音波検査で胆嚢壁の肥厚を認め、胆嚢炎が疑われま

した。この例は症状の悪化や炎症反応の上昇もなかったため、保存的に管理しました。

その後は症状も改善し、入院4日目に退院しました。退院後は外来で管理し、順調に経過して、妊娠40週に自然分娩しました。

症例2

27歳の3妊2産婦です。切迫流産で、第1子妊娠時に4日間、第2子妊娠時に3週間入院した既往があります。今回は自然妊娠成立後、近医産婦人科で妊娠管理されていました。

妊娠19週に下腹部痛を自覚し同院を受診しました。切迫流産の所見はなく経過観察されましたが、数日後に痛みが増強しました。子宮頸管長の短縮および子宮収縮は認めませんでした。間欠期のある原因不明の腹痛を繰り返すため、妊娠22週6日に当院へ母体搬送されました。来院時の血圧は98/56mmHg、脈拍85回/分、体温36.8℃であり、臍のやや下方に軽度の圧痛を認めました。WBC 1万2,100/μL、CRP 1.42mg/dLでした。切迫早産や常位胎盤早期剥離を疑う所見はありませんでした。痛みの原因ははっきりせず、入院安静で経過観察しました。入院時より、食後に腹痛の増強と嘔吐を認めていました。虫垂炎の疑いで実施した入院翌日の腹部CTで胆嚢の腫大を認め（**図2**）、胆嚢炎が疑われました。腹部超音波検査で胆嚢内腔にはdebris（血清成分屑）が充満しており、胆嚢頸部に胆石を認めました。また、血液検査で肝・胆道系酵素の上昇を認めました。

以上より、胆石性胆嚢炎と診断しました。妊娠中であり、手術による子宮収縮などのリスクを考慮し、抗菌薬投与および脂肪制限食で保存

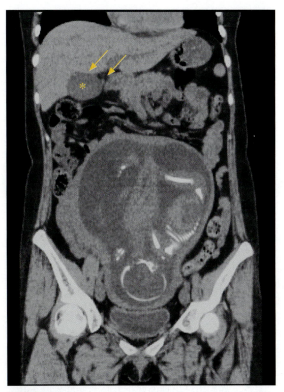

図2 腹部CT所見
妊娠23週の腹部CTで胆嚢の腫大を認めました（↓）。緊満感があり胆嚢炎が疑われました。

的に管理しました。

その後、嘔吐は改善し、疼痛は軽減しましたが、鎮痛薬を必要としていました。外科に紹介したところ手術適応であると判断され、妊娠25週4日に腹腔鏡下胆嚢摘出術が施行されました。術後に子宮収縮が増強し、子宮収縮抑制薬の投与が一時的に必要でした。その他の経過は良好であり、術後4日目に退院しました。退院後の妊娠経過は順調であり、妊娠39週に自然分娩しました。

考察

急性胆嚢炎の典型的な症状は右季肋部痛、心窩部痛などの上腹部痛、悪心・嘔吐、および発

熱です。腹痛を主訴に妊婦が受診した場合、まず鑑別診断として妊娠関連の疾患を考えます。

症例2では、最初に虫垂炎を疑い、腹部CTで胆嚢の腫大が認められたことから胆嚢炎が疑われました。最初に鑑別診断として胆嚢炎を想定していれば、症例1のように腹部超音波検査で診断することができたと思われます。胆嚢炎や胆石の診断には腹部超音波検査が感度・特異度が高く有用です[3]。胆嚢炎の超音波所見としては、胆嚢腫大・胆嚢壁肥厚・胆嚢結石・debris像などがあります。Debris像とは、腫大した胆嚢内に認められる微細顆粒状のエコー像のことです。症例1と2はともに悪心・嘔吐を認めていました。妊娠初期以外の時期に悪心・嘔吐が続く場合は胆嚢炎を疑う所見です。また、妊娠中は生理的変化として非妊娠時と比較し体温および白血球数が上昇しています。胆嚢炎を来すと発熱は62%に認められますが、38℃を超える場合は3割程度にすぎません[4]。そのため、妊娠中は発熱や炎症所見に気付きにくくなります。

治療としては、非妊娠時の急性胆嚢炎に対しては早期に手術が行われます。一方、妊娠中に胆嚢炎と診断された場合、まずは保存的に管理し、炎症反応の増悪や疼痛の増強があれば手術療法を考慮します。『内視鏡外科診療ガイドライン2008年版』で「妊産婦症例に対しての腹腔鏡下手術は適応であるが妊娠中期の手術が望ましい（推奨度C）」と記載されているように、妊娠時期により異なった対応が必要です[5]。1st trimester（妊娠初期）は、胎児の器官形成期であり、麻酔薬やその他の薬剤の影響を受けやすいために保存的管理が好ましく、また3rd trimester（妊娠後期）は、増大した子宮のために腹腔内の手術操作スペースが制限されるため、手術手技が困難です。また2nd trimester（妊娠中期）に行う場合、子宮底の高さを確認しトロッカーの挿入位置を慎重に決定する必要があります。手術時間を短縮する、あるいはポート数を少なくするなどの手術侵襲を減らすことが重要であり、術後の子宮収縮を減少させることにつながります。症例2では、ナイロン糸で胆嚢底部を把持・牽引することにより、ポート数を減らすことができ、2ポートで腹腔鏡下胆嚢摘出術を行いました。

（谷口　憲・増崎英明）

● 参考文献

1) Cunningham, FG. et al. "Hepatic, biliary, and pancreatic disorders". Williams Obstetrics. 24th ed. Columbus, McGraw-Hill Education, 2014, 1095-6.

2) Mendez-Sanchez, N. et al. Pregnancy and gallbladder disease. Ann. Hepatol. 5(3), 2006, 227-30.

3) Gilo, NB. et al. Appendicitis and cholecystitis in pregnancy. Clin. Obstet. Gynecol. 52(4), 2009, 586-96.

4) 急性胆管炎・胆嚢炎診療ガイドライン改訂出版委員会ほか編. "急性胆管炎の診断基準と重症度判定基準・搬送基準：重症度判定基準". 急性胆管炎・胆嚢炎診療ガイドライン2013. 東京, 医学図書出版, 2013, 109.

5) 日本内視鏡外科学会編. "一般・消化器外科4. 胆嚢". 内視鏡外科診療ガイドライン. 2008年版. 東京, 金原出版, 2008, 67.

18 虫垂炎合併の異所性妊娠

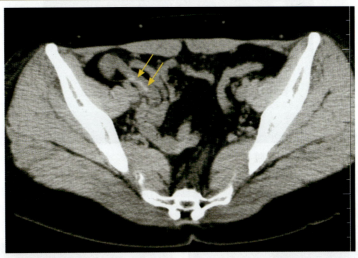

図1 虫垂炎合併異所性妊娠の腹部CT所見（入院時）
虫垂は径10mmに腫大し、内部に糞石による石灰化（⬇）を認めます。

虫垂炎合併妊娠

　妊娠中に虫垂炎を合併する頻度は1,000～1,500妊娠に1例であるといわれています。虫垂炎は妊娠中のいずれの時期にも起こる可能性があり、その発生頻度は、妊娠初期30％、妊娠中期40％、妊娠後期30％と報告されています[1]。今回、異所性妊娠に虫垂炎を合併した例を経験したので報告します。

症　例

　29歳の初妊婦です。少量の不正性器出血と下腹部痛があり、近くの産婦人科を受診しました。妊娠反応は陽性でしたが、経腟超音波検査で子宮内に胎嚢は認められませんでした。その後、再受診の予定でしたが、突然の心窩部痛と嘔吐が出現し、救急病院を受診しました。そこでは心窩部および右下腹部の圧痛から腸炎が疑

われました。症状が強く異所性妊娠も疑われ、大学病院へ搬送されました。

　来院時の血圧は100/58mmHg、脈拍63回/分、体温36.9℃であり、少量の性器出血、右付属器領域の軽度の圧痛および心窩部痛を認めました。しかし、McBurney点の圧痛はありませんでした。血中hCG（ヒト絨毛性ゴナドトロピン）60mIU/mL、WBC 2万700/μLおよびCRP 0.04mg/dLでした。経腟超音波検査で子宮内に胎嚢を認めず、付属器領域の腫瘤像やダグラス窩エコーフリー像など異所性妊娠を思わせる所見はありませんでしたが、腹部CTで虫垂の腫大を指摘されました（**図1**）。以上より、急性虫垂炎と異所性妊娠または流産との合併を疑いました。

　入院後38.0℃の発熱があり、疼痛は心窩部から次第にMcBurney点へと移動しました。入院4日目、疼痛は改善せず、腹部CTで虫垂は

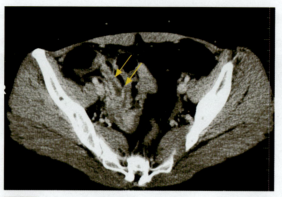

図2 入院4日目の腹部CT所見

虫垂は径12mmと、入院時と比較し腫大しています。内部には液体の貯留（⬇）を認め、軽度の壁肥厚が認められます。

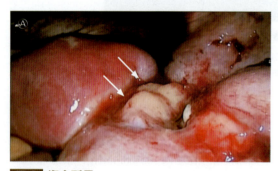 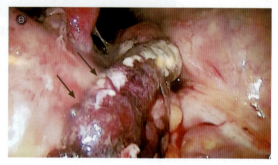

図3 術中所見

回盲部に膿瘍（⬇）および周囲との癒着があります（Ⓐ）。癒着を剥離したところ、腫大した虫垂（⬇）が認められ（Ⓑ）、虫垂炎と診断しました。

さらに腫大していました（**図2**）。また、経腟超音波で右付属器領域に腫瘤像が出現しました。血中 hCG は 54.4mIU/mL と上昇傾向はありません。

同日、腹腔鏡下手術を施行し、右卵管膨大部の腫大、虫垂周囲の癒着および腫大、卵管からの出血、および腹腔内出血を認めました（**図3**）。急性虫垂炎および右卵管膨大部妊娠の合併と診断し、虫垂切除術を施行しました。異所性妊娠については、血中 hCG の低下傾向があるため、経過観察としました。

術後に症状は改善し、術後7日目に退院しました。その後、血中 hCG は次第に陰性化しました。

考察

妊娠初期に不正性器出血と腹痛が出現した場合、まず鑑別診断としては流産や異所性妊娠を考えます。しかし、本例のように急激な心窩部痛と嘔吐の症状は、それだけでは説明できません。症状から虫垂炎を疑い、さらに経腹超音波検査で同様に虫垂炎が疑われたため、腹部CTを施行しました。腹部CTは、超音波検査で診断できない虫垂炎において有用です。

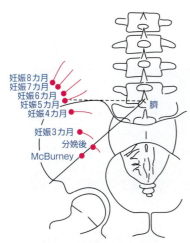

図4 妊娠中の虫垂の位置

（文献2より引用改変）

一方、器官形成期におけるCTの被曝を考慮し、1st trimester（妊娠第1三半期）ではMRIを推奨する報告もあります[3]。

本例は、最終月経と月経周期から推定する妊娠週数に比べて血中hCG値が低値であることから、正常妊娠の可能性はないと判断し、腹部CTを選択しました。入院後の発熱、心窩部痛から右下腹部痛への疼痛部位の移動、および疼痛の増強などの経時的な症状の変化も、虫垂炎と診断するための所見となりました。

妊娠中に虫垂炎を合併した場合、妊娠週数が進むにつれて虫垂の解剖学的な位置は右上方へ移動します**（図4）**。そのことは最近の報告で

も同じです[4]。そのため、虫垂炎による疼痛や圧痛の位置は非妊娠時とは異なり、その診断に苦慮することがあります。また手術に際しては、増大した妊娠子宮のため、病変部へのアプローチが困難な場合があります。

本例は、保存的な治療で症状の改善が認められなかったため、腹腔鏡下手術を施行し、虫垂を切除しました。同時に、卵管の所見から右卵管膨大部妊娠と診断しました。

異所性妊娠は腹腔内出血を認めていても、hCGが低値でありバイタルサインが安定していれば、血中hCG値のフォローアップを行いながら保存的に経過観察が可能であると報告されています[5]。ただし、血中hCG値が自然に検出感度以下にまで低下しない場合には、異所性妊娠遺残となり、メトトレキサートなどを用いた薬物療法が必要になります。

異所性妊娠と虫垂炎のいずれが先行したかについては、虫垂に細菌が定着し周囲に炎症が波及することにより異所性妊娠が起こるという報告[6]がある一方、以前に虫垂炎が自然軽快し、その時に生じた卵管周囲癒着が原因で異所性妊娠になるという報告もあります[7]。

（谷口　憲・増崎英明）

● 参考文献

1) Babaknia, A. et al. Appendicitis during pregnancy. Obstet. Gynecol. 50(1), 1977, 40-4.
2) Baer, JL. et al. Appendicitis in pregnancy with changes in position and axis of the normal appendix in pregnancy. JAMA. 98(16), 1932, 1359-64.
3) Freeland, M. et al. Diagnosis of appendicitis in pregnancy. Am. J. Surg. 198(6), 2009, 753-8.
4) Cunningham, FG. et al. "Gastrointestinal Disorders". Williams Obstetrics. 24th ed. New York, McGraw-Hill, 2014, 1078-80.
5) Bignardi, T. et al. Does tubal ectopic pregnancy with hemoperitoneum always require surgery? Ultrasound Obstet. Gynecol. 33(6), 2009, 711-5.
6) Riggs, JC. et al. Concurrent appendicitis and ectopic pregnancy : a case report. J. Reprod. Med. 47(6), 2002, 510-4.
7) Nguyen, H. et al. Concurrent ruptured ectopic pregnancy and appendicitis. J. Am. Board Fam. Pract. 18(1), 2005, 63-6.

19 子宮脱合併妊娠

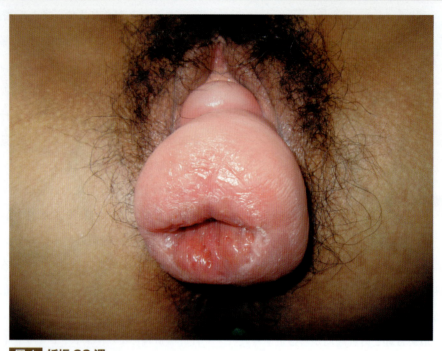

図1 妊娠23週
子宮腟部全体が腟外に脱出しています。

子宮脱合併妊娠

　子宮脱は高齢者に見られることが多く、妊娠経過中に発症する頻度は1万～1万5,000分娩に1例と、まれです[1]。主な原因として、分娩時の外傷、難産、巨大児の分娩既往、先天的な結合組織の疾患、肥満、腹腔内圧の増大、妊娠による生理的変化に伴った子宮頸部の延長や増大、子宮支持組織の弛緩などが挙げられます[2]。

子宮脱が妊娠に与える影響

　妊娠前から子宮脱が存在する場合、子宮の増大に伴い妊娠中期の終わりごろから自然軽快し、合併症なく経過することが多いようです。一方、妊娠中に子宮脱を発症する場合は妊娠後期に指摘されることが多く、合併症を伴うことがあります[3]。主な合併症には、子宮頸部の微小な感染に起因する流早産、あるいは尿閉や尿路感染などがあります。また、分娩時には難産のリスクになるともいわれています[4]。

子宮脱合併妊娠の管理

　妊娠中の保存的治療として、骨盤高位での安静やリングペッサリーの腟内挿入などが行われます。また、外科的治療として、腹腔鏡下子宮つり上げ術も報告されています。
　分娩後も子宮脱が持続したり再発する場合には、挙児希望がなければ、マンチェスター手術

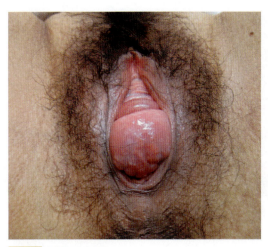

図2 妊娠36週

安静により子宮腟部の脱出は軽減しました。

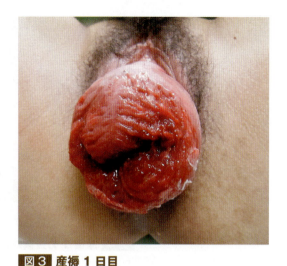

図3 産褥1日目

新生児頭大に腫大した子宮頸部および腟部が腟外に脱出しています。

や仙骨腟固定術を伴う子宮摘出術も選択肢となります[5]。

症　例

31歳の2妊1産婦です。2年前に3,120gの児を経腟分娩後、子宮脱を認めました。産後の1カ月健診で子宮下垂を指摘されましたが、その後、脱出は認められませんでした。

今回、妊娠13週から不全子宮脱が存在し、妊娠23週に子宮腟部全体が脱出しました（**図1**）。外子宮口は1.5cm開大しており、頸管長56mmで、リングペッサリーを挿入しましたが、すぐに脱落しました。自宅安静で管理したところ、脱出部分は徐々に縮小し、起立時に子宮腟部が脱出するのみとなりました。早産徴候や排尿障害はほとんどなく、妊娠36週には脱出はさらに軽度となりました（**図2**）。妊娠38週4日、分娩経過には特に異常を認めず、3,248gの児を経腟分娩しました。分娩直後はほぼ正常でしたが、産褥1日目には新生児頭大に腫大した子宮腟部が脱出し（**図3**）、退院時（産褥5日目）も脱出は続いていました。その後、2週間ほどで脱出部分の浮腫は軽快し、産後1カ月健診時には、子宮腟部をわずかに認める程度になりました（**図4**）。

産後1年以上経過した現在、排泄時にまれに子宮腟部の脱出を認めるようですが、日常生活には支障ないとのことです。

（福島　愛・小寺宏平・増崎英明）

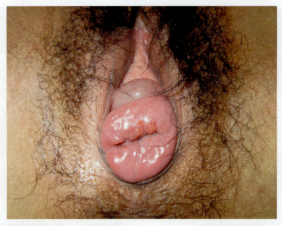

図4 産後1カ月健診時
子宮頸部の浮腫が消退し、脱出が軽減しました。

● 参考文献

1) Hill, PS. et al. Uterine prolapse complicating pregnancy. J. Reprod. Med. 29(8), 1984, 631-3.
2) Guariglia, L. et al. Uterine prolapse in pregnancy. Gynecol. Obstet. Invest. 60(4), 2005, 192-4.
3) Horowitz, ER. et al. Prolapse and elongation of the cervix during pregnancy. Int. J. Obstet. Gynecol. 77(2), 2002, 147-8.
4) Tsikouras, P. et al. Uterine prolapse in pregnancy : risk factors, complications and management. J. Matern. Fetal. Neonatal Med. 27(3), 2014, 297-302.
5) Büyükbayrak, EE. et al. Successful management of uterine prolapse during pregnancy with vaginal pessary : a case report. J. Turk. Ger. Gynecol. Assoc. 11(2), 2010, 105-6.

20 水腎症合併妊娠

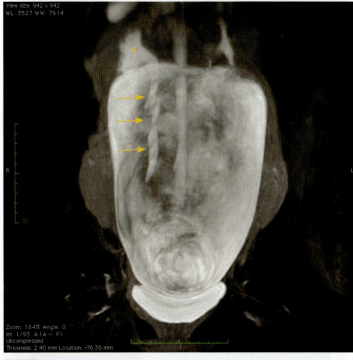

図1 妊娠24週のMRI
右の腎盂（*）および尿管（→）は拡張しています。MRIによれば、造影剤を使用することなく停滞した尿の存在を描出できます。尿路閉塞の評価に有用です。

妊娠中の尿路系の変化

　妊娠中は増大する妊娠子宮により尿管が圧迫されます。またプロゲステロンおよびヒト絨毛性ゴナドトロピンの影響で尿管の緊張性や蠕動が低下し、上部尿管を中心に拡張や蛇行が明らかとなります。その変化は右尿管で顕著ですが、妊娠により怒張した右卵巣静脈や右旋・右傾する増大子宮が尿管を圧迫するためと考えられています。また腎血流量は妊娠9～11週には非妊娠時より40～50％増加しています。その理由として、プロラクチンが腎血管拡張作用を持っていることが挙げられます。

症　例

　20歳の1回経産婦です。妊娠初期より近医で管理されていましたが、妊娠23週5日に下腹部痛があり前医を受診しました。明らかな子宮収縮を認めず、膀胱炎が疑われましたが、体動困難なほどの強い腹痛が持続したため、精査目的で妊娠24週0日に当科外来へ紹介されました。超音波検査で右水腎症を認め、尿管結石の疑いで緊急入院しました（図2）。

　入院時、頻回の子宮収縮があり、子宮頸管長

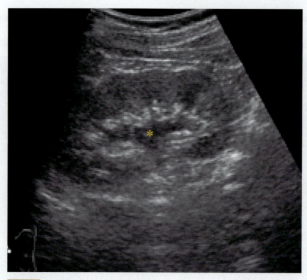

図2 腎盂・腎杯の拡張像

腎盂の拡張像です（*）。妊娠中は生理的な拡張と病的な拡張との鑑別が重要です。

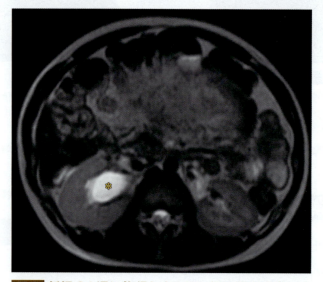

図3 妊娠24週に施行したMRI（T2強調画像—水平断）

超音波断層像と同様に右腎盂の拡張（*）を認めます。

も17mmと短縮していたため、塩酸リトドリンの持続点滴を開始しました。入院後に施行したMRI（**図1, 3**）では、超音波と同様、右腎盂の拡張と上部尿管の拡張を認めますが、結石の存在は明らかではありませんでした。輸液、鎮痛薬投与で経過観察しましたが疼痛が軽減しなかったため、泌尿器科に紹介しDJカテーテルを挿入したところ、疼痛は速やかに軽減しま

した。症状の改善に伴い子宮収縮も軽減し、妊娠24週6日に退院しました。

その後は疼痛の再燃もなく、妊娠32週より紹介元へ逆紹介し、妊娠40週2日に3,136gの女児を経腟分娩しました。分娩後、当院泌尿器科でDJカテーテルを抜去しましたが、その後も経過は良好です。

尿路結石との鑑別

尿路結石の三大症状は、疼痛、血尿および結石の排出です[1,2]。妊娠中の尿路結石の症状の90%は疼痛です。肉眼的血尿が見られるのは約25%にすぎません[3]。結石は妊娠中のどの時期にも起こり得ますが、特に妊娠中期、後期に症状を認めます。妊娠中は尿管の拡張のため、結石の排出に疼痛を伴わないこともあります。

診断においては、臨床症状から本症を疑い、まず超音波診断を試みます。非妊娠時であれば音響陰影を伴う結石を確認し、その上方に拡張した腎盂および尿管を確認することで診断できますが、妊娠中は生理的な拡張が生じているため鑑別は比較的困難です。すなわち妊娠中の超音波検査は、尿路を検索する手段としては不十分といえます。どうしても確定診断がつかない場合にはX線単純撮影や単純CT検査などを行うという選択肢もありますが、妊娠中のX線撮影は原則的に避けるべきであり、最近では妊娠中でも安心して使用できるMRI検査が積極的に施行されています。MRI検査は、停滞した尿の存在を画像化できるため、造影剤を使用することなく拡張した腎盂・尿管を明瞭に描出でき、閉塞部位の診断に有効です。

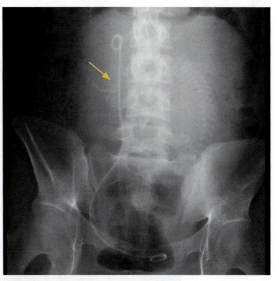

図4 X線画像
本例とは別の例ですが、症状が持続したため尿管カテーテル（→）を留置したところ、症状は速やかに改善しました。

治療については、鎮痛薬投与や補液により75%の症例は自然排石しますが、残りの25%には尿管ステント、経皮的腎瘻造設術、レーザー砕石術、外科的摘出術などの侵襲的な治療が必要です（**図4**）。結石による未治療の腎盂腎炎では早産を来しやすいとされており[2]、感染を疑う場合は、積極的な抗菌薬投与を行います。

（吉田　敦・増崎英明）

● 参考文献
1) Bulter, EL. et al. "Symptomatic nephrolithiasis complicating pregnancy". Obstet. Gynecol. 96(5 Pt 1), 2000, 753-6.
2) Simon, MN. et al. "Bacterial infections of the genitourinary tract". Smith's general urology. 15th ed. Tanagho, EA. et al. eds. New York, McGraw-Hill, 2000, 237-64.
3) Kenneth, J. et al. Renal and Urinary Tract Disorders. Williams Obstetrics. 23rd ed. New York, McGraw-Hill, 2010, 1033-42.

21 クッシング症候群合併妊娠

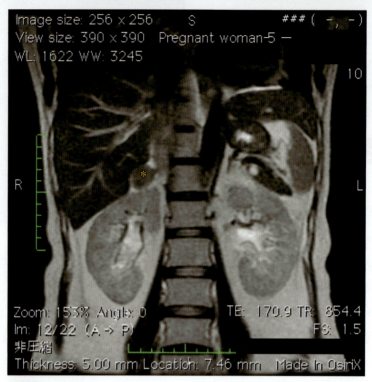

図1 MRI画像

右腎臓の上部に、正常では認められない25mm大の、一部に脂肪成分を含んだ右副腎腺腫（＊）を指摘されました。

はじめに

クッシング（Cushing）症候群は、副腎皮質からのコルチゾールの分泌が慢性的に過剰になることによって起こる症候群です。原因には、下垂体腺腫（クッシング病）、異所性ACTH産生腫瘍、副腎皮質腫瘍や副腎皮質過形成などがあります。女性に多いとされ、不妊となることが多く、妊娠に合併することはまれですが、今回クッシング症候群を合併した妊婦の症例を経験したので、呈示します。

症 例

38歳の2妊1産婦で、前回の妊娠・分娩には異常はありませんでした。35歳ごろから下肢の浮腫、血圧の上昇（140/90mmHg）、顔が丸くなってきたことを自覚していました。36歳時に本態性高血圧と診断され、近医で経過観察していました。

妊娠初期は近医で管理していましたが、高血圧、および下肢浮腫が増悪したため、妊娠16週に当科へ紹介されました。高血圧に対しては、降圧薬の投与を開始しました。腎機能に異

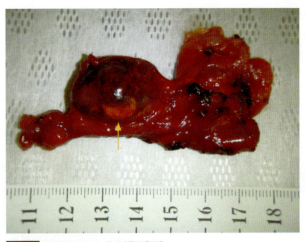

図2 摘出された右副腎腺腫
一部に脂肪成分を含んだ腫瘍（↑）があり、MRI画像で認められた所見と一致していました。

常はなく、freeT$_3$：2.05ng/dL、TSH：0.02μIU/mLと甲状腺機能低下が認められました。代謝内分泌内科へ紹介したところ、満月様顔貌（moon face）、野牛肩（buffalo hump）、皮下出血斑、皮膚の菲薄化、下肢浮腫を指摘されました。腹部超音波検査および腹部MRI検査では、右副腎に25mmの腫瘍が認められました（**図1**）。デキサメタゾン1mg抑制試験でコルチゾールは抑制されず、また、随時ACTH値は＜1.0pg/mLと完全に抑制されており、クッシング症候群と診断されました。妊娠22週に副腎腫瘍の摘出術を予定していましたが、妊娠20週に常位胎盤早期剥離およびDICとなったため、妊娠継続は困難であると判断し、人工妊娠中絶術（分娩誘発に反応せず、帝王切開術）を行いました。術後は全身状態および血液検査所見が正常化したのを確認し退院しました。妊娠中絶後3カ月目に副腎腫瘍摘出術を行い、その後は血圧も正常化し、クッシング症候群の症状もほとんど認められなくなりました（**図2**）。

クッシング症候群

　クッシング症候群は、下垂体腫瘍、副腎腫瘍（本例）や副腎過形成、あるいは異所性ACTH産生腫瘍により、コルチゾールの過剰分泌を来し、満月様顔貌、中心性肥満、野牛肩を始め、筋力低下、皮膚の菲薄化・断裂、骨粗鬆症、圧迫骨折、腎結石、易感染症、高血圧、浮腫などさまざまな症状が認められます。20～50代に多く、男女比は1：5といわれています。本例でも、満月様顔貌、野牛肩、皮膚の菲薄化があり、高血圧、浮腫を認めましたが、妊娠初期にクッシング症候群によるものだと判断するのは困難でした。

■ クッシング症候群が妊娠に与える影響

　クッシング症候群では、副腎産生ステロイドによって性腺刺激ホルモンが抑制され、無排卵になるため妊孕性は低下し、不妊症が多いとされます。しかし一方で、妊娠が成立すると、高血圧、耐糖能異常、妊娠高血圧症候群、骨粗鬆

表 クッシング症候群によって妊娠中に起こり得る合併症[1]

母　体
・高血圧（68%）
・耐糖能異常（25%）
・妊娠高血圧腎症（14%）
・骨粗鬆症・骨折（5%）
・心不全（3%）
・精神障害（4%）
・創部感染（2%）
・母体死亡（2%）

胎　児
・早産（43%）
・死産（6%）
・流産（5%）
・子宮内胎児発育不全（21%）
・副腎機能低下（2%）

症・骨折、心不全、精神障害、創部感染、母体死亡、流・早産、死産、および新生児死亡などさまざまな合併症を来す可能性があります**(表)**[1]。この症例では、妊娠初期から高血圧を認めました。また、妊娠中に常位胎盤早期剥離を来した背景には、加重型妊娠高血圧症候群があったものと考えられます。

■診断法

血中のコルチゾール値、血中のACTH値、尿中の遊離コルチゾール値などの測定、デキサメタゾン抑制試験を行うことで診断されます。また、腫瘍の有無を評価するためには、CT、MRIが有用です。

■治　療

副腎腫瘍の10%程度に悪性腫瘍を認めること、妊娠中に症状が増悪する可能性があること、内科的治療に反応しにくいことなどの理由から、クッシング症候群の原因となっている腫瘍が同定された場合、手術療法による摘出が原則です。

（北島百合子・北島道夫・増崎英明）

● 参考文献

1) Lindsay, JR. et al. Cushing's syndrome during pregnancy : personal experience and review of the literature. J. Clin. Endocrinol. Metab. 90(5), 2005 3077-83.
2) Cunningham, FG. et al. "Cushing sydrome". Williams Obstetrics. 23rd ed. New York, McGraw-Hill Professional, 2009, 1137-8.
3) 光田信明ほか. "副腎機能亢進症[Cushing症候群(Cushing's syndrome)]". 合併症妊娠. 改訂3版. 村田雄二編. 大阪, メディカ出版, 2011, 232-4.

22 大腸癌合併妊娠

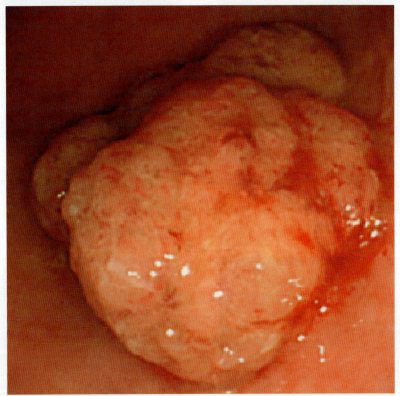

図1 大腸癌の下部消化管内視鏡検査
肛門側より2cmの部位に2cm大の隆起性病変を認めました。

大腸癌の疫学

大腸癌は2011年には女性の部位別癌死亡率の1位であり[1]、女性の癌死亡率および罹患率の上位を占めています。

大腸癌の症状

早期癌は、ほとんど症状がありません。進行すると、下血、血便、便秘・下痢、便が細くなる、貧血、腫瘤、腹痛、腸閉塞などの症状が現れます。

大腸癌の検査法

検診では便潜血検査を行います。確定診断には下部消化管内視鏡検査ならびに、病変部の生検を行います。直腸診、注腸造影検査も大腸癌の診断に有益です。CT、MRI、超音波検査などを行い、癌の進行度を決定します。

大腸癌の治療

大腸癌の治療はまず手術療法です。進行度によって、内視鏡治療あるいは外科的手術を選択します。早期癌であれば内視鏡治療での完全切

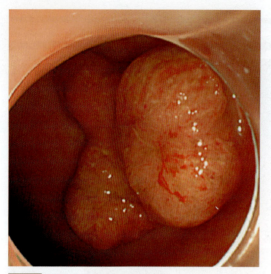

図2 粘膜内大腸癌の全体像

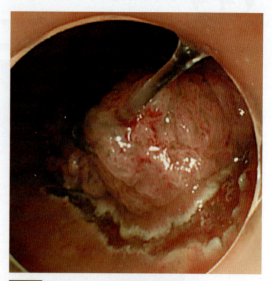

図3 内視鏡による周辺粘膜の切開

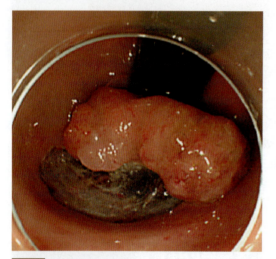

図4 粘膜下層にヒアルロン酸ナトリウムを注入しての剝離

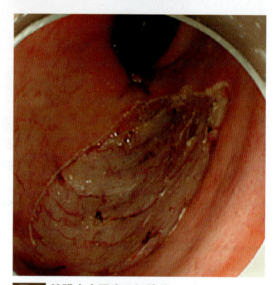

図5 粘膜内大腸癌の切除後

除が可能です。手術療法が困難な場合は、化学療法や放射線治療を行うこともあります。

大腸癌合併妊娠

妊娠中に大腸癌と診断される頻度はまれで、10万例に1例前後とされています[2]。悪心、嘔吐、腹痛などの症状は妊娠悪阻のため、また下血は痔核からの出血と見なされ、患者自身のみならず、妊娠中は医師も症状を軽視する傾向があります。消化器疾患を疑ったとしても、胎児への影響を考え、検査を控える場合があります。このため妊娠中の大腸癌は進行癌で発見されることが多いとされています。

症　例

39歳の経産婦です。大腸癌の家族歴はあり

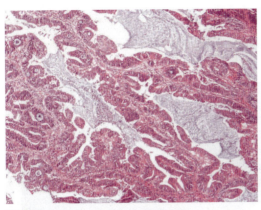

図6 摘出した大腸癌の病理所見
乳頭状〜不規則腺管形成性に増生する高分化腺癌。

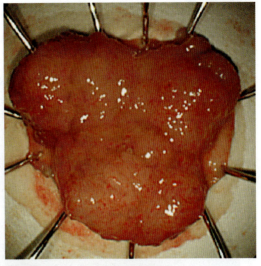

図7 摘出した腫瘍の肉眼所見
切除径は26×21mm、腫瘍径は25×21mm。

ませんでした。妊娠22週1日に下血を主訴に救急外来を受診しました。来院時は止血していましたが、肛門鏡で観察すると直腸粘膜に隆起性病変を認めました。妊娠22週5日に下部消化管内視鏡検査を行ったところ、肛門側より2cmの位置に2cm大の隆起性病変を認めました（図1）。生検の結果、高分化腺癌と診断されました。拡大内視鏡検査および超音波内視鏡検査では粘膜内癌が疑われました。内視鏡治療の適応と判断し、妊娠26週5日に内視鏡的粘膜下層剥離術を行いました（図2〜5）。術中は胎児心拍数陣痛図モニターを装着し、連続モニタリングを行いました。手術時間は1時間42分で、術中合併症は認めませんでした。術後経過は良好で、術後8日目に退院しました。術後病理診断はwell differentiated adenocarcinomaでした（図6）。腫瘍は粘膜内に限局し、脈管侵襲は認めず、切除断端は陰性でした。大腸癌0期の診断であり完全切除することができました（図7）。その後は著変なく、妊娠40週3日に自然分娩しました。新生児は2,802gの女児で、Apgarスコア1分値9点/5分値9点で、特に異常は認められませんでした。現在、術後1年6カ月で再発を認めていません。

（村上優子・増崎英明）

● 参考文献

1) 厚生労働省大臣官房統計情報部編．"人口動態統計によるがん死亡データ（1958年〜2012年）"．人口動態統計．国立がん研究センターがん対策情報センター．2012．

2) Jaffe, R. et al. Perforated adenocarcinoma of the colon during pregnancy. Int. J. Gynecol. Obstet. 30(4), 1989, 371-3.

23 妊娠後骨粗鬆症

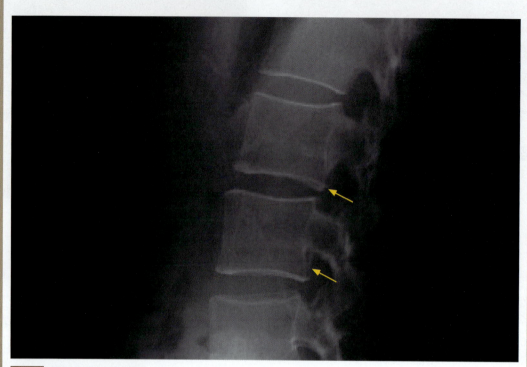

図1 腰椎の骨粗鬆症像

症例1の腰椎L2-3の単純X線写真です。椎体内の骨梁構造に変化が見られ、骨梁が粗になっています。また椎体終板も淡くなっており（⬅）、骨粗鬆症の像です。椎体骨折は見られません。

はじめに

骨粗鬆症は、低骨量〔若年成人平均（young adult mean；YAM）の80％未満〕が原因で脆弱性骨折がある場合、もしくは骨折がなくてもYAMが70％未満の場合に診断されます。

女性の骨量は思春期の発来とともに増加し、20歳前後で最大骨量（peak bone mass）を獲得し、その後一定になります[1]。しかし、40代後半になると減少し始め、閉経後に急激に低下します[2]。

最大骨量の獲得には、体重、月経、運動、および栄養などが重要で、低体重、無月経、および運動不足は骨粗鬆症の危険因子です。また、タンパク質、カルシウム（Ca）、およびビタミンDの摂取が大切です。

妊娠・産褥期は、胎盤や母乳を介して胎児や新生児に大量のカルシウムを供給するため、腸管からのCa吸収率は著しく増加し、骨吸収は亢進します[3]。しかし通常、妊娠・授乳期に骨密度は減少しても、断乳後は骨形成が盛んになり、速やかに妊娠前の骨量レベルに回復すると

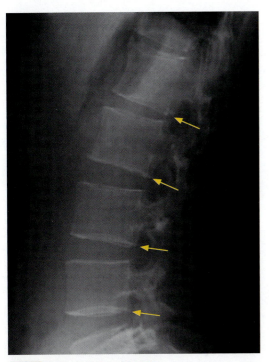

図2 腰椎の単純X線写真

症例2の腰椎L1-4の単純X線写真です。椎体がやせ、骨梁が粗になっています。また椎体終板も淡くなっています（⇐）。椎体骨折は見られません。

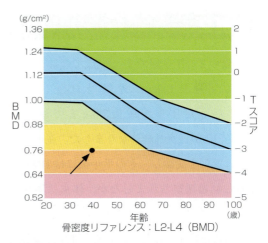

図3 年齢による平均骨密度と骨粗鬆症の評価

腰椎の骨密度（BMD）の年齢による推移を示しています。各年齢における平均値±標準偏差が　　の帯で示してあり、加齢とともに低下します。Tスコアとは若年成人女性（20〜44歳）の平均値（YAM）と標準偏差から求める骨密度の指標で、例えばTスコアが−3とはYAMから標準偏差の3倍低い値であることを示します。WHOではTスコアが−1以下を骨減少、−2.5以下を骨粗鬆症としています。DEXAで測定した症例2の腰椎のBMDは0.755g/cm²で（→）、Tスコアは−3.0であり、これはYAMの67％に相当します。

されています[4]。

妊娠後骨粗鬆症（post pregnancy osteoporosis）[5]は、妊娠後期ないし産褥期に腰痛を訴える、脊椎圧迫骨折を主病変とする疾患です。本症には種々の因子が関与しており、妊娠前からpeak bone massの低下していた若年性骨量減少症が顕在化したもの、あるいは副甲状腺ホルモン関連タンパクの上昇などにより妊娠・産褥期の骨量減少が促進されたもの、さらに妊娠や育児に伴う腰椎への荷重負荷が要因となるものなどが考えられます。

症例1

43歳の2妊1産婦です。身長156cm、妊娠前体重は43kg（BMI：17.6）でした。39歳で経腟分娩し、分娩時48kgであった体重が産後33.8kgまで減少しました（BMI：13.9）。分娩後3年7カ月間授乳していました。その後、無月経を主訴に前医を受診し、当科へ紹介されました。腰椎X線写真で圧迫骨折はないものの、骨粗鬆症像を認め（図1）、骨密度測定（dual-energy X-ray absorptiometry；DEXA）で骨密度（bone mineral density；BMD）はYAM：66％と著明に低下していたため、ホルモン補充療法（HRT）とビスフォスフォネート製剤で治療しました。薬物療法を約5年間継続したところ、腰椎と大腿骨の骨密度はそれぞれ1.4％および0.2％の増加が認められました。

症例 2

39歳の2妊1産婦です。36歳で経腟分娩しました。身長154cm、分娩時41kg（BMI：17.3）だった体重が産後33kgまで減少し（BMI：13.9）、無月経になりました。産褥7カ月目に前医を受診し、その半年後にはHRTを開始し経過観察されましたが、体重は増加せず、HRTを休止すると無月経が持続するため当科へ紹介されました。体重減少性無月経と診断し、腰椎骨密度測定（DEXA）を施行したところ、BMDはYAM：67％と著明に低下しており、活性型ビタミンD製剤とCa製剤で治療を開始しました（**図2,3**）。現在、薬物療法開始後6カ月経過し、体重に変化はなく、骨折や腰痛などの症状は認められていません。

妊娠後骨粗鬆症とは

妊娠中は母親から胎児へ約30gのCaが移動します。また授乳によっても母親の骨量は明らかに低下します。しかし、断乳後は骨形成が盛んになり、速やかに妊娠前の骨量レベルに回復するとされています。このため、妊娠と授乳により一時的に母親の骨量が減少しても、長期的には骨粗鬆症の原因にはならないとされています[4]。

一方、妊娠前に低体重（BMI：18.5以下）であった妊婦は、妊娠前から骨密度が低下している可能性があり、妊娠後骨粗鬆症の可能性が高くなります[1]。

妊娠後骨粗鬆症の治療

まず断乳し、Ca補給を十分に行います。一般には断乳のみで軽快するので、直ちに薬物療法を行う必要はありません。しかし、重症例や改善が見られない場合は、活性型ビタミンD製剤やビスフォスフォネート製剤を投与します。また、ホルモン補充療法により骨吸収を抑制することも有効です。

（鋏尾聡子・北島道夫・増崎英明）

● **参考文献**

1) 倉林工. 女性医学からみた妊娠・産褥と骨の管理. 日本女性医学学会雑誌. 20, 2013, 461-8.
2) Hansen, MA. et al. Role of peak bone mass and bone loss in postmenopausal osteoporosis : 12 year study. BMJ. 303(6808), 1991, 961-4.
3) Cross, NA. et al. Calcium homeostasis and bone metabolism during pregnancy, lactation, and postweaning : a longitudinal study. Am. J. Clin. Nutr. 61(3), 1995, 514-23.
4) Wysolmerski, JJ. Interactions between breast, bone, and brain regulate mineral and skeletal metabolism during lactation. Ann. N. Y. Acad. Sci. 1192, 2010, 161-9.
5) Nordin, BE. et al. Post-pregnancy osteoporosis : A syndorome? Lancet. 268(6861), 1955, 431-4.

24 妊娠中の大腿骨頸部骨折

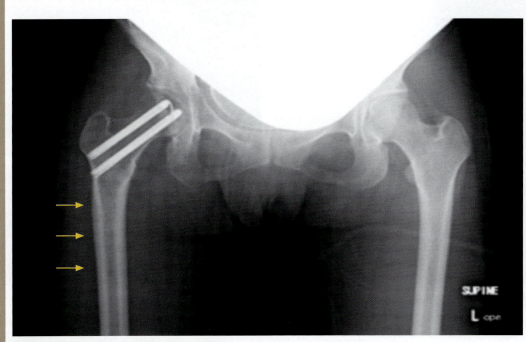

図1 骨接合術後の股関節単純X線像
右大腿骨の骨折部は2本のピンで固定されています。左右の大腿骨を比較すると、右の大腿骨ではX線の透過性が亢進しており、骨梁の減少を認めます。

妊娠に伴う骨代謝の変化

妊娠中は骨吸収・骨形成が共に亢進し、骨量が減少する可能性がありますが、妊娠中の骨量の変化については報告者により異なっており、一定の見解は得られていません。一方、産褥期の骨量変化は授乳と直接関係しており、授乳期間が長いほど骨量が減少するといわれています[1,2]。

一過性大腿骨頭萎縮症

1959年にCurtissら[3]によって初めて報告された、比較的稀な疾患です。妊娠末期に股関節痛と著明な骨萎縮が出現し、出産後に急速な症状の軽快と骨萎縮の改善を認めます。原因には諸説ありますが、MRIで骨髄浮腫の所見を多く呈することから、静脈還流異常説が唱えられるようになりました。これは、大腿骨からの導出静脈が一過性に攣縮することにより広範な骨頭内壊死が生じ、その結果、骨萎縮を呈するという説です[4,5]。

一過性大腿骨頭萎縮症の症状・治療・予後

初産婦の妊娠末期に好発し、外傷などの明らかな誘因がなく、荷重時や歩行時の股関節痛を認め、歩行困難を来します。単純X線像では

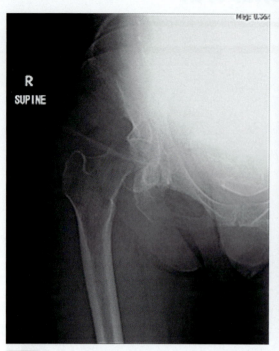 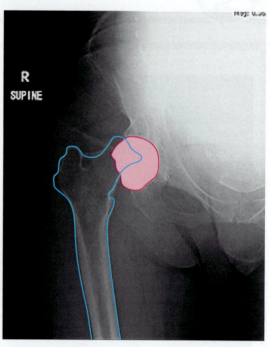

図2 症例のX線画像

右の画像は大腿骨（青）と大腿骨頭（赤）の位置を示しています。右大腿骨頸部の骨折を認め、大腿骨の転位も伴います。また、右大腿骨全体で骨梁が減少しています（左の画像）。

限局性の骨梁減少、MRI上はT1強調画像で低信号、T2強調画像で高信号の骨髄浮腫の所見を呈します。一側性または両側性に生じ、同様の変化を膝関節や足関節、腰椎に認めることもあります。疼痛は免荷と安静、非ステロイド性抗炎症薬（NSAIDs）投与などの保存的治療により数週間から数カ月で消失し、画像上も数カ月から1年で正常化します。予後は良好ですが、まれに再発するという報告もあります[6〜9]。

症例：右大腿骨頸部骨折

30歳の初産婦です。妊娠32週ごろより右股関節痛を認め、徐々に疼痛は右下腿にまで及んで歩行困難になりました。近医の整形外科を受診し、右膝関節単純X線が施行されましたが異常は指摘されず、経過観察されていました。

妊娠36週1日に転倒した後、起立できなくなったため当院の整形外科を受診し、右大腿骨頸部骨折と診断されました（図2）。同日、周産期管理目的で当科を紹介され、当院整形外科で骨接合術が行われました。術後の経過は良好でしたが、分娩様式は再骨折の危険性を考慮し、帝王切開術を選択しました。妊娠37週6日に仰臥位による選択的帝王切開術を施行しました。術後の経過は良好であり、産褥9日目に退院しました。

整形外科手術後の股関節単純X線では右大腿骨の骨梁減少（図1）を認めましたが、左大腿骨の骨密度は正常でした。骨代謝マーカーは、妊娠中・産褥期を通じて骨形成マーカーが正常値であったのに対し、骨吸収マーカーは軽度高値でしたが、有意な上昇ではありませんで

78

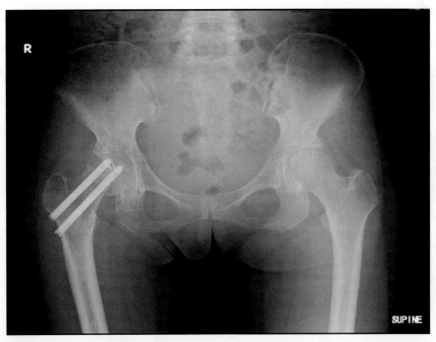

図3 症例のX線画像（産褥110日目）

産褥110日目の股関節単純X線像です。大腿の骨梁に左右差はありますが、右大腿骨は妊娠中と比較し骨梁の回復を認めています。

した。産褥110日目の股関節単純X線では、完全ではありませんが、右大腿骨骨頭の骨梁の回復を認めました（図3）。

（福島 愛・吉田 敦・増崎英明）

● 参考文献

1) 山賀明弘ほか. 女性ホルモンと骨：妊娠・授乳と骨代謝. CLINICAL CALCIUM. 7(7), 1997, 916-21.
2) 岩元一朗. 妊娠・産褥期の骨量変化. 骨粗鬆症治療. 9(2), 2010, 119-22.
3) Curtiss, PH. Jr. et al. Transitory demineralization of the hip in pregnancy. A report of three cases. J. Bone Joint Surg. Am. 41-A, 1959, 1327-33.
4) 千木良正機ほか. 一過性骨粗鬆症：一過性大腿骨頭萎縮を中心として. 日本臨床. 52(9), 1994, 2411-4.
5) Rosen, RA. Transitory demineralization of the femoral head. Radiology. 94(3), 1970, 509-12.
6) Parker, RK. et al. Transient osteoporosis of the knee. Skeletal Radiol. 26(5), 1997, 306-9.
7) Uematsu, N. et al. Transient osteoporosis of the hip during pregnancy. J. Nihon Med. Sch. 67(6), 2000, 459-63.
8) Willis-Owen, CA. et al. Bilateral femoral neck fractures due to transient osteoporosis of pregnancy : a case report. Cases J. 1(1), 2008, 120.
9) 佐々木真紀子ほか. 妊娠時特発性一過性大腿骨頭骨萎縮の1症例とその文献的考察. 産科と婦人科. 58(1), 1991, 121-6.

25 骨肉腫合併妊娠

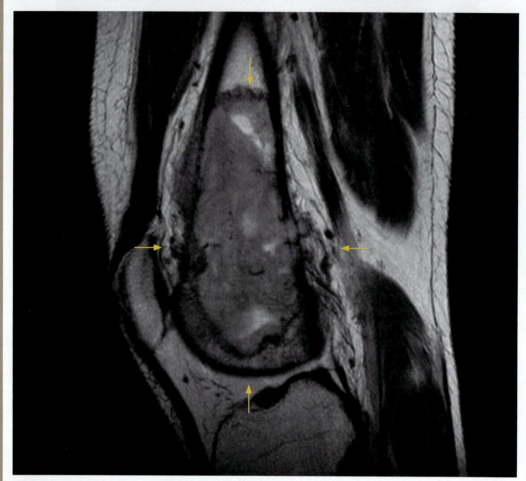

図1 左大腿部 MRI　T2 強調画像（化学療法前）
左大腿骨遠位部に 6×4×10cm 大の腫瘤を認めます（→）。骨皮質外に進展しており、進行した骨肉腫の所見です。

はじめに

　妊娠中の全ての悪性腫瘍の発生率は 0.07〜0.1％であり、その中では乳癌、子宮頸癌、悪性黒色腫、悪性リンパ腫などの発生頻度が高く、骨軟部組織を原発とする悪性腫瘍の合併は極めてまれだといわれています[1]。

骨肉腫とは

　骨軟部組織から発生する悪性腫瘍には、骨肉腫、軟骨肉腫、ユーイング肉腫などがあり、骨肉腫はその中で最も頻度が高く、知名度も高い疾患ですが、実際の発症率は100万人に2人と極めてまれな疾患です。好発年齢は10代で、男女比は2：1と男性に多い疾患です[2]。骨肉

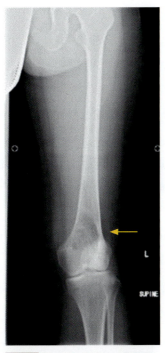

図2 左下肢単純X線写真
左大腿骨遠位部に骨腫瘍を疑う骨透亮像を認めます（⇐）。

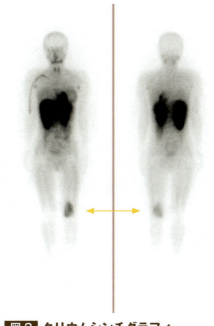

図3 タリウムシンチグラフィ
左大腿骨遠位部の病変にタリウムが集積しています（⇔）。遠隔転移は認めません。

腫の治療としては、術前に強力な化学療法で病変の縮小を図り、可能な限り機能温存手術を行い、さらに術後も強力な化学療法を行って再発を防止することが一般的です。しかし、遠隔転移のある症例や、化学療法に対する反応性が低い症例は予後が悪いといわれており、強力な治療を行っても5年生存率は決して高いとはいえません。

妊娠中の骨軟部組織原発悪性腫瘍の取り扱い

骨軟部組織の手術は母体の呼吸や循環に与える影響が小さいため、腫瘍が限局しており悪性度が低い場合は、妊娠のいかなる時期であっても妊娠を継続しながら早期に手術療法を行うことが推奨されています。一方、進行した症例や腫瘍の悪性度が高い症例では、強力な化学療法を手術に先行させて行うため、妊娠を継続しながら治療を行うことは推奨されません。つまり、妊娠中絶後に治療を開始することが一般的です。その際、原疾患についての正確な情報提供と、疾患および治療が妊娠に与える影響について、患者および家族への十分なインフォームドコンセントが重要です。その上で母体の早期治療開始と新生児の良好な予後獲得のため、適切な治療計画の立案が必要だと考えられます。

症例

35歳の初妊婦です。家族歴に母の乳癌があります。自然妊娠が成立し、妊娠初期から近くの産婦人科で管理されていました。妊娠7週ごろから左膝の疼痛を自覚するようになり、症状が増悪するため妊娠23週に近くの整形外科を

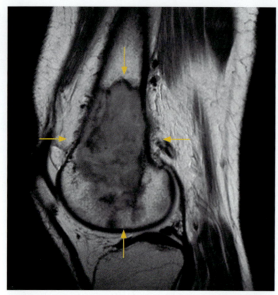

図4 左大腿部 MRI T2 強調画像（化学療法後）
左大腿骨遠位部の腫瘤は5×2×7cm大に縮小しています（⇨）。

受診し左大腿骨遠位部の骨腫瘍を指摘されました（図2）。妊娠25週に当院の整形外科を紹介され、MRIで悪性骨腫瘍が疑われました（図1）。診断確定のため骨生検を行い高悪性度の骨肉腫と診断されました。骨肉腫の診断には、病理学的診断、局所の評価、遠隔転移の評価の3つが必要です。本症例においては、胎児被曝を考慮し、本人とも相談の上で、病期診断のための全身の造影CT検査やタリウムシンチグラフィは施行しない方針としました。局所の病変が長径8cmを超え、また、高悪性度骨肉腫であることから、臨床診断はStage ⅡB以上であり、早急な治療が必要だと考えられました。妊娠を継続しながらの強力な化学療法は母体・胎児の双方にとって負担が大きいため、出産後に治療を開始する方針としました。NICUと相談の上、母体にリンデロン®を投与し児の肺成熟を促進した後、妊娠31週0日に分娩誘発を開始し、妊娠31週1日に経腟分娩しました。新生児は出生体重1,444gの女児で、Apgarスコアは1分値8点／5分値9点でした。早産児・極低出生体重児のため出生直後にNICUに入院しました。2生日まで酸素投与を必要とし、高ビリルビン血症に対して短期の光線療法を必要としましたが、大きな合併症なく経過し、61生日に退院しました。

母体の産褥経過は良好であり、産褥5日目に当科を退院しました。産褥9日目に病期診断のためのタリウムシンチグラフィを施行しました（図3）。遠隔転移がないことを確認し、臨床進行期をStage ⅡBと確定しました。産褥13日目から化学療法を開始しました。治療後、腫瘍は縮小しており、化学療法の効果が認められました（図4）。患肢を温存して腫瘍広範切除術および人工膝関節置換術を施行しました。その後も術後化学療法を継続しており、現在手術から6カ月間経過しましたが、再発所見を認めていません。

（川下さやか・増崎英明）

● 参考文献
1) Maxwell, C. et al. Maternal and neonatal outcomes in pregnancies complicated by bone and soft-tissue tumors. Obstet. Gynecol. 104(2), 2004, 344-8.
2) Iwamoto, Y. et al. Multiinstitutional phase II study of neoadjuvant chemotherapy for osteosarcoma (NECO study) in Japan : NECO-93J and NECO-95J. J. Orthop. Sci. 14(4), 2009, 397-404.

26 糖尿病合併妊娠

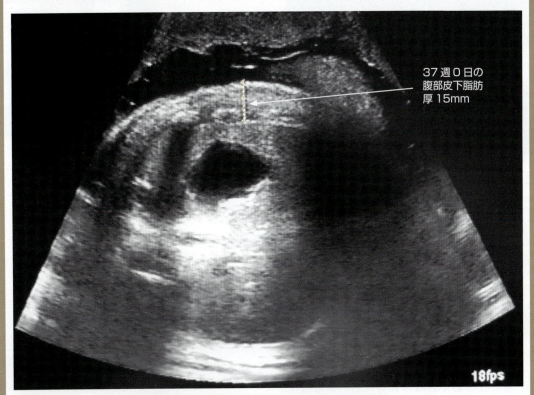

図1 血糖コントロール不良な1型糖尿病合併妊娠の胎児超音波所見
妊娠34週の胎児腹部皮下脂肪厚は8mmでしたが、37週には15mmにまで増加しました。

(画像内注記：37週0日の腹部皮下脂肪厚15mm)

糖尿病合併妊娠

　近年、わが国での糖尿病罹患女性の増加・若年化に伴い、1型糖尿病や2型糖尿病を合併した妊婦の数も増えています。非妊時とは異なり、妊娠中、特に妊娠後半期には生理的インスリン抵抗性の増加のため、母体は食後高血糖－高インスリン血症状態となります。これは胎児発育にとっては有利ですが、糖尿病合併妊婦においては明らかな耐糖能増悪因子であり、種々の母児合併症を来す誘因となります。母体に対しては糖尿病合併症（網膜症、腎症、神経症な ど）のほか、産科的合併症として流産、早産、妊娠高血圧症候群、羊水過多症などを来し、また、分娩時に巨大児であれば、肩甲難産、産道損傷、帝王切開率の増加などを招きます。胎児合併症としては先天奇形、胎児死亡、発育異常（巨大児または胎児発育不全）、および胎児機能不全などの誘因となり、新生児合併症としては低血糖症、呼吸窮迫症候群、多血症、高ビリルビン血症などを高頻度に認めます（**図1〜4**）。しかし、血糖管理を適切に行えば、正常妊婦と同等の周産期予後を得ることが可能です。

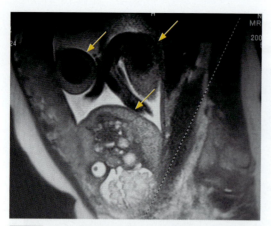

図2 図1と同じ症例で、妊娠36週に施行した胎児MRI（T2強調画像）

骨盤計測では産科的真結合線12.9cm、児頭大横径9.7cm、肩甲径11.6cmで、全身に厚い皮下脂肪層を認めました（↓で示した上肢および顔面）。児頭骨盤不均衡は否定的でしたが、肩甲難産の可能性が高く、分娩法は帝王切開術を選択しました。

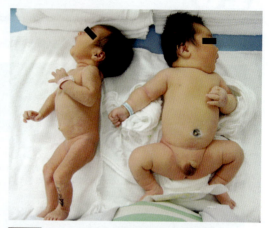

図3 図1と同じ症例の出生後の写真

右が患児で、4,790gの男児でした。左は同時期に生まれた約3,000gの正常女児です。

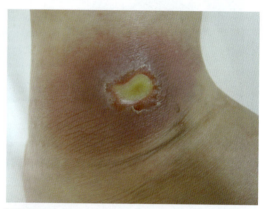

図4 20代、1型糖尿病合併妊娠の母体の下肢（外果）

罹病期間が10年を超えるこの妊婦は、血糖コントロールが不良で、すでに網膜症、腎症、および神経症を認め、妊娠中に何の誘因もなく褥創を形成しました。

妊娠糖尿病とは違うのか

これまで、妊娠糖尿病は「妊娠中に発生したか、または初めて認識された（あらゆる程度の）耐糖能低下」と定義され、妊娠中に診断された糖尿病も含まれていました。しかし、妊娠糖尿病の診断基準が2010年に改訂され、妊娠糖尿病は「妊娠中に初めて発見、または発症した、糖尿病に至っていない糖代謝異常である」と日本糖尿病・妊娠学会により定義され、妊娠時に診断された明らかな糖尿病は含めないことになりました。その後、2015年に再改訂が行われています（表）[2]。この診断基準の変更により、妊娠糖尿病と診断される症例数は、これまでの約3％から8.5％程度にまで増加することになります[3]。たとえ軽い程度の高血糖であっても、周産期予後に悪影響を及ぼすことが世界的な研究で明らかとなっています[1]。

糖尿病と妊娠糖尿病は、先天奇形を除いた周産期合併症、治療法などに関して臨床上大きな違いはなく、共に良好な血糖管理を目指すことが重要です。

糖尿病合併妊娠の診断

妊娠して初めて糖尿病と診断されるケースが数多く見受けられます。そこで、妊娠初期と中期に血糖スクリーニングを行うことが推奨されており、異常を認めた場合、75g経口糖負荷試

表 妊娠中の糖代謝異常と診断基準

1) 妊娠糖尿病 gestational diabetes mellitus (GDM)

75gOGTT において次の基準の 1 点以上を満たした場合に診断する。
① 空腹時血糖値≧ 92mg/dL（5.1mmol/L）
② 1 時間値≧ 180mg/dL（10.0mmol/L）
③ 2 時間値≧ 153mg/dL（8.5mmol/L）

2) 妊娠中の明らかな糖尿病 overt diabetes in pregnancy（註 1）

以下のいずれかを満たした場合に診断する。
① 空腹時血糖値≧ 126mg/dL
② HbA1c 値≧ 6.5%
※随時血糖値≧ 200mg/dL あるいは 75gOGTT で 2 時間値≧ 200mg/dL の場合は、"妊娠中の明らかな糖尿病" の存在を念頭に置き、①または②の基準を満たすかどうか確認する。（註 2）

3) 糖尿病合併妊娠 pregestational diabetes mellitus

① 妊娠前にすでに診断されている糖尿病
② 確実な糖尿病網膜症があるもの

（註 1）妊娠中の明らかな糖尿病には、妊娠前に見逃されていた糖尿病と、妊娠中の糖代謝の変化の影響を受けた糖代謝異常、および妊娠中に発症した 1 型糖尿病が含まれる。いずれも分娩後は診断の再確認が必要である。
（註 2）妊娠中、特に妊娠後期は妊娠による生理的なインスリン抵抗性の増大を反映して妊娠負荷後血糖値は非妊時よりも高値を示す。そのため、随時血糖値や 75gOGTT 負荷後血糖値は非妊時の糖尿病診断基準をそのまま当てはめることはできない。

（文献 2 より転載）

験を行い、**表**[2] の診断基準に従って、糖尿病や妊娠糖尿病を診断します。リスク因子としては、糖尿病家族歴、肥満、35 歳以上の高年齢、巨大児分娩既往、原因不明の習慣性流早産歴、原因不明の周産期死亡歴、先天奇形児の分娩歴、強度の尿糖陽性もしくは 2 回以上反復する尿糖陽性、妊娠高血圧症候群、羊水過多症などがあり、これらに該当する妊婦には積極的に血糖検査を行う必要があります。

糖尿病合併妊娠の治療

新規に診断された症例では、まず血糖自己測定と食事療法を行います。食事療法のみで血糖コントロール（食前 100mg/dL 以下、食後 2

時間 120mg/dL 以下）が得られない場合、積極的にインスリン療法を追加します。経口血糖降下薬は原則として妊娠中には使えないため、経口血糖降下薬で治療中の女性に対しては、妊娠前にインスリン療法に変更しておきます。

一方、妊娠中期以降にはインスリン抵抗性が増して血糖値が上昇しやすくなるので、食事療法のみで治療していた妊婦でもインスリンが必要になったり、すでにインスリン療法を行っていた妊婦ではインスリン量を増やしたりします。

分娩時は胎児の状態に十分注意しながら、妊娠中に準じた血糖管理を行い、新生児低血糖症の防止に努めます。

（福田雅史・吉田　敦・増崎英明）

● **参考文献**

1) Coustan, DR. et al. The Hyperglycemia and Adverse Pregnancy Outcome (HAPO) study : paving the way for new diagnostic criteria for gestational diabetes mellitus. Am. J. Obstet. Gynecol. 202(6), 2010, 654, e1-6.
2) 平松祐司ほか. 妊娠中の糖代謝異常と診断基準の統一化につい

て. 糖尿病と妊娠. 15(1), 2015, 1.
3) 日本産科婦人科学会／日本産婦人科医会. "CQ005-1 妊婦の糖代謝異常スクリーニングと診断のための検査は？". 産婦人科診療ガイドライン：産科編 2017. 東京, 日本産科婦人科学会, 2017, 26-8.

27 妊娠中の ATL 発症

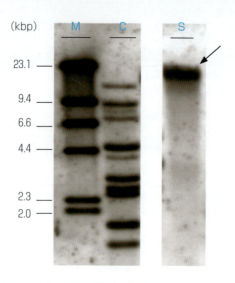

図1 HTLV-1 サザンブロット法
末梢血中の HTLV-1 サザンブロット検査を示します。HTLV-1 プロウイルスの単クローン性増殖を認めます（↓）。
M：サイズマーカー、C：HTLV-1 キャリアコントロール、S：本患者

はじめに

　成人 T 細胞白血病／リンパ腫（adult T-cell leukemia-lymphoma；ATL）はヒト T 細胞白血病／リンパ腫ウイルス 1 型（human T-lymphotropic virus-1；HTLV-1）感染キャリアから発症します。HTLV-1 キャリアからの生涯発症率は約 5％ですが、いったん発症すると治療抵抗性であり、いまなお予後が大変不良な疾患です。HTLV-1 の主な感染ルートは、母乳を介した母子感染であることが分かっています。そこで、妊娠中に HTLV-1 スクリーニング検査を行い、キャリアと判明した妊婦は、子どもへの栄養方法（人工栄養など）を選択することで母子感染を予防することができます[1]。

日本では 2010 年度から全国の医療施設で妊婦 HTLV-1 スクリーニング検査が開始されました。

妊娠中の ATL 発症

　妊娠中に ATL を発症したとする報告は少なく、妊娠中の発症はまれと考えられます[2]。妊娠中に ATL を発症した場合の管理方針に確立したものはなく、妊娠週数や ATL の病型を考慮し、血液内科との十分な協議の上で選択する必要があります**（図2）**。すなわち、病型分類が急性型やリンパ腫型、予後不良因子を有する慢性型の場合は化学療法や同種造血幹細胞移植が選択されます。一方で、予後不良因子を有さない慢性型やくすぶり型の場合は、無治療経過観察が選択されます[3]。

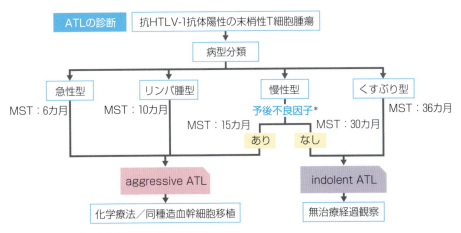

図2 ATLの診断と病型分類および治療方針

ATLの病型分類と治療のフローチャートを示します。病型によって予後が異なり、診断後早期に治療を開始する場合と、急性転化するまで無治療で経過観察する場合とに分かれます。
*予後不良因子はLDH・Alb・BUNのいずれかが異常値の場合です。
MST：median survival time（生存期間中央値）、LDH：lactate dehydrogenase（乳酸脱水素酵素）、
Alb：albumin（アルブミン）、BUN：blood urea nitrogen（尿素窒素）

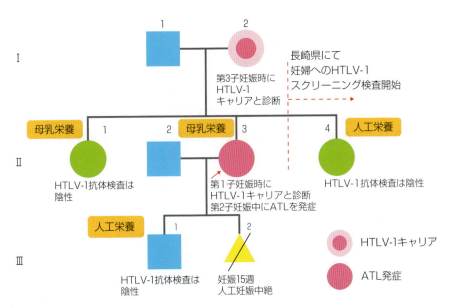

図3 本例の家系図

母親（I-2）がHTLV-1キャリアと診断されたのは妹（II-4）の妊娠時であり、母子感染を避けるため人工栄養を選択しました。また、本患者（II-3）は第1子妊娠時にHTLV-1キャリアと診断され、人工栄養を選択し、児（III-1）のHTLV-1抗体検査は陰性でした。

症例

妊婦は30歳、2妊1産です。第1子妊娠時にHTLV-1スクリーニング検査を受け、HTLV-1キャリアと診断されました。今回、妊娠初期に発熱と咳嗽を主訴に近医内科で肺炎の治療を受けました。症状は軽快したものの白血球数高値が持続し、またHTLV-1キャリアであることから、精査目的に血液内科を紹介されました。白血球数が1万8,500/μLと高値で

表　血液検査

白血球数 （異常リンパ球）	1万8,500/μL （36%）
CD4・CD25 陽性T細胞	82%
抗HTLV-1抗体	陽性
HTLV-1定量PCR	6,869copies/104cells
LDH	242IU/L （基準値119〜220IU/L）
Alb	3.1g/dL （基準値4.0〜5.0g/dL）
BUN	15mg/dL （基準値8〜22mg/dL）
Ca	9.1mg/dL （基準値9.0〜10.6mg/dL）
sIL-2R	4,802U/mL （基準値127〜582U/mL）

PCR：polymerase chain reaction（ポリメラーゼ連鎖反応）
Ca：calcium（カルシウム）
sIL-2R：soluble interleukin-2 receptor（可溶性インターロイキン2受容体）

あり、異常リンパ球を認めました。抗HTLV-1抗体陽性、末梢血中のサザンブロット法でHTLV-1プロウイルスの単クローン性増殖が認められました（**図1**）。表在リンパ節の腫脹はなく、採血データから慢性型のATLと診断しました（**表**）。予後不良因子（LDH高値、アルブミン低値）を有しており、妊娠中の急性型ATLへの進展リスクおよびその際の強力な化学療法の必要性を説明し、妊婦および家族は妊娠中断を選択しました。妊娠15週に人工妊娠中絶を施行し、termination後の採血では予後不良因子が改善したため、内科で厳重に経過観察されました。しかし、termination10カ月後に急性型ATLへ進展したため、化学療法を開始しましたが、治療に対する反応は乏しく、ATLの悪化により死亡しました。

長崎県はHTLV-1キャリアが多い地域であり、そのため1987年から、長崎大学産婦人科・同小児科・同血液内科・同細菌学分野・長崎県産婦人科医会・長崎県などの協力により、妊婦へのHTLV-1スクリーニング検査およびキャリア妊婦に対する母乳抑制（介入試験）が開始されています[4]。**図3**に示すように患者の母親（I-2）がHTLV-1キャリアと診断されたのは妹（II-4）の妊娠時であり、母子感染を避けるため人工栄養を選択しました。しかし、第1子（II-1）および本例（II-3）を妊娠したときは、まだ妊婦へのHTLV-1スクリーニング検査が開始されておらず母乳が与えられていました。また、本例（II-3）は第1子妊娠時にHTLV-1キャリアと診断され、人工栄養を選択しています。児（III-1）のHTLV-1抗体検査は陰性でした。このように妊婦に対してHTLV-1スクリーニング検査を行い、HTLV-1キャリアに対して子どもへの栄養法についてのカウンセリングを行うことは、次世代のキャリアを減少させ、ひいてはATLの撲滅につながることが期待されます[5]。

（淵　直樹・三浦清徳・増崎英明）

● 参考文献

1) 増崎英明．HTLV-1母子感染について．日本医師会雑誌．140 (4)，2011，808-11．

2) Fuchi, N. et al. Adult T-cell leukemia-lymphoma in a pregnant woman diagnosed as a human T-cell lymphotropic virus type 1 carrier. J. Obstet. Gynaecol. Res. 42(3), 2016, 336-40.

3) 日本血液学会．"リンパ腫：成人T細胞白血病・リンパ腫（ATL）"．日本血液学会造血器腫瘍診療ガイドライン．2013年版．

http://www.jshem.or.jp/gui-hemali/table.html [2016. 7. 13]

4) Hino, S. Establishment of the milk-borne transmission as a key factor for the peculiar endemicity of human T-lymphotropic virus type 1 (HTLV-1) : the ATL prevention program Nagasaki. Proc. Jpn. Acad. Ser. B. Phys. Biol. Sci. 87(4), 2011, 152-66.

5) 増崎英明．HTLV-1母子感染防止の実績と将来展望．医学のあゆみ．253(13)，2015，1221-5．

28 妊娠中の深部静脈血栓症①

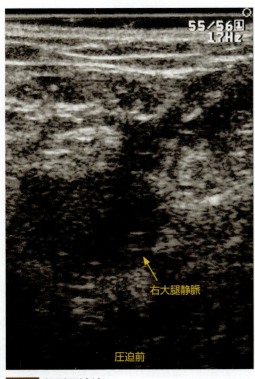
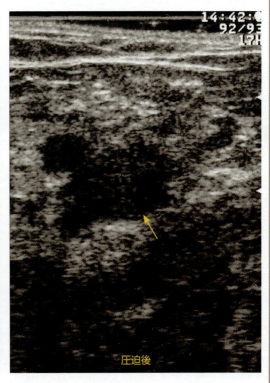

右大腿静脈

圧迫前　　　圧迫後

図1　静脈圧迫法
通常、プローブで圧迫すると静脈は圧縮されますが、血栓がある場合には圧迫しても完全に圧縮されず血栓があると診断されます。

静脈血栓塞栓症とは

　深部静脈血栓症とは、深部静脈に血栓が生じ、血流に障害を与える病態であり、肺動脈が血栓により閉塞する疾患を肺血栓塞栓症といいます。肺血栓塞栓症の原因のほとんどは深部静脈血栓症であるため、肺血栓塞栓症と深部静脈血栓症は一つの連続した病態であるとの考えからこの二つを合わせて「静脈血栓塞栓症」と呼ぶことが多いようです。

　静脈血栓症はいくつかの原因が重なっている多因子疾患であり、19世紀にドイツの病理医であったVirchowは、血栓ができやすい状態として、血流うっ帯・血管壁の損傷・凝固能の亢進を提唱しました。現在でもこのVirchowの3徴は血栓形成の原因として重要です[1]。

　妊娠中は血液凝固能が亢進しており、女性ホルモンの静脈平滑筋弛緩作用により静脈が拡張します。さらに、増大した子宮が静脈を圧排するため、血流うっ帯が起こりやすく、帝王切開術などにより血管の損傷が起こると血栓症の危険性はさらに増加します。このように、妊娠中

は血栓ができやすい状態であり、非妊時と比べて静脈血栓症の発生頻度は4倍以上になると言われています[2]。下肢の深部静脈血栓症は4～5％が肺血栓塞栓症の原因になると言われており、肺血栓塞栓症は発症すると重篤で、無治療では18～30％が死亡します。欧米では肺血栓塞栓症が妊産婦死亡原因の第1位です[3]。

静脈血栓症の診断と治療

下肢の深部静脈血栓症の症状は、無症状のものから、下肢の腫脹、発赤、熱感、疼痛などの症状が認められる場合までさまざまです。肺血栓塞栓症では、胸痛、呼吸困難、頻呼吸などの症状が認められますが、非特異的なことも多く症状のみでは診断は困難です。

静脈血栓症に特異的な血液検査としてDダイマーがあります。Dダイマーはフィブリン分解産物です。さまざまな原因で上昇するのでDダイマーの値が異常であっても必ずしも血栓があるというわけではありませんが、正常であれば静脈血栓症を高い確率で否定できます[4]。

静脈血栓症の画像診断法には、超音波検査、造影X線CT、静脈造影検査、MRV、シンチグラフィなどがあります。静脈造影検査は以前は標準的な診断法でしたが、最近はあまり行われなくなっています。シンチグラフィは放射性物質を用いて血栓の有無を評価します。簡単で非侵襲的ですが、明確性で劣ります。超音波検査は下肢の症候性深部静脈血栓症の診断精度が高く、非侵襲性かつ再現性が高いため広く利用可能で、下肢深部静脈血栓症の一般的診断法として認められています。造影X線CTは肺塞栓症の診断に有用で、肺塞栓の原因である下肢

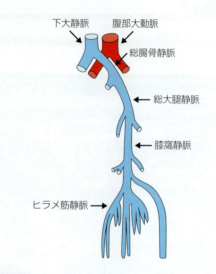

図2　下肢静脈の走行

ヒラメ筋静脈はヒラメ筋内を走行する静脈の総称です。安静により血栓ができる場合、まずヒラメ筋静脈内に血栓が形成されます。

の血栓の診断もできるため現在では第一選択の診断法となっています。

妊娠中の血栓症の診断は非妊時と比較して困難です。妊娠中は血栓症がなくても下肢の腫脹、疼痛や呼吸困難などの症状を認めることがあります。造影剤を使用した検査は胎児への影響があるため行うことができません。超音波検査は無侵襲で妊娠中も行うことが可能ですが、増大した子宮の影響で骨盤内の血栓の評価が困難です。MRVは被曝がなく、造影剤も使用しないため妊娠中も行える検査です。しかし、妊娠による血流速度の低下や子宮による血管の圧排と血栓との鑑別が困難なことがあり、その診断法としての意義はまだ確立していません[5,6]。

静脈血栓症の治療には理学療法と薬物療法とがあります。理学療法は弾性ストッキングを用いて下肢を圧迫することにより静脈還流を改善します。薬物療法には抗凝固療法と血栓溶解療

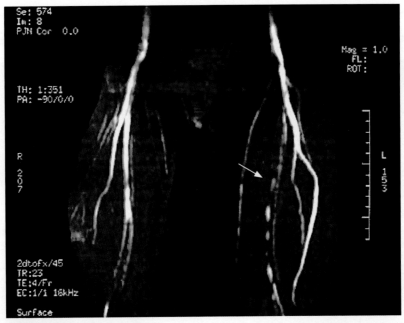

図3 MRV（妊娠17週）

妊娠8週に左下肢の深部静脈血栓症と診断されました。MRV（magnetic resonance venography）で左浅大腿静脈の欠損像を認めます（⇨）。

法とがあります。静脈血栓症では抗凝固療法が治療の基本であり、急性期にはヘパリンを使用します。その後、経口のワルファリンに切り替えていきます。

妊娠中の抗凝固療法により胎児に起こり得る合併症は2つあります。催奇形性と出血です。ヘパリンは胎盤を通過しないため、これらの合併症は起こりませんが、ワルファリンは胎盤を通過するため合併症を来す可能性があります。そのため妊娠中の抗凝固療法は基本的にヘパリンを使用します[7]。

（谷川輝美・増崎英明）

● 参考文献

1) Virchow, R. Gesammelte Abhandlungen zur Wissenschaftlichen Medizin. Frankfurt, Meidinger Sohn. 1856, 458p.
2) Heit, JA. et al. Trends in the incidence of venous thromboembolism during pregnancy or postpartum : a 30-year population-based study. Ann. Intern. Med. 143 (10), 2005, 697-706.
3) 肺血栓塞栓症／深部静脈血栓症（静脈血栓塞栓症）予防ガイドライン作成委員会編. 肺血栓塞栓症／深部静脈血栓症（静脈血栓塞栓症）予防ガイドライン. 東京, メディカルフロントインターナショナルリミテッド, 2004, 116p.
4) Perrier, A. et al. Non-invasive diagnosis of venous thromboembolism in outpatients. Lancet. 353 (9148), 1999, 190-5.
5) Nijkeuter, M. et al. Diagnosis of deep vein thrombosis and pulmonary embolism in pregnancy : a systematic review. J. Thromb. Haemost. 4(3), 2006, 496-500.
6) Andra, H. James. Prevention and management of venous thromboembolism in pregnancy. Am. J. Med. 120(108), 2007, 526-34.
7) 肺塞栓症研究会監訳. 第7回ACCPガイドライン：静脈血栓症の予防および妊娠中の抗血栓薬の使用. 東京, メディカルフロントインターナショナルリミテッド, 2006, 128p.

29 妊娠中の深部静脈血栓症②

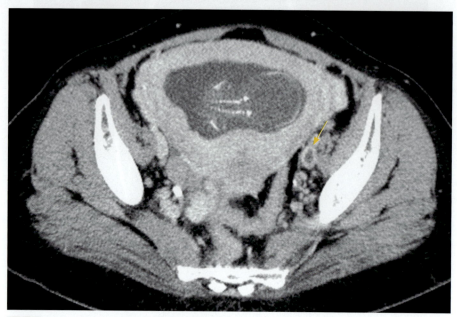

図1 造影X線CT検査（妊娠16週）
左総腸骨静脈に血栓と思われる低吸収域を認めます（⬇）。また、子宮内に胎児が確認されます。

深部静脈血栓症の実際の症例

深部静脈血栓症（deep vein thrombosis；DVT）の診断・治療については前項で述べました。ここでは実際の症例を取り上げます。

症例1

37歳の4妊3産婦で、主訴は左下肢腫脹、疼痛でした。家族歴と既往歴には特記事項はなく、喫煙歴もありません。妊娠初期より近医で妊娠管理されていました。妊娠10週頃から妊娠悪阻の症状が出現し、近医で3回輸液加療を受けました。自宅では経口摂取はできず嘔吐を繰り返し、終日臥床していました。妊娠12週頃に症状は軽快しましたが、左鼠径部痛と歩行困難が出現しました。妊娠13週頃に左下肢の著明な腫脹、疼痛、発赤があり、近医に入院しました。症状および炎症反応の上昇（CRP 7.01mg/dL）から蜂窩織炎と診断され、抗生物質の投与が開始されました。炎症反応は改善しましたが左下肢の疼痛が持続していたため、妊娠14週に下肢静脈超音波検査を行いました。その結果、左大腿静脈から膝窩静脈に血栓を認めDVTと診断され、未分画ヘパリン（UFH）の点滴が開始されました。妊娠継続に伴うDVTのリスクについて説明を受け、夫婦共に人工妊娠中絶を希望されたため、妊娠15週2日に当科に搬送されました。

入院時、下肢の腫脹や疼痛はほぼ消失していました。入院時の下肢静脈超音波検査でも左膝

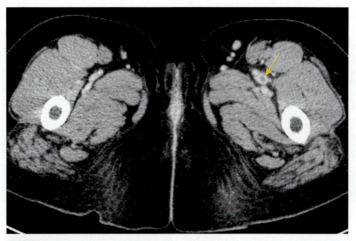

図2 造影X線CT検査（妊娠16週）

浅大腿静脈にも血栓と思われる低吸収域を認めます（↓）。

窩静脈から総腸骨静脈に血栓を認め、入院後もUFHの持続点滴を継続しました。妊娠継続は可能であることを説明しましたが、夫婦ともに妊娠中絶を希望されました。妊娠16週5日に造影X線CT検査を施行したところ、左総腸骨静脈内、左浅大腿静脈内および左膝窩静脈内に血栓を認めました（**図1, 2**）。総腸骨静脈より中枢に血栓はなく、肺塞栓症もありませんでした。妊娠17週2日に下大静脈フィルターを挿入し、UFHを中止しました。その後人工妊娠中絶術を行い、妊娠17週4日に児を娩出しました。分娩後はUFHを再開し、ワーファリンの内服を開始して、産褥17日にUFHを中止しました。産褥18日に下大静脈フィルターを抜去し産褥20日に退院しました。産褥期にプロテインC、プロテインS、カルジオリピン抗体などの血栓性素因検査を行いましたが、すべて正常でした。本例は妊娠悪阻を契機にDVTを発症したものと考えられます。

症例2

26歳の初妊婦で、主訴は右下腿痛、腫脹でした。家族歴は母親が高血圧、祖母が脳出血でした。既往歴に特記事項はなく、妊娠初期から近医で妊娠管理されていました。妊娠9週ごろに右大腿の腫脹、疼痛が出現しました。次第に疼痛が増強し右鼠径部痛まで出現するようになったため、近医を受診しDVTを疑われ当科を受診しました。

入院後に右下肢は腫脹し左右差を認めましたが、色調は良好でした。またHomans徴候陽性で、下腿把握痛を認めました。血液検査でプロテインSは21％（基準値60～150％）と著明に低下していました。プロテインCは69％（基準値70～150％）と軽度低下、Dダイマーは11.4 μg/mL（基準値＜1 μg/mL）と上昇していました。下肢静脈超音波検査（**図3**）で左総大腿静脈に血栓を認め、DVTと診断されUFHの点滴を開始しました。妊娠13週頃には症状は消失し、Dダイマーも低下しまし

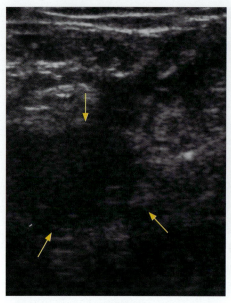

圧迫前　　　　　　　　　　　　圧迫後

図3　下肢静脈超音波検査（妊娠9週）
超音波検査は妊娠中も容易に行える非侵襲的な検査です。症例2の画像で総大腿静脈を観察しています。通常、プローブで圧迫すると静脈は扁平化しますが、この例では血栓のため静脈が変形していません（⬇）。

た。妊娠20週に退院し、同意を得て低用量未分画ヘパリンの自己注射を開始しました。妊娠32週に切迫早産の診断で当科に入院し、UFHの持続点滴を開始しました。塩酸リトドリンおよび硫酸マグネシウムを点滴しましたが、35週5日に陣痛発来し分娩しました。分娩後はUFH点滴からワーファリン内服に切り換え、産褥15日に退院しました。産褥期にプロテインSを再度測定しましたが、31％と著明に低下していました。この症例はプロテインS欠損症で、妊娠を契機にDVTを発症したものと考えられます。

血栓症の危険因子

喫煙、高齢妊娠、帝王切開術、肥満、血栓症の既往歴・家族歴、多胎妊娠、長期臥床、悪阻および血栓性素因（アンチトロンビン欠損症、プロテインC欠損症、プロテインS欠損症、抗リン脂質抗体症候群など）は血栓症の危険因子です。妊娠はそれ自体が静脈血栓症の原因になりますが、上記のような危険因子がある場合は特に注意が必要です[1,2]。

（村上優子・谷川輝美・増崎英明）

● 参考文献
1) 杉村基. 血栓症に対するQ＆A　PART4. Thrombosis and Circulation. 13(2), 2005, 196-8.
2) 肺血栓塞栓症／深部静脈血栓症（静脈血栓塞栓症）予防ガイドライン作成委員会編. 肺血栓塞栓症／深部静脈血栓症（静脈血栓塞栓症）予防ガイドライン. 東京, メディカルフロントインターナショナルリミテッド, 2004, 96p.

第2章

婦人科疾患合併妊娠

卵巣腫瘍合併妊娠

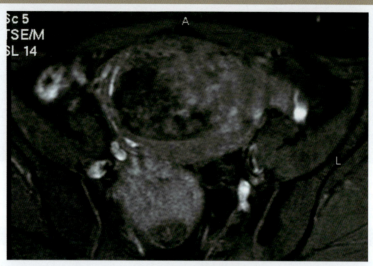

脂肪抑制 T1 強調画像

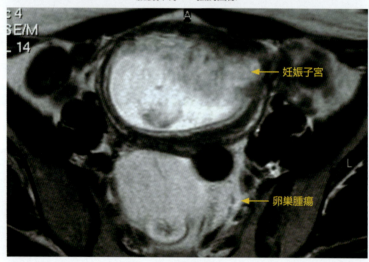

← 妊娠子宮

← 卵巣腫瘍

T2 強調画像

図1 卵巣腫瘍
妊娠初期に卵巣腫瘍を指摘され、妊娠 13 週に撮影した MRI 画像です。妊娠子宮の背側、ダグラス窩に嵌頓する 7cm 大の腫瘤を認めます。超音波断層法で認められた充実部は T2 強調画像、T1 強調画像で高信号を呈し、脂肪抑制 T1 強調画像で抑制されており、脂肪成分と考えられました。

卵巣腫瘍合併妊娠とは

卵巣腫瘍合併妊娠はその名の通り、妊娠時に卵巣腫瘍を合併している状態です。卵巣腫瘍はその多くが無症状で経過するため妊娠初期の超音波検査で偶然に発見されることが多く、超音波検査の普及に伴いその頻度は増加しています。手術適応となる卵巣腫瘍合併妊娠の頻度は全妊婦の 0.5〜1% という報告があります。

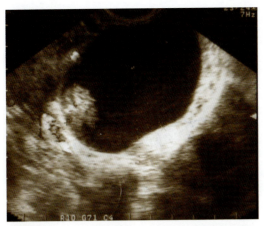

図2 図1と同一症例の超音波断層像（妊娠11週）

内部に充実性陰影を有する、73×53mmの腫瘤を認めます。

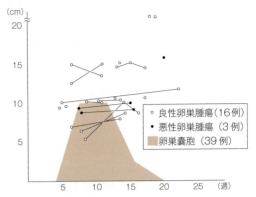

図3 妊娠に合併した卵巣腫瘍の大きさとその推移[1]

卵巣嚢胞は径が10cmを超えず、妊娠16週までに縮小ないし消失します。これに対し、卵巣腫瘍は妊娠中の縮小傾向が認められません。■部分は卵巣嚢胞の最長径の範囲を示しています。

卵巣腫瘤・卵巣嚢胞・卵巣腫瘍

　まず、卵巣腫瘤、卵巣嚢胞、卵巣腫瘍の区別を説明します。卵巣腫瘤は卵巣が腫れている状態を、卵巣嚢胞は内部に分泌物が貯留したものを、卵巣腫瘍は卵巣にできた新生物を示し、卵巣腫瘤は卵巣嚢胞と卵巣腫瘍を含みます。妊娠初期に超音波検査を行うと、約5%に卵巣腫瘤が認められますが、その80～90%は分泌物の貯留による卵巣嚢胞であり、真の腫瘍ではありません。妊娠中の卵巣嚢胞（液体貯留）では黄体嚢胞、莢膜ルテイン嚢胞の頻度が高く、多くは妊娠16週までに消失するため症状がなければ無治療で経過観察することができます**（図3）**[1]。一方、卵巣腫瘍（新生物）では皮様嚢胞腫 (mature cystic teratoma/dermoid cyst) が最も高頻度に見られ縮小することはありません。卵巣腫瘍は妊娠中に茎捻転や腫瘍の破裂による急性腹症を来す可能性があること、分娩障害になり得ること、また完全に悪性を否定できないことなどから、妊娠中であっても原則として摘出します。

卵巣腫瘍の治療

■ 卵巣腫瘍の診断

　妊娠中に卵巣腫瘤を認めた場合、まず問題となるのは発見された腫瘤の質的診断です。内診所見、腫瘍マーカー、超音波断層法やMRIなどの画像診断を組み合わせて診断します。

　超音波断層法は胎児への安全性も確立しており、検査の中心になります。経時的に大きさを比較することで卵巣嚢胞と卵巣腫瘍とを鑑別することができます。また、卵巣腫瘍の良悪性の判断基準として、隔壁の有無、内部エコーの性状、充実部の有無などがありますが、最も頻度の多い皮様嚢胞腫の超音波像は極めて多彩で、しばしば悪性腫瘍との鑑別が必要になります。

　MRI検査は組織特性の判別に優れ、卵巣腫瘍の診断では欠かすことのできない検査法の一つです。超音波断層法に次ぐ精密検査として行

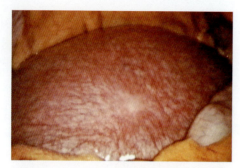

腹腔鏡で、妊娠により増大した子宮を認めます。卵巣腫瘍はダグラス窩（子宮背側）にあり確認できません。

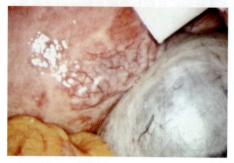

ダグラス窩に嵌頓した卵巣腫瘍を腟から挿入した内診指で挙上しています。

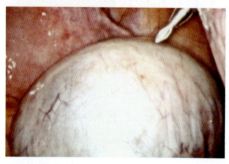

腹側に挙上した腫瘍にサンドバルーンカテーテルを穿刺しています。内容液を吸引したあと、腫瘍を体外に出し核出術を行いました。

図4 図1と同一症例の手術所見（妊娠14週に腹腔鏡下〈つり上げ式〉卵巣腫瘍核出術を施行）

われています。胎児への安全性については、最終的な結論には至っていませんが、MRIで胎児への影響があったという報告はなく、現在のところ妊娠初期の器官形成期を避けて撮影を行っています[2,3]。

腫瘍マーカーは妊娠の影響で数値の上昇が見られることもあり、その有効性は非妊娠例に比べて低いと考えられています。

いくつかの検査をあげてきましたが、卵巣腫瘍に体外から直接触れて組織を採取することはできません。最終診断は手術の摘出標本を顕微鏡で確認する組織検査によりなされます。

■卵巣腫瘍の治療

卵巣腫瘍と診断されたら、妊娠中であっても手術を行うのが原則です。手術の時期は、麻酔薬の影響、手術侵襲による流早産の危険性を考え、器官形成期を避けた妊娠15週以降がよいと考えられてきました。しかし、近年、腹腔鏡手術の発達に伴い、より侵襲の少ない腹腔鏡での手術が可能です。この際、妊娠の経過とともに子宮が増大し手術操作が困難になるため、腹腔鏡を応用する場合は妊娠13週前後で手術を行うのがよいと思います。私どもの経験では、妊娠16週までに手術を施行した例では腹腔鏡補助下卵巣腫瘍核出術が可能でしたが、子宮が増大した例ではダグラス窩に嵌頓した腫瘍を経腟的に押し上げるなどの工夫が必要であり、できればより早い時期に手術を行うようにしています。

（川口洋子・増崎英明）

● 参考文献

1) 増崎英明．"卵巣腫瘍"．臨床産科超音波診断：画像でみる産科学．大阪，メディカ出版，1998, 95-9.
2) Kanal, E. et al. Survey of reproductive health among female MR workers. Radiology. 187, 1993, 395-9.
3) Baker, P. et al. A three-year follow up of children in utero using echo-planar magnetic resonance. Am. J. Obstet. Gynecol. 170, 1994, 32-3.

02 妊娠に合併した卵巣腫瘍
-borderline malignancy-

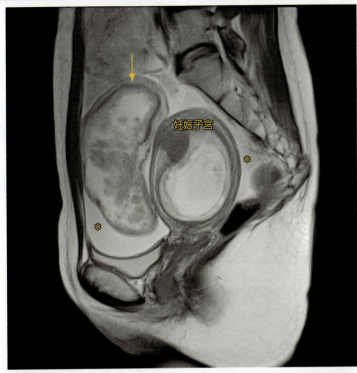

図1 妊娠に合併した卵巣境界悪性腫瘍のMRI所見：T2強調矢状断像（妊娠10週）
妊娠子宮の腹側に充実性部分を含んだ卵巣腫瘍が認められます（⬇）。
骨盤内には多量の腹水が貯留しています（✻）。

はじめに

悪性卵巣腫瘍（いわゆる卵巣癌）患者に占める40歳未満の患者の割合は10.5％、30歳未満では3.1％と報告されています[1]。良性腫瘍と悪性腫瘍の中間的性質を有するとされる卵巣境界悪性腫瘍（borderline malignancy）に関しては、40歳未満の割合は33.8％、30歳未満では16.4％で、卵巣癌よりは比較的若年者に発生することが分かります[2]。もっとも、これら40歳未満の集団の中で妊娠中の患者はさらに少数であるはずですから、妊娠中に悪性あるいは境界悪性の卵巣腫瘍を合併することはまれであり、その可能性はおおむね1万～10万妊婦に一人と報告されています[3]。

若年者、未産女性での 境界悪性～悪性卵巣腫瘍の取り扱い

境界悪性～悪性卵巣腫瘍の治療の第一は手術です。しかし、患者が若年者、未産女性などの場合には妊孕性温存への十分な配慮が必要です。患側の付属器切除を行うことは必須です

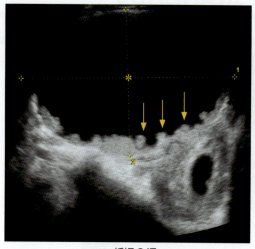
a. 妊娠9週

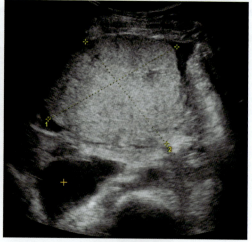
b. 妊娠10週

図2 超音波画像
妊娠9週時に認められた腫瘍内容液（＊）が、妊娠10週では明らかに減少し、周囲に腹水（＋）が貯留しています。なお、腫瘍壁に多数の乳頭状突起が認められます（↓）。

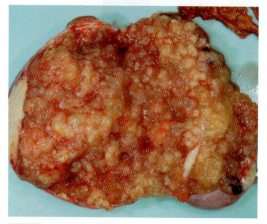

図3 摘出した腫瘍
摘出した腫瘍内部には充実性に増殖している部分が認められます。

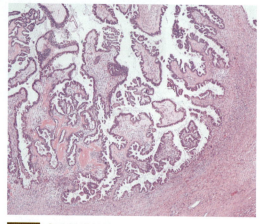

図4 病理組織検査
病理組織検査では、肉眼的に観察された充実性部分が、異型細胞の乳頭状、樹枝状増殖で構成されていることが分かります。ただし、明らかに悪性といえる浸潤所見はなく、漿液性境界悪性腫瘍と診断しました。

が、その病理組織検査を確認せずに健側の付属器や子宮を摘出することがあってはなりません。先述したように、境界悪性腫瘍は悪性腫瘍に比べると若年者に発症することが多いので、肉眼所見だけで過剰な治療を行わないように注意が必要です。卵巣境界悪性腫瘍の多くは臨床

進行期Ⅰ期の症例なので、妊孕性を温存した治療が十分可能です。仮に、さらに進行した症例であっても、患者の希望がある場合には、やはり妊孕性温存を考慮すべきとされています[4]。また、悪性卵巣腫瘍であることが確認された場合でも、臨床進行期Ⅰ期の一部の症例では妊孕

性の温存が可能です[5]。

　妊娠中の症例への対応も基本的には妊孕能保存例と同様ですが、検査に際しては胎児への影響を考慮する必要があります。胎児にとって最も安全な検査法が超音波断層検査であることは言うまでもありません。妊娠により子宮体部が増大すると卵巣の観察が十分に行えなくなる可能性があるので、妊娠初期のうちに経腟的超音波断層検査により卵巣の状態を十分に確認することが大切です。超音波断層検査で充実性成分を有する卵巣腫瘍を認めたときには境界悪性〜悪性卵巣腫瘍の可能性を考慮する必要があり、より詳細な質的診断のための画像検査を行います。卵巣腫瘍の質的診断にはCT検査よりもMRI検査の方が優れています。磁場が胎児発育に与える影響が必ずしも明らかではありませんが、胎児への放射線被曝を伴うCT検査よりはMRI検査の方が安全であろうと考えられています[6]。それでも器官形成期（妊娠4〜15週、特に重要な内臓器官の形成期である妊娠4〜7週）でのMRI検査はできるだけ避けるべきです。ただし茎捻転、破裂（皮膜破綻）など、母体の安全を優先するために直ちに手術を施行する必要があるときは、その限りではありません。

症例

　患者は婚姻後3年を経過した27歳の未産婦です。無月経のため受診しました。初診時の超音波検査で子宮内に胎児を認め、妊娠9週と診断しました。同時に骨盤腔内に径15×10cmの充実性増殖部分を有する嚢胞性腫瘍があり（図2a）、境界悪性〜悪性卵巣腫瘍の合併を疑い画像精査を予定していました。妊娠10週に下腹部痛を訴えて受診、超音波検査では腫瘍が8.8×7.7cmに縮小し、子宮周囲には腹水が貯留していました（図2b）。MRI検査を施行したところ同様の所見であり（図1）、卵巣腫瘍が自然皮膜破綻したものだと考えられたため、直ちに手術を行いました。腹腔内には約1,000mLの腹水が貯留していました。腫瘍は左卵巣から発生しており緊満感を失っているほか、表面に皮膜破綻の痕跡が見られ、卵巣腫瘍の自然破裂であると診断しました。左付属器切除と大網切除を行い手術は終了しました（図3）。病理組織検査の結果も踏まえ、最終的に卵巣漿液性境界悪性腫瘍Ic期と診断しました（図4）。本人と家族が妊娠の継続を希望したので、現在経過観察中です。

（金内優典・増崎英明）

● 参考文献
1) 婦人科腫瘍委員会報告. 2011年患者年報. 日本産科婦人科学会雑誌. 64(12), 2012, 2366-88.
2) 婦人科腫瘍委員会報告. 第53回治療年報. 日本産科婦人科学会雑誌. 65(3), 2013, 1203-8.
3) Pavlidis, NA. Coexistence of pregnancy and malignancy. Oncologist. 7(4), 2002, 279-87.
4) 日本婦人科腫瘍学会. "治療フローチャート". 卵巣がん治療ガ

イドライン2010年版. 東京, 金原出版, 2010, 103.
5) 日本婦人科腫瘍学会. "妊孕性温存を希望する症例に対する保存手術術式". 前掲書4. 44-6.
6) Amant, F. et al. Gynecologic cancers in pregnancy : guidelines of a second international consensus meeting. Int. J. Gynecol. Cancer. 24(3), 2014, 394-403.

03 妊娠に合併した卵巣癌

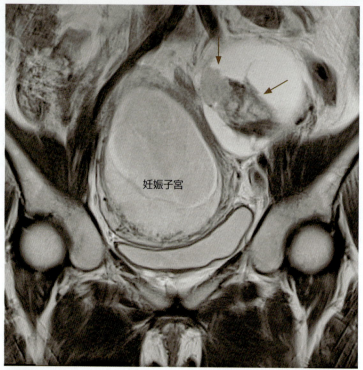

図1 妊娠に合併した卵巣癌のMRI検査所見：T2強調冠状断像（妊娠12週）

妊娠子宮の左側に卵巣腫瘍が見られます。内部には充実性部分を認めます（↓）。

はじめに

妊娠に合併する卵巣腫瘍は、機能性嚢胞や卵巣チョコレート嚢胞などの類腫瘍病変（貯留嚢胞）と、皮様嚢胞腫や漿液性嚢胞腺腫などの腫瘍性病変（新生物）とに分けられます。腫瘍性病変は良性腫瘍の頻度が高く、まれに悪性卵巣腫瘍（卵巣癌）を合併します。卵巣腫瘍の診断には超音波検査やMRIなどの画像診断が有用であり、腫瘍の大きさや腫瘍内部の構造などの情報が得られます。そして、腫瘍内部に充実性部分が認められる場合は卵巣癌を疑う必要があります。

妊娠中の卵巣癌の取り扱い

卵巣癌が疑われる場合には、原則として妊娠週数にかかわらず直ちに開腹手術を行います。妊娠中であっても基本的に非妊時における卵巣癌の治療と同様です[1]。Ⅰa期でGrade 1または境界悪性の場合には妊娠を継続することが可能ですが、進行癌の場合には母体の治療を優先させます。妊娠末期であれば帝王切開術後に卵巣癌の根治術を行うこととなります。一方、妊娠中期の場合、最近では妊婦本人が妊娠の継続

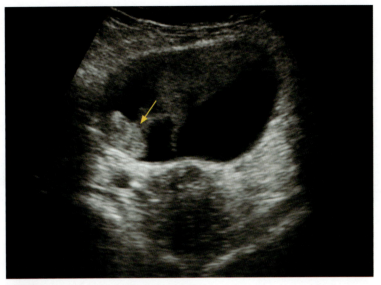

図2 妊娠12週の経腹超音波画像

腫瘍内部の充実性部分に、カラードプラ検査で血流は認められませんでした。

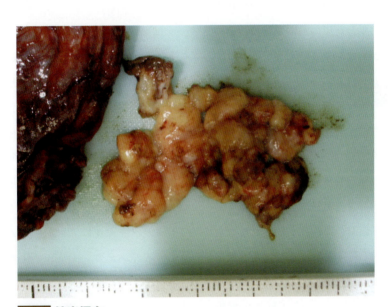

図3 摘出標本

妊娠14週に開腹による付属器摘出術を行いました。腫瘍内部に充実性部分を認めました。

を強く希望すれば、子宮内に胎児がいるままの状態で化学療法を行い、胎児が胎外生活可能な週数になってから児を娩出させ、その後、根治療法を施行したとの報告が多数なされています。妊娠中に化学療法を施行する場合、妊娠初期には催奇形性の危険性がありますが、妊娠中期以降は胎児に重篤な障害は来しにくいとされています。化学療法にはプラチナ系やタキサン

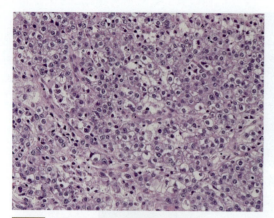

図4 明細胞腺癌の組織像（強拡大）
強い核異型を示す淡明な大型細胞が充実性に増殖しています。

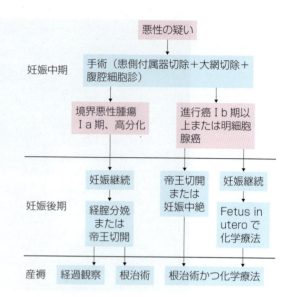

図5 妊娠合併卵巣癌の取り扱いのフローチャート

（文献2より引用、一部改変）

系製剤が多く使用され、胎児への重篤な影響は認めていません。しかしながら、妊娠中に化学療法を施行され出生した児の長期予後については、いまだ明らかではありません[2〜4]。

症　例

　37歳の未産婦です。6年前より両側卵巣チョコレート嚢胞を指摘され経過観察していました。妊娠初期の経腟超音波検査でチョコレート嚢胞が増大し、内部に充実性部分が出現しており、チョコレート嚢胞の悪性化が疑われました（図1, 2）。妊娠14週に開腹して左付属器摘出術を行い、卵巣明細胞腺癌と診断されました（図3, 4）。治療方針として、人工妊娠中絶術後の根治術、あるいは妊娠中の化学療法を提示しました（図5）。本人と家族は悩んだ末に人工妊娠中絶術後の根治術を選択されました。妊娠17週に人工妊娠中絶術を行い、引き続き単純子宮全摘術、右付属器切除術および大網切除術を行いました。その結果、卵巣明細胞腺癌Ic期と診断され、術後化学療法としてパクリタキセル＋カルボプラチン療法を行いましたが、パクリタキセルにアレルギー反応が出現したため、イリノテカン＋シスプラチン療法へと変更し、6コース施行しました。

（梶村　慈・原田亜由美・増崎英明）

● 参考文献
1) 日本婦人科腫瘍学会編．"妊孕性温存を希望する症例に対する保存手術術式"．卵巣癌治療ガイドライン2010年版．第3版．東京, 金原出版, 2010, 44-6.
2) 田畑務．妊娠合併悪性卵巣腫瘍の治療と管理．日本産科婦人科学会雑誌．63(4), 2011, 1224-30.
3) Serkies, K. et al. Paclitaxel and cisplatin chemotherapy for ovarian cancer during pregnancy : case report and review of the literature. Arch. Gynecol. Obstet. 283 (Suppl 1), 2011, 97-100.
4) Picone, O. et al. Preservation of pregnancy in a patient with a stage IIIB ovarian epithelial carcinoma diagnosed at 22 weeks of gestation and treated with initial chemotherapy : case report and literature review. Gynecol. Oncol. 94(2), 2004, 600-4.

04 チョコレート嚢胞合併妊娠

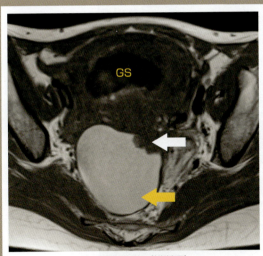
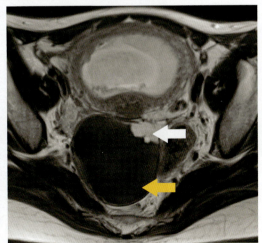

T1強調画像（横断面）　　　　　　　　T2強調画像（横断面）

図1 チョコレート嚢胞合併妊娠の腹部MRI

ダグラス窩にT1強調で高信号、T2強調で低信号の単房性腫瘤（⇐）を認めます。内部に壁在結節と思われる乳頭状の構造（⇐）があり、T1強調では低信号、T2強調では高信号で、子宮の脱落膜と同程度の信号を示しています。また、子宮内には胎嚢（GS）も確認できます。

チョコレート嚢胞合併妊娠とは

本来、子宮の内面を覆っている子宮内膜と同様の組織が、卵巣内に嚢胞を形成し、主として月経のときに出血を繰り返すことで嚢胞内に血液がたまったものが卵巣子宮内膜症性嚢胞（チョコレート嚢胞）です。付属器腫瘤合併妊娠の頻度は0.01～1％とされていますが、そのうちの8％がチョコレート嚢胞であるとされています。チョコレート嚢胞は悪性転化することがありますが、一方で、妊娠に伴い嚢胞壁の子宮内膜組織が脱落膜化するという良性の変化をとることもあります。両者は画像上、類似した像を呈することがあり、鑑別が必要です。

診断

チョコレート嚢胞の診断には、超音波検査やMRIなどの画像検査を行います。超音波検査の所見として腫瘤辺縁の不整、周囲組織との境界不明瞭、びまん性で均一な内部エコー（すりガラス状）があります。MRIは血液の描出に優れ、チョコレート嚢胞の診断に有用です。通常のチョコレート嚢胞はT1強調画像で高信号、T2強調画像で低信号を示します。また、脂肪抑制像で腫瘤内部の信号が低下しないことから、卵巣奇形腫と鑑別されます。

チョコレート嚢胞の脱落膜化病変は、超音波検査では充実性の結節として描出され、MRI検査で同部は子宮内の脱落膜と同程度の信号を呈します。チョコレート嚢胞では腫瘍マーカー

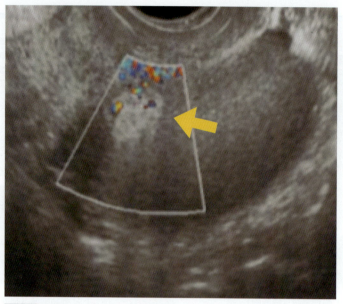

図2　入院時の超音波検査画像
80×60mmの単房性の腫瘤内に結節があり、そこに血流を認めます（⬅）。

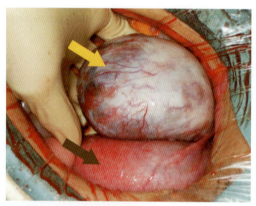
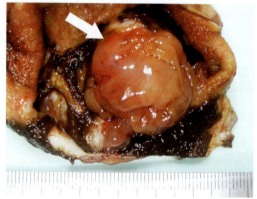

図3　手術所見と摘出標本
腫瘤の外表面は平滑で、内容液はチョコレート様でした。腫瘤の内壁もほぼ平滑でしたが、画像上見られていた充実部（壁在結節）は弾性軟な良性の隆起性病変でした。
左付属器腫瘤（⇨）、子宮（➡）、壁在結節（⇨）

であるCA125が上昇しますが、妊娠初期にはこのCA125が正常妊娠であっても上昇することが知られています。そのため、チョコレート囊胞合併妊娠の場合には診断にあまり役立ちません。

チョコレート囊胞合併妊娠の管理

画像検査から、手術の適応について判断します。治療方針は以下のように決定されます。最大径が6cm以下の場合には基本的に経過観察

を行います。また、6〜10cmの場合、腫瘤径の増大がないか注意しながら経過観察します。腫瘤径が10cmを超える場合には、捻転や破裂、分娩障害の頻度、悪性腫瘍の可能性が高まります。画像所見を参考にして、積極的に手術を検討します。

手術時期は胎盤からのプロゲステロン分泌が確立される妊娠12週以降が望ましく、それ以前に手術した場合には流産予防のため、プロゲステロンの補充が必要となることがあります。

術式は、主に腹腔鏡下嚢胞核出術が選択されます。ただし、悪性が否定できない場合は、手術操作による腹腔内播種のリスクを少なくするため、私どもは開腹した上での付属器摘出術を選択します。また強い疼痛などの症状があり、捻転・破裂・出血などが疑われる場合には、妊娠週数にかかわらず手術を施行します。

症 例

36歳の5妊2産婦です。妊娠6週0日、近くの産婦人科で、ダグラス窩に80×60mmの腫瘤性病変を認め、チョコレート嚢胞が疑われました。妊娠8週3日、腫瘤の縮小を認めな

かったため当科を紹介されました。妊娠9週1日に当科で施行した超音波検査では左付属器領域に境界明瞭な単房性腫瘤を認めました。大きさは約80×60mmで、内部エコーは微細顆粒状の所見でした。また、腫瘤内には約1.5cmの充実性の壁在結節があり、結節内に血流を認め、悪性腫瘍の可能性を否定できない所見でした（図2）。

MRIでは脱落膜化を伴うチョコレート嚢胞の可能性が高いと診断されました（図1）。患者の希望により、妊娠12週2日に開腹手術（左付属器摘出術と大網部分切除術）を施行しました。腫瘤の内容液はチョコレート様で、腫瘤壁はほぼ平滑でした。画像上見られていた充実部は比較的軟らかい隆起性病変でした（図3）。

組織所見としては、腫瘤壁から連続して脱落膜化した部分を認め、細胞質に富む境界明瞭な脱落膜化細胞が見られました。組織診断は脱落膜化を伴うチョコレート嚢胞でした。術後の経過は良好で、妊娠38週5日に経腟分娩で3,632gの男児を出産しました。分娩後の経過は良好で、産褥5日目に退院しました。

（野口将司・吉田　敦・増崎英明）

● 参考文献
1) 日本産科婦人科学会／日本産婦人科医会. "CQ504 妊娠初期の付属器腫瘤の取り扱いは？". 産婦人科診療ガイドライン：産科編2014. 東京, 日本産科婦人科学会, 2014, 281-3.
2) Hoover, K. et al. Evaluation and management of adnexal mass in pregnancy. Am. J. Obstet. Gynecol. 205(2), 2011, 97-102.
3) Leone Roberti Maggiore, U. et al. A systematic review on endometriosis during pregnancy : diagnosis, misdiagnosis, complications and outcomes. Human Reproduction Update. 2015, 1-34.
4) Vigano, P. et al. Beyond infertility : obstetrical and postpartum complications associated with endometriosis and adenomyosis. Fertil. Steril. 104(4), 2015, 802-12.

05 妊娠中の付属器捻転

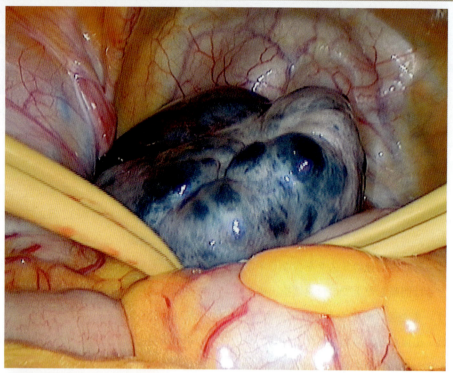

図1 腹腔鏡手術　術中写真
20歳の初妊婦です。無月経を主訴に前医を受診し、妊娠9週と診断されました。この時、両側付属器に異常は指摘されていません。翌日未明に突然下腹痛が出現し、当科へ救急搬送されました。左付属器が540度捻転し、暗紫色に変色していました。

妊娠中の付属器捻転

付属器捻転の70～80％は生殖可能年齢の女性に発症し、そのうち15～20％が妊娠中に起こるといわれています[1]。

妊娠中、特に妊娠初期における画像検査は、放射線被曝の問題から制限され、MRI検査も妊娠初期における安全性については必ずしも確立されていません。安全に実施可能なのは超音波検査です。付属器捻転を起こした場合、超音波検査で血流の低下または消失を認めることが報告されています[1]。

また妊娠中の付属器捻転は、ホルモンの影響で卵巣腫大を来しやすい妊娠初期に発症することがほとんどですが、中期や後期での発症例も報告されています。最近では、生殖補助医療における卵巣刺激後の付属器捻転の報告が増えています[2]。

今回の症例は、卵巣腫瘍などの腫瘍性病変なしに付属器捻転を起こしていました。その機序としては、妊娠に伴う骨盤内臓器（子宮・付属器）の血流増加などが考えられます。その場合、付属器捻転を術前に診断することは困難であり、本症例のように術中に明らかになること

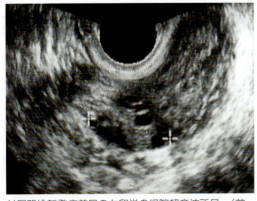 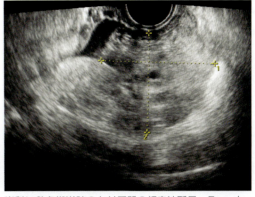

付属器捻転発症前日の左卵巣の経腟超音波所見。（前医による）卵巣腫大などの所見は認められません。

当科に救急搬送時の左付属器の超音波所見。5cm大の高エコー域を認めます。

図2 超音波画像

搬送時発熱はなくバイタルサインは安定していました。性器出血はなく、内診で左下腹に限局した強い圧痛を認めました。経腟超音波検査で子宮内に心拍を有する胎児を認め、左付属器に明らかな腫瘤性病変はなく、圧痛を認める部位に一致して辺縁が不明瞭な5cmほどの高エコー領域と、少量の腹水を認めました。

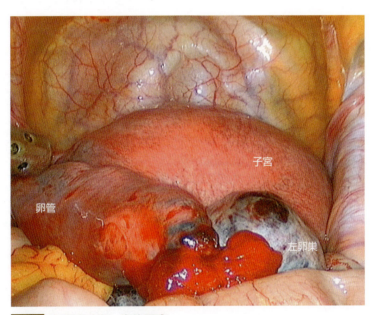

図3 腹腔鏡手術 術後写真

鎮痛薬で症状は多少改善しましたが、数時間で再び強い痛みが出現したため、診断を兼ねた腹腔鏡手術を行いました。術中所見では、妊娠子宮の背側に左付属器が嵌頓していました。左卵巣・卵管ともに腫大しており、暗紫色に変色していました（**図1**）。左付属器は540度捻転しており、捻転解除を行ったところ、約10分後には左付属器は正常に近い色調に回復しました（**図3**）。

表 付属器捻転を来した妊婦の妊娠予後	
正期産	30/36（83.3%）
早産	3/36（8.3%）
流産	3/36（8.3%）
帝王切開	8/33（24.2%）
経腟分娩	25/33（75.8%）
出生体重（g）	2860 ± 697
分娩週数（週）	38 ± 2

（文献 2 より引用改変）

も少なくありません。

　発症後早期に捻転解除を行えば、今回のように卵管・卵巣を温存できる可能性もあります。

　また、妊娠中の付属器捻転は再発しやすいといわれています。付属器捻転を発症した女性が、同一妊娠期間内に再度捻転を起こす頻度は約20％であり、特に多嚢胞性の卵巣腫大がある場合に再発のリスクが高いとされています[2]。

妊娠中の腹腔鏡手術

　妊娠初期の全身麻酔や手術が胎児に及ぼす影響については、必ずしも明らかではありません。しかし、2011 年のアメリカ消化器内視鏡外科学会のガイドラインによれば、妊娠中の急性腹症に対する診断的・治療的腹腔鏡は安全で有用であり、また腹腔鏡は全妊娠期間を通じて安全に行うことができるとされています[3]。

　また Hasson らが妊娠中に付属器捻転を起こし、腹腔鏡手術を受けた症例の妊娠予後について報告しており、それによれば 8 割以上が正期産まで妊娠を継続できたとしています **(表)**[2]。

（松本加奈子・増崎英明）

● 参考文献
1) Rackow, BW. et al. Successsful pregnancy complicated by early and late adnexal torsion after in vitro fertilization. Fertility and Sterility. 87(3), 2007, 697. e9-12.
2) Hasson, J. et al. Comparison of adnexal torsion between pregnant and nonpregnant woman. Am. J. Obstet. Gynecol. 202(6), 2010, 536. e1-6.
3) The Society of American Gastrointestinal and Endoscopic Surgeons (SAGES). Guidlines for diagnosis, treatment, and use of laparoscopy for surgical problems during pregnancy. Surgical Endoscopy. 25(11), 2011, 3479-92.

06 ダグラス窩に嵌頓した卵巣腫瘍合併妊娠

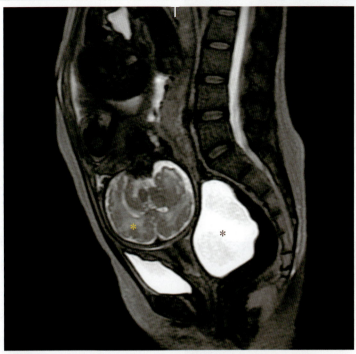

図1 ダグラス窩に嵌頓した卵巣腫瘍（T2強調矢状断像）
ダグラス窩に最長径11cmの囊胞性腫瘍を認めます（＊）。内容液の性状は漿液性で、充実部は認められません。児頭は骨盤内に嵌入していません（✱）。

妊娠中の卵巣腫瘍

卵巣腫瘍の治療は手術療法が原則ですが、妊娠中は貯留囊胞であることが少なくないので、妊娠中に卵巣腫瘍を認めたときは、はじめに真性腫瘍か否かの鑑別が大事です。良性腫瘍と考えられれば、子宮への侵襲の少ない腹腔鏡下手術をはじめに考慮します[2]。その時期は子宮による手術操作の制限が少ない妊娠16週未満が適当です。

診断時期が遅れると、増大した妊娠子宮のため腹腔鏡下手術は施行が困難になります。このようなときは、良性腫瘍であれば手術せずに経過観察することもありますが、この場合、ダグラス窩に嵌頓した卵巣腫瘍が問題になる例が存在します。一方、悪性腫瘍であれば、妊娠中であっても原則として根治手術が行われます。

ダグラス窩嵌頓卵巣腫瘍の問題点

■児頭が小骨盤腔に嵌入している場合

ダグラス窩に嵌頓した卵巣腫瘍は分娩障害や破裂の危険があり、分娩様式の選択に影響します。そのため、分娩が近づいた時期にMRIで腫瘍の正確なサイズや児頭との位置関係を評価します。児頭が骨盤内へ嵌入し、腫瘍がダグラ

111

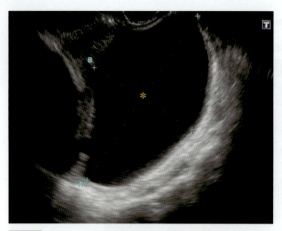

図2 妊娠38週における経腟超音波断層法

ダグラス窩に11×7cm大の囊胞性腫瘍を認めました（＊）。充実部は認められませんでした。

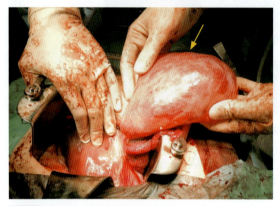

図3 選択的帝王切開術時の開腹所見

子宮を閉創後、ダグラス窩より左卵巣腫瘍を持ち上げ（⬇）、卵巣腫瘍核出術を施行しました。

ス窩の外へ移動していれば経腟分娩は可能と判断します。

■児頭が骨盤内に嵌入していない場合

この場合の選択肢として、以下の3つが考えられます。

①帝王切開術の準備をした上で経腟分娩を試み、分娩後に卵巣腫瘍に対し手術を行う。

②選択的帝王切開術と同時に卵巣腫瘍を摘出する。

③経腟的に卵巣嚢腫を穿刺し、縮小させて経腟分娩を行う。

卵巣腫瘍がダグラス窩に嵌頓した場合、どの程度の腫瘍径であれば経腟分娩が可能か否かという確立された基準はありません。文献では、6cm以下であれば経腟分娩が可能という報告がある一方、最長径が10cm以上の場合には帝王切開術が選択され、10cm未満の例では経腟分娩を選択したとの報告もあります。最長径8cmの内膜症性囊胞で問題なく経腟分娩した例もあれば、同じく最長径8cmの内膜症性囊胞で、分娩停止のため帝王切開術を施行し、開腹時に囊胞の破裂が確認された例もあります。また最長径8cmの成熟囊胞性奇形腫の症例で経腟分娩後に腹痛を認め、開腹したところ腫瘍の破裂が確認された例も報告されています[3]。

卵巣腫瘍を穿刺する場合、もし腫瘍が悪性であった場合には内容液の腹腔内漏出や腹膜炎発症のリスクがあります[4]。

以上から、ダグラス窩に嵌頓した卵巣腫瘍合併妊娠の分娩方法は、まず腫瘍の良・悪性をできる限り鑑別した上で、それぞれの選択肢の長所・短所について患者や家族によく説明し、決定する必要があります。

症例1

32歳の初産婦。妊娠6週0日に近くの産婦人科を受診し、経腟超音波断層法で子宮内に胎囊を認め、正常妊娠と診断され、併せてダグラス窩に6×4cmの多房性囊胞性腫瘍を指摘されました。妊娠が進行しても縮小しないため、妊娠16週に当科へ紹介されました。

当科ではMRIでダグラス窩に嵌頓した10×8cm大の多房性囊胞性腫瘤を認め、漿液性囊胞腺腫もしくは粘液性囊胞腺腫が疑われまし

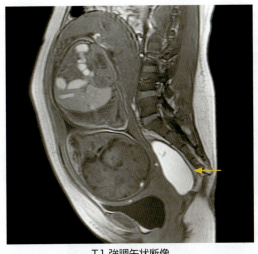
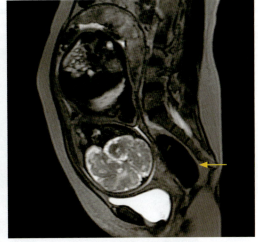

T1強調矢状断像　　　　　　　　　　　T2強調矢状断像

図4 ダグラス窩に嵌頓した卵巣腫瘍（妊娠37週）

ダグラス窩にT1強調矢状断像で高信号、T2強調矢状断像で低信号な最長径9cmの腫瘤を認め、内膜症性嚢胞と考えられました（⬅）。

た。腫大した子宮に影響を与えずに核出術を行うことは困難と判断され、経過観察の方針としました。

妊娠35週における卵巣腫瘍の大きさは11×9cmで、ダグラス窩に位置し、分娩時の破裂や分娩障害の原因になり得ると考えられました（図1）。

患者および家族に分娩方法の選択について説明したところ、選択的帝王切開術を希望したため、妊娠38週1日（図2）に帝王切開術と卵巣腫瘍核出術を施行しました（図3）。帝王切開時、児頭は骨盤内へ嵌入していませんでした。左卵巣は10cm大に腫大し、約400mLの無色透明の内容液を認めました。病理組織学的診断は粘液性嚢胞腺腫でした。

症例2

37歳の2妊1産婦。妊娠前より右卵巣に5cm大の内膜症性嚢胞を指摘されていました。妊娠中に徐々に嚢胞のサイズの増大を認め、妊娠37週のMRIで嚢胞は9×5cm大で、ダグラス窩に嵌頓していました（図4）。症例①と同様に分娩方法の選択肢を患者および家族に提示し、経腟分娩の方針としました。

妊娠39週で自然陣痛発来しましたが、子宮口全開大後に児頭が下降せず、帝王切開術を施行しました。開腹したところ、内膜症性嚢胞の破裂を認めました。帝王切開術と同時に右付属器摘出術を施行しました。病理診断は卵巣の内膜症性嚢胞でした。

（塚本大空・吉田　敦・増崎英明）

● 参考文献

1) 増崎英明．"妊娠初期の異常"．臨床産科超音波診断：画像でみる産科学．改訂2版．大阪，メディカ出版，2009，103-15.
2) Schmeler, KM. et al. Adnexal masses in pregnancy : surgery compared with observation. Obstet. Gynecol. 105(5 Pt 1), 2005, 1098-103.
3) 西舘野阿ほか．分娩時に破裂した卵巣皮様嚢胞腫の2症例．関東連合産科婦人科学会誌．48(3), 2011, 375.
4) Schwartz, N. et al. Adnexal masses in pregnancy. Clin. Obstet. Gynecol. 52(4), 2009, 570-85.

07 妊娠中のデルモイド腫瘍破裂

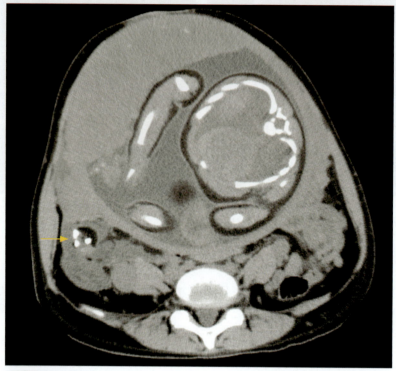

図1　腹部CT
初診時に緊急で撮影した腹部CT画像です。妊娠子宮の右後側に、石灰化を伴った腫瘤が確認されます（→）。

デルモイド腫瘍破裂合併妊娠

　デルモイド腫瘍は妊娠中に見つかる良性卵巣腫瘍の24〜40％を占めています[1]。

　デルモイド腫瘍の自然破裂は非妊娠時には0.3〜0.7％であるのに対し、妊娠時には17.5％まで増加するとの報告があります。破裂の原因としては、腫瘍の捻転、感染、妊娠による物理的要因が考えられます[2]。

　破裂した場合は急性腹症を呈しますが、その際の鑑別診断として、卵巣腫瘍茎捻転や子宮筋腫変性のほか、急性虫垂炎、腸閉塞および憩室炎などが挙げられます。破裂した場合、内容物により化学性腹膜炎となり、ショック状態に陥る可能性があるので、早急な手術が必要です[3]。

　また少量の漏出があった場合であっても、慢性肉芽腫性腹膜炎へ移行することがあります[4]。

　そのため、閉腹前には大量の生理食塩液で腹腔内を洗浄する必要があります。

　なお、妊娠中期以降に卵巣腫瘍が認められた場合、手術に伴う流早産の危険性が高まります[2]。

　さらに、いったん破裂や捻転に伴う疼痛が出現すると緊急手術が必要になりますが、その際は、妊娠週数を考慮して手術時に児を娩出するか否かについて判断します。

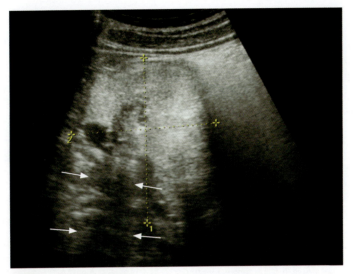

図2 経腹超音波検査

初診時の経腹超音波像です。7.6×6.7cmの卵巣腫瘤の中に、音響陰影（⇨）を伴う充実部分と一部に小さい囊胞部分が認められます。

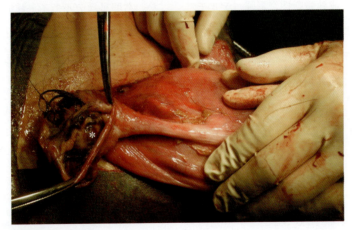

図3 術中写真

デルモイド腫瘍（＊）の核出術を行いました。

症例

　23歳の未妊婦です。妊娠初期より近医で妊婦健診を受けていました。卵巣腫瘍は指摘されていませんでした。妊娠8カ月ごろから体動時に右側腹部痛を時折感じていましたが、すぐに改善するため様子を見ていました。妊娠37週5日に子宮収縮とともに右側腹部痛があり、次第に増悪するため同院を受診しました。1分間隔の子宮収縮が認められ、過強陣痛の疑いで当科へ搬送されました。超音波検査で子宮右側に7.6×6.7cm大の囊胞性腫瘍が確認され、一部に石灰化を思わせるエコー像を認めました（**図2**）。腹部CTでは、子宮右側に脂肪成分や石灰化を

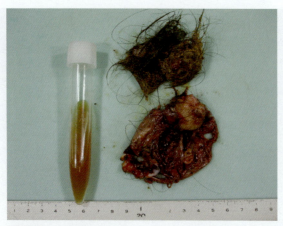

図4 摘出標本
スピッツに入っているのは、腫瘍内容の脂肪成分が混じった腹水です。腫瘍には毛髪と、写真では確認できませんが、歯牙と思われる硬い部位が存在しました。

含んだ腫瘤を認め、成熟嚢胞性奇形腫（デルモイド腫瘍）が疑われました（**図1**）。

　胎児心拍数モニタリングで児の状態は良好でしたが、子宮収縮は間欠がなく、緊急帝王切開術を施行しました。児は2,920gの女児で、Apgarスコアは1分値8点/5分値8点でした。右卵巣はデルモイド腫瘍の破裂であったため、右腫瘍核出術を施行し、腹腔内を4,000mLの生理食塩液で十分に洗浄して手術を終了しました（**図3, 4**）。

（森﨑慎太郎・河野通晴・吉田　敦・
三浦清徳・増﨑英明）

● 参考文献

1) Caspi, B. et al. Conservative management of ovarian cystic teratoma during pregnancy and labor. Am. J. Obstet. Gynecol. 182(3), 2000, 503-5.
2) Ansell, J. et al. Spontaneous rupture of an ovarian teratoma discovered during an emergency Caesarean section. J. Obstet. Gynaecol. 26(6), 2006, 574-5.
3) Tanaka, Y. et al. Chemical peritonitis caused by an iatrogenic rupture of mature cystic teratoma of the ovary during labor : a report of a case didactic to all the maternity health care workers. J. Matern. Fetal Neonatal Med. 24(2), 2011, 388-90.
4) Maiti, S. et al. Ruptured ovarian cystic teratoma in pregnancy with diffuse peritoneal reaction mimicking advanced ovarian malignancy : a case report. J. Med. Case Rep. 2, 2008, 203.

08 妊婦における子宮頸部細胞診

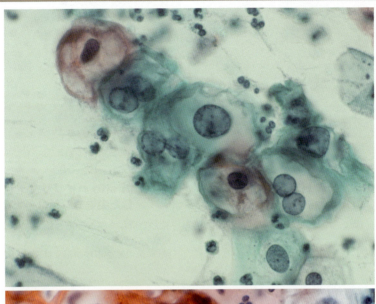

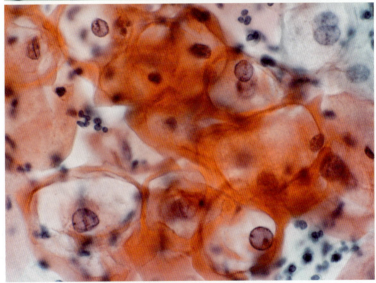

図1 パパニコロ染色したコイロサイトーシス（×40）
コイロサイトーシスとは、核周囲が明瞭である扁平上皮細胞のことで、ヒトパピローマウイルス（HPV）感染を疑う所見です。

子宮頸癌の原因

子宮頸癌検診の目的は子宮頸癌による死亡率を減少させることにあります。特に若い女性においては、子宮頸癌を早期発見し、子宮を温存することも大切な目的です。妊娠中は若い女性が産婦人科を受診し、子宮頸癌検診を受ける絶好の機会です。ここでは妊婦の子宮頸部細胞診と子宮頸癌について述べます。

子宮頸癌は、ヒトパピローマウイルス

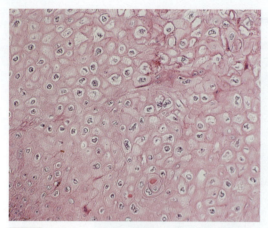

図2 尖圭コンジローマのHE（ヘマトキシリン・エオジン）染色標本

HPV感染細胞はコイロサイトーシスや多核を示します。

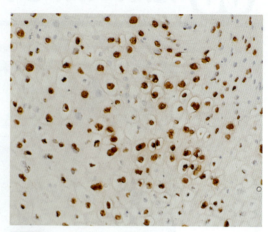

図3 in situ ハイブリダイゼーションで観察した尖圭コンジローマ標本

図2で示した標本を in situ ハイブリダイゼーションで観察したものです。
HPV感染細胞の核が濃く染まって見えます。

（human papilloma virus；HPV）の感染が原因であると考えられています。HPVは64面体の形をしたウイルスであり、ローリスク群では尖圭コンジローマという子宮頸部の良性腫瘍を形成します。子宮頸癌の原因になるのはハイリスク群のHPVです。しかし子宮頸癌の発生初期の場合、不正性器出血などの症状がほとんどなく、癌検診を定期的に受診しなければ初期癌で発見するのは困難です。その点で、妊娠初期に子宮頸癌検診を行うことは極めて重要であるといえます。

　図1,2に示すように、HPVに感染した細胞は核の周りが透明に透けて見え（コイロサイトーシス）、in situ ハイブリダイゼーションという方法で観察すると感染細胞の核内にウイルス蛋白を認めます（図3）。

若年者のHPV感染と子宮頸癌

　これまでの報告によると、性交経験のある女性の70～80％が必ず一度はHPVに感染するものの、感染しても90％は自然にウイルスが排除され、ウイルスを排除できない女性の一部から子宮頸癌が発症すると考えられるようになっています。HPV以外に発癌に関与する因子としては、その人の免疫状態や喫煙、ほかの感染症の関与、二次的な遺伝子の変化などが考えられていますが、まだ不明です。

　子宮頸癌の患者数は、25～40歳ごろがピークで、しかも20代に進行癌として発見されるものが増加する傾向にあります。若い女性の子宮頸癌が増えてきた理由として、性交開始年齢が早くなってきていることが挙げられます。

　またこれらの若い女性たちは癌検診を受けないために、進行癌として見つかってしまうことが考えられます。

子宮頸癌合併妊娠の管理

　子宮頸部細胞診は、へらや綿棒で子宮頸部を

擦過することで細胞を採取し、診断します。子宮頸癌の約3%は妊娠中に診断されます。妊娠1万例当たり1〜10例に子宮頸癌が見つかります。0〜Ⅰa期で早期診断された子宮頸癌には以下のような治療が行われます。

■ 0期（上皮内癌）

一般的には確定診断と治療目的で子宮頸部円錐切除術（円切）が行われますが、妊娠中の円切に伴うリスクについては、流早産のほかに術中・術後の出血の危険性もあり、子宮収縮や破水、性器出血に注意して厳重な管理を行うことが必要です。

■ Ⅰa期（微小浸潤癌）以上

円切の結果、子宮の摘出が必要と判断された場合、胎児が胎外生活可能な週数では可及的早期に娩出し、子宮頸癌の治療を行います。胎児の分娩様式についての一定の方針はありませんが、経腟分娩の場合、会陰切開部の播種や再発など、予後に悪影響を与える可能性が報告されています[1]。

胎児が胎外生活不可能で、かつ妊娠継続を強く希望する場合は、胎外生活が可能になるまで治療を延期しても予後は悪化しないという報告がありますが、死亡例の報告もあり[2]、延期の決定には慎重を要します[3]。

子宮頸癌合併妊娠の予後

妊娠中に診断された子宮頸癌の予後は、非妊時の子宮頸癌の予後と同等であるとされています。しかし、浸潤癌であると診断された例における待機療法の選択は、癌の浸潤および転移のリスクを十分に説明し、理解と同意を得た例に限るべきでしょう。

（嶋田貴子・増﨑英明）

● 参考文献

1) Sood, AK. et al. Invasive cervical cancer complicating pregnancy : How to manage the dilemma. Obstet. Gynecol. Clin. North Am. 25, 1998, 343-52.
2) Takushi, M. et al. Management of invasive carcinoma of the uterine cervix associated with pregnancy :

Outcome of intentional delay in treatment. Gynecol. Oncol. 87, 2002, 185-9.
3) 日本婦人科腫瘍学会編. "妊娠合併頸癌の取り扱い". 子宮頸癌治療ガイドライン2007版. 東京, 金原出版, 2007, 111.

09 子宮頸癌合併妊娠

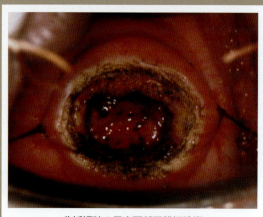
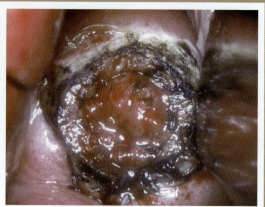

非妊娠時の子宮頸部円錐切除術　　　　　　　　妊娠16週の子宮頸部円錐切除術

図1　**上皮内癌に対する子宮頸部円錐切除術**

非妊娠時の子宮頸部円錐切除術（左）：KTPレーザーで施行した。出血量は10gと少量であった。
妊娠16週の子宮頸部円錐切除術（右）：切除長は13mm、内頸部側の断端が陽性（高度異形成）であった。分娩後も中等度異形成が存続した。

子宮頸部腫瘍

　最近、子宮頸癌は増加傾向にあり、特に20〜30歳代で増加しています。それに伴い子宮頸部上皮内腫瘍（cervical intraepithelial neoplasia；CIN）も増加しており、未婚女性や妊娠時に発見されるCINも増加しています。妊娠中の子宮頸癌の基本的な治療方針は非妊娠時と同じですが、臨床進行期と妊娠週数によって管理方針が決められています。

子宮頸部上皮内腫瘍の取り扱い

　一般的に、日本ではCIN Ⅲ（高度異形成および上皮内癌）以上が治療対象とされていますが、米国ではCIN Ⅱ（中等度異形成）以上が治療の対象となっています。しかし、妊娠に影響が少ないと考えられていたloop electrosurgical excision procedure（LEEP）法でも、妊娠合併症（早産、低出生体重児および前期破水など）の頻度が高くなるとの報告がなされました[1]。そこで2006年のAmerican Society for Colposcopy and Cervical Pathology（ASCCP）のガイドラインでは、若年女性のCIN Ⅱ〜Ⅲは24カ月間追跡し、治癒しない場合に限って治療すると変更されました[2]。

　当科では、以前は組織学的に上皮内癌以上の病変が疑われる場合、妊娠中であっても診断および治療目的で子宮頸部円錐切除術（円切）を適用してきました。妊娠合併上皮内癌20例（疑浸潤癌8例を含む）に対して適用された円切の臨床的意義について、非妊娠時円切施行21例と比較検討を行ったところ[3]、術中出血量は妊娠群（118g）と非妊娠群（100g）で有意差は見られませんでした。円切施行の断端陽性率（中等度異形成以上）は、妊娠群（45%）が非妊娠群（19%）よりもやや高率であり、断

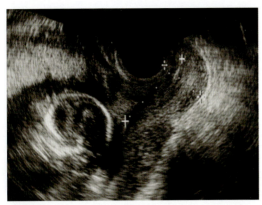

図2 妊娠16週の円錐切除術前（上皮内癌）
頸管長は43mmでした。

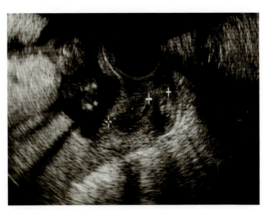

図3 妊娠16週の円錐切除術後（上皮内癌）
図2と同一例で、円錐切除後の頸管長は31mmと切除分の短縮を認めたが、切迫早産の合併もなく正期産でした。

端陽性部位は内頸部側に多く認められました（**図1**）。また、円切後の病変の存続・再発は、妊娠群（37%）が非妊娠群（5%）よりも有意に高率でした（P=0.017）。妊娠時円切20例の妊娠・分娩合併症の頻度（30%：切迫早産5例、頸管狭窄による帝王切開1例）は、非妊娠時円切施行後に妊娠した8例（38%：切迫早産2例、前期破水1例）と同等でした（**図2, 3, 表**）。以上のことから、妊娠合併上皮内癌に対する妊娠時円切は、治療的意義より診断的意義にその有用性が求められます。非妊娠時と比較して、妊娠すると頸管粘液の粘稠度が高くなるため、細胞採取量が減ったり、子宮腟部が浮腫状に腫大し、腟壁がクスコ腟鏡の間からせり出してくるために、コルポスコピーでの観察がしにくくなります。また、妊娠中の早産や前期破水などの合併症が危惧され、十分な切除が躊躇されます。そのため妊娠時円切は診断的意義に重点が置かれます。現在は、細胞診、コルポスコピー、生検組織診で微小浸潤癌以上の病変の疑いがない場合は、円切を延期し、分娩後に再評価して治療方針を決定しています。

表 円切後の妊娠・分娩合併症：妊娠群 vs. 非妊娠群（長崎大学医学部産婦人科学教室）

	合併症	頻度
妊娠時円切群（20例）	切迫早産5例 →早産2例（36週） 頸管狭窄1例 →帝切（37週） 正期産15例	6/20（30%）
非妊娠時円切群（8例）	切迫早産2例 →早産1例（36週） 前期破水1例 →早産（24週4日） 正期産5例	3/8（38%）

ns*

＊ not significant：有意差なし

子宮頸癌合併妊娠の取り扱い

一方、微小浸潤癌（Ⅰa期）を疑う場合は、診断確定のために円切が必要とされています。

■Ⅰa1期

脈管侵襲や癒合浸潤がなく切除断端が陰性であれば、円切のみで子宮温存が可能であり、分娩様式も経腟分娩が可能とされています。

■Ⅰa2期

骨盤リンパ節郭清を含めた、準広汎子宮全摘術以上の手術が推奨されていますが、十分なインフォームドコンセントの上で、円切あるいは

妊娠が終了するまで厳重なフォローアップを行うこともあります。

■浸潤癌（Ⅰb期）以上

妊娠継続の意思の有無を確認し、診断時の妊娠週数や進行期などを考慮して個別に対応する必要があります。手術が可能であれば、原則的には帝王切開術と同時に広汎子宮全摘術を行います。胎児の肺成熟がなされるまで延期したり、妊娠中にシスプラチンなどの抗癌剤治療を行い、胎児肺成熟を待って根治術を施行したとの報告もありますが、あくまで症例報告の域を出ません。

（小寺宏平・増崎英明）

● 参考文献

1) Kyrgiou, M. et al. Obstetric outcomes after conservative treatment for intraepithelial or early invasive cervical lesions : systematic review and meta-analysis. Lancet. 367(9509), 2006, 489-98.
2) Wright, TC. Jr. et al. 2006 consensus guidelines for the management of women with cervical intraepithelial neoplasia or adenocarcinoma in situ. Am. J. Obstet. Gynecol. 197(4), 2007, 340-5.
3) 森山伸吾ほか. 妊娠合併 CIN に対する円錐切除術に関する検討. 日本生殖外科学会雑誌. 15(1), 2002, 82-8.

10 子宮頸部浸潤癌合併妊娠

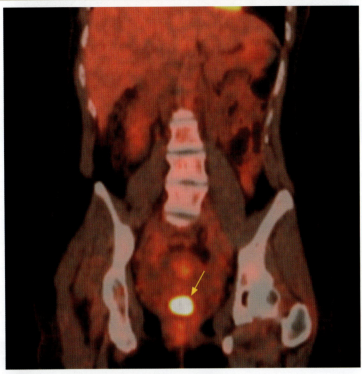

図1 子宮頸部浸潤癌のPET-CT画像

分娩後2カ月目に撮像したPET-CT画像です。子宮頸部（↓）に強いFDG（フルオロデオキシグルコース）の異常集積を認めます。遠隔転移を示す所見はありません。

はじめに

　子宮頸部の扁平上皮癌の多くは、前癌状態である子宮頸部上皮内腫瘍（cervical intraepithelial neoplasia；CIN）から発生し、ヒトパピローマウイルス感染が関与しています。

　わが国では20〜30代の子宮頸癌罹患者数が増加しています。一方で出産年齢が上昇し、妊娠中に子宮頸癌が発見される機会は多くなっています。子宮頸癌合併妊娠の頻度は1万人に1〜10人（0.01〜0.1％）であり、全子宮頸癌の3％が妊娠中に発見されるといわれています[1]。

しかし、非妊娠時に比較すると、妊娠に伴う子宮頸部の生理的変化のため診断に難渋することや、胎児が存在するためその管理方針に苦慮することがあります。

妊娠中の検査および管理方針

　わが国の子宮頸癌検診の受診率は欧米と比べて低く、妊娠中の検診は子宮頸癌の有無をチェックする良い機会といえます。

　組織診が「子宮頸部異形成」の場合、妊娠中に浸潤癌に進展することは比較的まれなため、妊婦健診に際して定期的な細胞診やコルポスコ

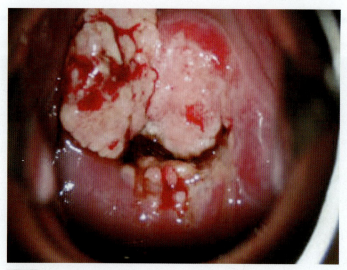

図2 子宮頸部浸潤癌のコルポスコピー画像

分娩後2カ月目に施行した子宮頸部コルポスコピー画像です。10時～2時、5時～7時の方向に易出血性の腫瘤を認めます。同部位から狙い組織診を施行したところ、「浸潤性の扁平上皮癌」の診断でした。

ピー検査を行い、病変の進展がないか厳重に経過を観察します。さらに分娩後も継続した管理をすることが重要です[2,3]。

一方、組織診が「浸潤癌」であった場合、子宮頸癌合併妊娠に対する治療は、原則として非妊娠時と同様に計画する必要があります。胎児の肺成熟が期待される妊娠週数であれば、帝王切開術による分娩を行い、引き続き広汎子宮全摘出術を行います。

胎児が未熟で子宮外生存が不可能な妊娠週数であれば、妊娠を中断して（つまり挙児を断念して）、子宮頸癌に対する標準治療を行うことが原則です。しかし、患者や家族の妊娠継続についての希望が強い場合などは治療方針に苦慮することもあります[3]。その場合、挙児希望の有無、疾病の予後、早産として出生した場合の児の予後に関して十分なインフォームドコンセントを行った上で、胎児が子宮外生存可能になる妊娠週数まで標準治療を延期することもあり得ます。

症 例

患者は34歳、5妊2産婦です。10年前に第2子を分娩し、それ以降は子宮頸癌検診を受けていませんでした。今回、自然妊娠が成立し近医産婦人科を受診しました。

妊娠12週に施行された子宮頸部細胞診所見がASC-H（高度な細胞異型の可能性があるが確定できない）であったため、妊娠19週にコルポスコピー下での狙い組織診を施行したところ、子宮頸部高度異形成（CIN3）と診断されました。そこで、そのまま妊娠を継続し、分娩後に再検査する方針としていました。

妊娠33週の子宮頸部細胞診でもHSIL（中等度異形成もしくは高度異形成が疑われる）の所見が得られるのみでした。妊娠経過は順調で、妊娠40週4日に3,300gの女児を自然経腟分娩しました。

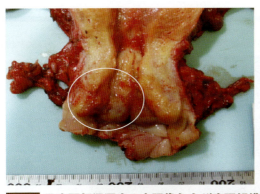
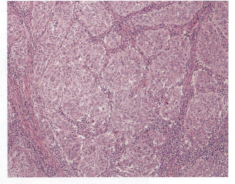

図3　子宮頸部浸潤癌の肉眼像および病理組織所見

摘出子宮（左）およびその病理所見（右）です。肉眼的に子宮頸部に腫瘤性病変を認めます（◯）。病理組織検査では、異型細胞が胞巣状充実性に浸潤し発育しており、所属リンパ節に転移は認めませんでした。以上より、子宮頸部扁平上皮癌（pT1b1, N0, M0）と診断しました。

分娩後1カ月目に採取した子宮頸部細胞診所見はASC-Hでしたが、子宮頸部組織診では浸潤癌（扁平上皮癌：squamous cell carcinoma；SCC）疑いであったため当科を紹介され、当院で施行したコルポスコピー下での狙い組織診で子宮頸部扁平上皮癌と診断されました（**図2**）。内診では子宮傍結合織への浸潤を疑わせる所見はなく、骨盤MRI検査では子宮頸部に限局した腫瘤像を認めました。病変の広がりを精査するために施行したPET-CTでは、癌は子宮頸部に限局しており、他臓器やリンパ節への転移は認められないと考えられました（**図1**）。腫瘍マーカーはSCCが2.8ng/mL（基準値1.5ng/mL以下）と軽度上昇していました。以上より、子宮頸癌、臨床進行期ⅠB1と診断し、広汎子宮全摘出術を施行しました（**図3**）。術後は化学療法としてシスプラチン＋パクリタキセル療法を4コース施行しました。その後は外来で経過観察をしていますが、現在のところ再発は認められていません。

（永田典子・淵　直樹・金内優典・増崎英明）

● 参考文献

1) Van Calsteren, K. et al. Cervical neoplasia during pregnancy : diagnosis, management and prognosis. Best Pract. Res. Clin. Obstet. Gynaecol. 19(4), 2005, 611-30.
2) 日本産科婦人科学会／日本産婦人科医会."CQ502 妊娠初期の子宮頸部細胞診異常の取り扱いは？".産婦人科診療ガイドライン：産科編2014. 東京, 日本産科婦人科学会, 2014, 276-8.
3) 日本婦人科腫瘍学会編."妊娠合併子宮頸癌の治療".子宮頸癌治療ガイドライン2011年版. 第2版. 東京, 金原出版, 2011, 154-64.

尖圭コンジローマ合併妊娠

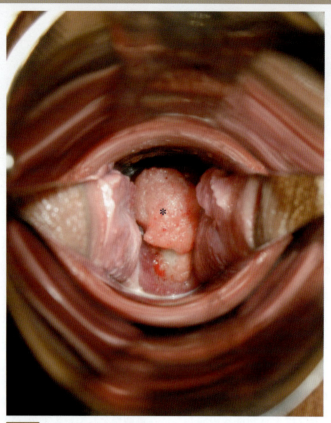

図1 コルポスコピー所見

妊娠34週の外来初診時の所見です。子宮腟部前唇に乳頭状に発育するコンジローマを認めました（*）。

尖圭コンジローマ

尖圭コンジローマは、ヒトパピローマウイルス（HPV）による性感染症です。HPVの中でも、主に6型と11型によって起こります。大小陰唇・会陰・腟前庭・腟・子宮腟部・肛門周囲・肛門内や尿道口に好発し、乳頭状・鶏冠状の腫瘤を形成します。尖圭コンジローマは妊娠中に急速に増大して出産後に縮小することがあり、おそらく妊娠中には細胞性免疫が低下することが関係すると推測されています[1]。

症例

24歳の初妊婦です。妊娠初期から妊娠32週まで近くの産婦人科を受診していましたが、特に異常は指摘されていませんでした。妊娠33週の妊婦健診時に、子宮腟部の前唇に乳頭状の腫瘤を認めたため、子宮腟部の尖圭コンジローマの疑いで当科を紹介され、受診しました。

クスコ診で、子宮腟部の前唇9時から3時方向に母指頭大の腫瘤を認めました（**図1**）。外来で経過観察中に腫瘤は増大し（**図2**）、分娩

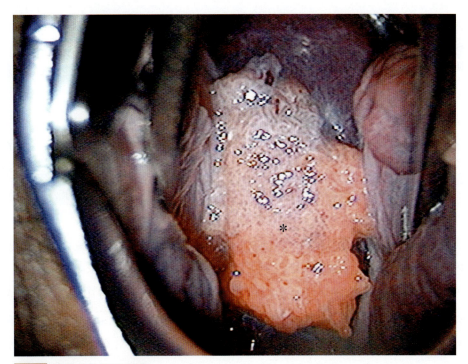

図2 妊娠37週の所見
乳頭状に発育したコンジローマは、外子宮口を覆うように増大していました（＊）。

方法に関して数回にわたってインフォームドコンセントを行った結果、帝王切開術での分娩が選択されました。妊娠38週0日に腰椎麻酔・硬膜外麻酔下に選択的帝王切開術を施行しました。母子共に問題はなく、術後7日目に退院しました。術後3ヵ月後の診察時には、子宮腟部の尖圭コンジローマは確認できませんでした。

尖圭コンジローマが妊娠に与える影響

尖圭コンジローマを合併している妊婦から経腟分娩で生まれた児に若年発症性咽頭腫（juvenile onset laryngeal papillomatosis）を発症することがあります[2]。これは、HPVの垂直感染が原因だといわれています。咽頭腫の発症頻度は1%以下だといわれていますが、あらゆる治療に抵抗して再発を繰り返し、気道閉塞を起こす難治性疾患です[1]。

帝王切開術で児への感染のリスクが減るという報告もありますが、帝王切開術で分娩した児でも咽頭腫を発症する例も報告[2]されており、一定の見解はありません。そのため、感染のリスクを減らす目的で分娩を帝王切開術にすることは認められていません。本症例とは別の症例ですが、産道を閉塞するような大きなコンジローマが存在する場合もあります。このような場合、あるいは経腟分娩時に腫瘤からの大量出血が予想される場合は、帝王切開術を勧めることもあります[3]。

少なくとも、HPVの産道感染のリスクがあることや、咽頭腫を発症する可能性があることについては説明しておく必要があるでしょう。

尖圭コンジローマ合併妊婦に対する治療法

　垂直感染の頻度は低いとされていますが、難治性の若年発症性咽頭腫のリスクを考えると、妊娠中にも治療を行うことが大切だと思われます。

　一般的に外陰部病変に対しては、イミキモドクリームを使用するのが第一選択ですが、妊婦に対しては、催奇形性はないものの、ごくわずかですが胎児への移行の可能性があり、また妊婦への使用経験がなく安全性が確立されていないため、治療上の有益性が危険性を上回ると判断される場合にのみ使用します[4]。そのほかには、外科的に切除する方法があります。

■冷凍療法

　液体窒素を用いて、1～2週間ごとに冷凍凝固を繰り返します。痛みが少なく、妊婦に対しても安全に行えます。

■電気メスによる切除

　最も治癒率が高い方法ですが、痛みを伴うため麻酔が必要になります。また、妊娠中は止血しにくいので注意が必要です。

■その他

　レーザー蒸散、インターフェロンの局所注射などがあります。

　いずれの方法も数カ月後に再発する可能性があるので、継続的にフォローすることが重要です。

（北島百合子・増崎英明）

● 参考文献
1) 藤田太輔ほか. "子宮腟部コンジローマ". 合併症妊娠. 改訂3版. 村田雄二編. 大阪, メディカ出版, 2011, 318-23.
2) Shah, K. et al. Rarity of cesarean delivery in cases of juvenile-onset respiratory papillomatosis. Obstet. Gynecol. 68(6), 1986, 795-9.
3) Workowski, KA. et al. Sexually transmitted diseases treatment guidelines, 2006. MMWR Recomm. Rep. 55 (RR-11), 2006, 1-94.
4) 日本産科婦人科学会／日本産婦人科医会編. "CQ103：外陰尖圭コンジローマの診断と治療は？". 産婦人科診療ガイドライン 婦人科外来編 2011. 東京, 日本産科婦人科学会, 2011, 6-7.

12 汎発性腹膜炎合併妊娠

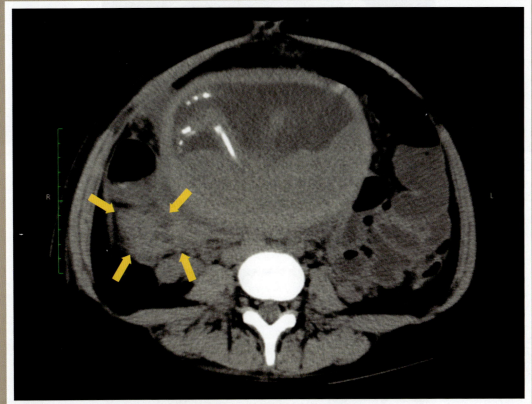

図1 急性虫垂炎による汎発性腹膜炎のCT画像
妊娠23週6日の汎発性腹膜炎の腹部CT画像です。腹部全体の痛みと発熱および腸閉塞（イレウス）症状を呈しました。腹部CTでは腫大した虫垂を認めました（↑）。

汎発性腹膜炎とは

汎発性腹膜炎とは、腹膜の炎症が腹腔全体に波及したもので、原因となるのは消化器系の炎症性疾患がほとんどです。重症化するとショック状態になります。妊娠に合併した場合、流早産や胎児死亡を起こすことがあり、さらに重症化すると妊婦が死亡する危険性もあります。

汎発性腹膜炎の原因疾患

汎発性腹膜炎の原因疾患として、急性虫垂炎、大腸憩室炎、急性胆嚢炎および急性膵炎などが考えられます。妊娠中に急性虫垂炎を発症した場合の胎児死亡率は2〜6%、早産率は4〜11%とされています[1]。

症例

症例は34歳の2妊1産婦で、妊娠23週3日に発熱と、右下腹部を中心とした腹部全体の痛みおよび腸閉塞症状を認めました。前医での腹部MRI（図2）で、急性虫垂炎による汎発性腹膜炎と診断されました。増大した子宮により

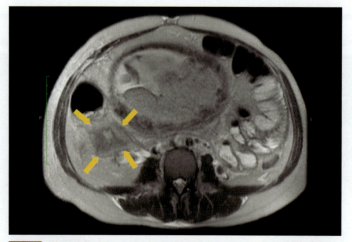

図2 急性虫垂炎による汎発性腹膜炎のMRI T2強調画像

前医で撮像した妊娠23週3日の汎発性腹膜炎のMRI所見です。腫大した虫垂（↑）と炎症所見を認めました。

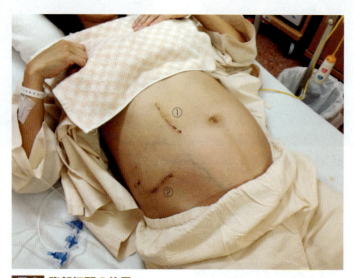

図3 腹部切開の位置

妊娠23週3日に虫垂炎から汎発性腹膜炎を生じた例です。前医では臍の右上部（①）で皮膚切開を行いましたが、虫垂を見つけることができず当院へ搬送されました。当院で再度腹部CTを施行し、右側腹部（②）で皮膚を横切開することにより、虫垂を切除することができました。

挙上された虫垂の位置を考慮し、臍の右上部で皮膚切開を行いました。しかし、虫垂を特定できず、腹腔内洗浄とドレナージのみで手術を終えました。術後に抗菌薬を投与しましたが病状は改善せず、術後3日目（妊娠23週6日）に当院へ紹介されました。

当院の腹部CTでは子宮右側、臍高の位置に腫大した虫垂を認めました（図1）。右側腹部で皮膚を横切開し、虫垂切除術および腹腔内洗浄とドレナージを行いました（図3）。術後に抗菌薬を投与し、炎症所見は軽快しました。子宮収縮が持続するため子宮収縮抑制薬の投与を

継続しました。

その後は安定して経過し、妊娠39週6日に2,760gの男児を経腟分娩しました。

原因疾患の鑑別

妊婦に右下腹部痛がある場合は、急性虫垂炎や大腸憩室炎を疑います。妊娠に合併した虫垂炎の圧痛点は、その18〜20%が右下腹部以外にあるといわれています[2]。日本人の大腸憩室は上行結腸に多く、憩室炎を発症すると右側腹部痛を起こすため、臨床症状のみでは虫垂炎と大腸憩室炎との鑑別は困難です。

上腹部に痛みを認める場合は、急性胆嚢炎や急性膵炎が疑われます。急性胆嚢炎はCharcotの三徴（右上腹部痛、高熱、黄疸）が特徴的です。急性膵炎の初発症状として、心窩部から側腹部や肩に放散する痛みがあります。

血液検査では、白血球数やCRP（C反応性蛋白）の上昇を認めます。急性胆嚢炎では胆道系酵素（ALP、LAP、γ-GTP）、急性膵炎では膵酵素（AMY、リパーゼ）の上昇を伴います。

原因疾患の鑑別には、超音波検査、腹部CTないし腹部MRIなどの画像検査が有用です。大腸憩室炎では大腸から突出する球状の像が認められます。急性胆嚢炎は胆嚢腫大、胆嚢壁の肥厚、嵌頓した胆石などで診断されます。急性膵炎では膵周囲の炎症性変化、膵腫大、膵実質の不均一化、嚢胞形成などが見られます。

汎発性腹膜炎の治療

汎発性腹膜炎の治療は、それぞれの原因疾患を治療することが大切です。切迫早産の併発や胎児状態の悪化に注意する必要があります。次に治療のポイントを示します。

①急性虫垂炎で保存的治療を選択した場合は、虫垂切除術に比べて敗血症や汎発性腹膜炎を起こす頻度が増加します[3]。妊婦の場合は特に汎発性腹膜炎を生じると胎児死亡が増えることから[4]、虫垂切除術が推奨されます[3,4]。子宮により虫垂が正常位置から挙上されたり、炎症に伴う癒着のために虫垂へのアプローチが困難になっていることがあり、画像検査で虫垂の位置を確認して、手術を行うことが肝要です。

②大腸憩室炎は抗菌薬投与による治療が原則ですが、重症化したり穿孔して汎発性腹膜炎になった場合には手術が必要です。

③急性胆嚢炎も抗菌薬投与が行われます。抗菌薬が奏功しない例、穿孔や腸閉塞を伴う例は外科的治療の適応です。

④急性膵炎では絶飲食による消化管の安静、胃管による胃液吸引、大量輸液などが行われ、多くは保存的治療で回復します。重症化を見逃さないことが大切で、膵膿瘍などを認めた場合には外科的治療が行われます。

（築山尚史・三浦清徳・増崎英明）

● 参考文献

1) McGory, ML. et al. Negative appendectomy in pregnant women is associated with a substantial risk of fetal loss. J. Am. Coll. Surg. 205(4), 2007, 534-40.

2) Mourad, J. et al. Appendicitis in pregnancy : new information that contradicts long-held clinical beliefs. Am. J. Obstet. Gynecol. 182(5), 2000, 1027-9.

3) Abbasi, N. et al. Management and outcomes of acute appendicitis in pregnancy-population-based study of over 7000 cases. BJOG. 121(12), 2014, 1509-14.

4) Cohen-Kerem, R. et al. Pregnancy outcome following non-obstetric surgical intervention. Am. J. Surg. 190 (3), 2005, 467-73.

13 子宮筋腫合併妊娠

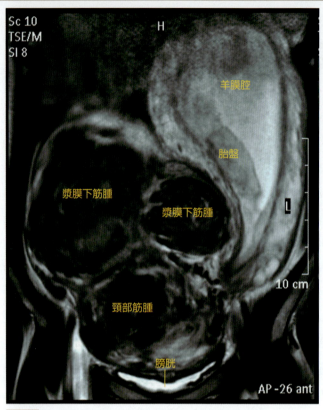

図1 腹部冠状面のT2強調画像（妊娠18週）

子宮の下半分を占める大きな3つの低信号の結節（筋腫）が認められます。妊娠経過が危ぶまれましたが筋腫核出術は行いませんでした。幸運にも大きな合併症は起こらず、妊娠37週に2,830gの男児を帝王切開で出産しました。

子宮筋腫合併妊娠とは

　子宮筋腫（筋腫）は子宮の平滑筋から発生する良性の腫瘍で、婦人科の腫瘍としては最もポピュラーです。妊娠中の人でも10人に1人くらいの割合で見られます。

　筋腫が子宮筋層のどの部分に発生したかによって漿膜下筋腫、粘膜下筋腫、壁内筋腫に分類しますが、はっきりと分けられないものもあります。数は1個ないし数個のことから、び漫性子宮平滑筋腫症といって、1cm以下の小さな、数えきれないほどの筋腫結節が子宮全体に広がっている例まであります。

　妊娠中は子宮の血流が増え、筋腫の増殖因子であるエストロゲンの血中濃度も高まります。しかし筋腫は大きくなることもありますが、ほとんど変わらないか、かえって小さくなる場合もあります。これは、エストロゲン以外にも発育を調節している因子があるからだと思われます。妊娠初期は大きくなり、中期以降は変わら

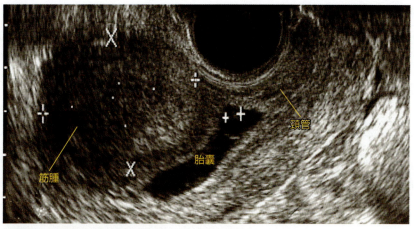

図2 子宮筋腫の経腟超音波像（妊娠6週）

筋腫は妊娠の初診でしばしば発見されます。子宮前壁に直径4cmの低エコーの結節が見られます。

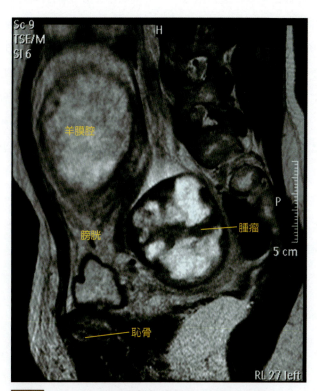

図3 MRI T2強調腹部矢状断面（妊娠14週）

内部に斑状の高信号域を伴う辺縁鮮明な低信号腫瘤が子宮後壁から発生しており、正常大の両側卵巣が別の断面で同定できました。液状変性した筋腫と診断しました。

表	子宮筋腫による主な妊娠合併症

- 流産・早産
- 胎児発育不全（FGR）
- 前期破水（PROM）
- 遷延分娩
- 常位胎盤早期剥離
- 骨盤位
- 分娩障害
- 弛緩出血

ないか小さくなる傾向があるようです。

筋腫はしばしば妊娠初期の超音波検査で見つかります（図2）。妊娠していないときと同じく、境界が明瞭で内部が不均一な低エコー領域を示します。妊娠中期以降で、筋腫の部位、数、大きさなどを正確に診断するにはMRIが適しています。T1強調画像では筋腫と正常筋層との信号差はあまりありませんが、T2強調画像では正常筋層とまったく異なる低信号の結節として描出されます（図1）。

筋腫があっても多くの妊娠は何事もなく経過します。一方、筋腫によるいろいろな合併症に悩まされる場合もあります（表）。

妊娠中に筋腫を見つけた場合は、胎盤や産道や児頭との位置関係をチェックします。胎盤の下に筋腫があると常位胎盤早期剥離を起こしや

すいとの報告があります。子宮体下部～子宮頸部にある筋腫は分娩障害の原因になります。

25％くらいの人は妊娠中、筋腫の部位に一致した痛みを訴えます。自然軽快することが多いのですが、強い痛みが続く場合は変性や茎捻転を疑います。どちらも白血球増多やCRPの上昇を伴います。炎症によりプロスタグランジンが産生されるので子宮収縮も起こってきます。画像上で変性所見を見ることができます（図3）。

子宮筋腫合併妊娠の治療

無症状の場合、あるいは強い症状があっても妊娠中である場合は筋腫核出術を行わないのが普通です。妊娠中の筋腫核出術は出血量が多く、子宮全摘術を要するおそれがあるからです。多くの場合、安静にして鎮痛薬や子宮収縮抑制薬を使用することで軽快します。硬膜外麻酔も有効です。これらが無効な場合は筋腫核出術を行いますが、羊膜腔と筋腫の間が十分離れている場合は比較的安全に手術ができます。

（中山大介・吉田至幸・増崎英明）

● 参考文献
1) Lefebvre, G. et al. Clinical Practice Gynaecology Committee, Society for Obstetricians and Gynaecologists of Canada. The Management of Uterine Leiomyomas. J. Obstet. Gynaecol. Can. 25(5), 2003, 396-418.

14 子宮筋腫による分娩停止

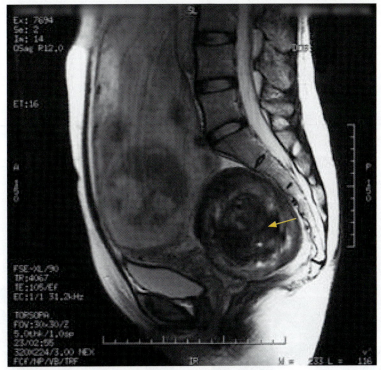

図1 選択的帝王切開術を行った子宮筋腫合併症例

子宮後壁から発生した有茎性の漿膜下筋腫（⬅）がダグラス窩に嵌頓しており、産道通過障害を来すことが強く予想される画像所見です。これに加えて児は骨盤位であり、選択的帝王切開術を行いました。

子宮筋腫と妊娠

子宮筋腫は生殖年齢の女性に最も多く見られる良性の腫瘍で、子宮筋腫合併妊娠の頻度は0.45～3.1%と報告されています[1]。近年、晩婚化や出産年齢の高齢化が進み、また、超音波検査が普及したことで、子宮筋腫合併妊娠の頻度は増加しています。妊娠して初めて産婦人科を受診し、その際に子宮筋腫が発見されることも珍しくありません。

子宮筋腫は発生部位によって、粘膜下筋腫、筋層内筋腫、漿膜下筋腫に分類されます。粘膜下筋腫は不妊や流産の原因となることがあり、漿膜下筋腫であればその可能性は低いと考えられます。妊娠中や分娩時に問題となるのは、主に筋層内筋腫です。

子宮筋腫が妊娠経過に伴い増大傾向を示す割合は約20～50%、不変のものは20～40%、縮小するものは10～30%といわれており[2,3]、妊婦の12.6～28%が筋腫部位に一致した強い疼痛あるいは下腹痛を経験します。妊娠の予後は比較的良好で、5cm以上の子宮筋腫であっても分娩週数、出生体重に差は見られません[4,5]が、妊娠中は切迫流産、切迫早産、妊娠末期の

表 妊娠・分娩・産褥において子宮筋腫が及ぼす可能性のある影響

妊娠中	分娩時	産褥期
・切迫流産、切迫早産 ・前期破水 ・胎児発育不全 ・子宮内胎児死亡 ・胎位異常 ・胎盤異常（前置胎盤、常位胎盤早期剝離） ・血栓・塞栓症 ・周辺臓器圧迫（水腎症、腎盂腎炎） ・急性腹症（筋腫変性、筋腫嵌入）	・胎位異常 ・陣痛異常（微弱陣痛） ・産道通過障害 ・常位胎盤早期剝離 ・弛緩出血	・産褥期出血 ・悪露停溜 ・産褥熱 ・子宮復古不全 ・血栓・塞栓症 ・筋腫変性・感染

（文献2より引用）

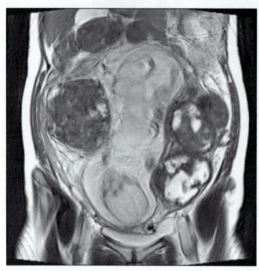

図2 切迫早産で長期入院を要したが、経腟分娩が可能であった多発筋腫の一例

子宮右側壁に10cm大、左側壁に7～8cm大の筋腫3個、子宮底部に8cm大をはじめとして、多発する筋層内筋腫を合併した症例です。切迫早産で妊娠27週より入院管理を要しましたが、児頭は筋腫よりも下降しており、経腟分娩で娩出可能でした。

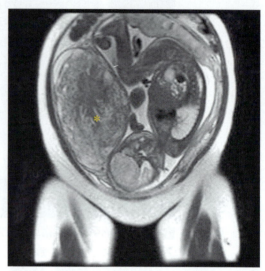

図3 経腟分娩を試みたが、分娩停止のため緊急帝王切開術を行った子宮筋腫合併症例

子宮前壁から右側壁にかけて20cm大の巨大な子宮筋腫（＊）を認めます。妊娠35週のMRIで児頭は筋腫より先進しており、経腟分娩を選択しました。妊娠38週に妊娠高血圧腎症を発症したため分娩誘発を行いましたが、有効陣痛にても分娩が進行せず、帝王切開術を行いました。

胎位異常、前置胎盤、常位胎盤早期剝離、羊水量の異常、妊娠高血圧症候群、前期破水の頻度が増加します。子宮筋腫が妊娠に及ぼす可能性のある影響を表[2]に示します。これらの諸症状は筋腫が5cm以上あるいは200cm^{3}以上のときに出現しやすいとされています[4〜6]。

子宮筋腫の評価と分娩様式の選択

筋腫核が子宮頸部または子宮体部下節にあり、明らかに産道通過障害の可能性がある場合、子宮腔の変形・狭窄によって骨盤位、横位、反屈位などの胎位、胎勢異常がある場合には選択的帝王切開術の適応です（図1）。超音波検査は胎位の確認や、個々の子宮筋腫の大き

さの評価に有用で、外来で簡単に施行できるという利点があります。しかし、子宮筋腫が大きい場合や、妊娠週数が進み子宮が大きくなると、その全体像を描出することが難しくなります。一方でMRIは、子宮筋腫の大きさや数、発生部位、変性の有無などの性状が超音波検査よりも詳細に評価することが可能であり、子宮筋腫と胎児（特に児頭）の位置を客観的に比較することで経腟分娩が可能であるか否かの判断を行うことにも役立ちます。従って、子宮筋腫による強い疼痛を訴える場合や（疼痛は子宮筋腫の変性に起因することが多い）、妊娠末期で分娩様式に迷うような例では超音波検査に

MRIを加えた評価が行われています。

児頭が子宮筋腫より先進している場合は、原則的には経腟分娩を目指します（**図2**）が、多発性の子宮体部筋層内筋腫や、単発であっても手拳大以上の筋層内筋腫がある場合には微弱陣痛となることがあります。また、児頭が先進していても筋腫が大きいと、通過障害により分娩停止となることがあります（**図3**）。このような症例においては、適切なタイミングで陣痛と分娩進行の評価を行い、帝王切開術を念頭に置いた厳重な分娩管理が必要です。

（東島　愛・増崎英明）

● **参考文献**

1) 日本産科婦人科学会／日本産婦人科医会編. "CQ501：妊婦から子宮筋腫合併妊娠の予後等について問われた時の説明は？". 産婦人科診療ガイドライン　産科編2011. 東京, 日本産科婦人科学会, 2011, 222-3.

2) 日本産婦人科医会. 合併症妊娠. 東京, 日本産婦人科医会, 2008, 64-7（研修ノート, No.80）.

3) Phelan, JP. Myomas and pregnancy. Obstet. Gynecol. Clin. North Am. 22(4), 1995, 801-5.

4) Koike, T. et al. Uterine leiomyoma in pregnancy : its

influence on obstetric performance. J. Obstet. Gynaecol. Res. 25(5), 1999, 309-13.

5) Vergani, P. et al. Large uterine leiomyomata and risk of cesarean delivery. Obstet. Gynecol. 109(2 Pt 1), 2007, 410-4.

6) Exacoustos, C. et al. Ultrasound diagnosis of uterine myomas and complications in pregnancy. Obstet. Gynecol. 82(1), 1993, 97-101.

15 子宮筋腫合併妊娠の妊娠中期中絶

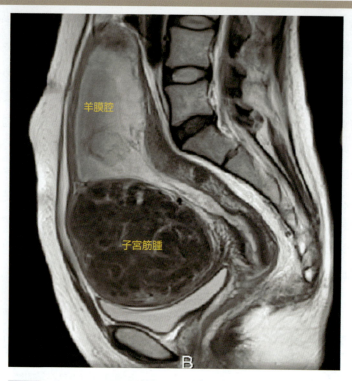

図1 MRI T2強調矢状断像
径10cm大の子宮筋腫が前壁の筋層から漿膜下に存在し、下縁は外子宮口付近に及んでいます。後壁にも5cm大の子宮筋腫を認めました。

子宮筋腫と妊娠中期中絶

　近年の出産年齢の高年齢化や画像診断の普及により、子宮筋腫合併妊娠が検出される頻度は増加傾向にあります。超音波検査では1.4〜3.9%の妊婦に子宮筋腫が見られると報告されています[1]。子宮筋腫合併妊娠の中期中絶についての報告は国内外でもまだ少ないですが、中絶時には通常の子宮筋腫合併妊娠と同様に考える必要があります。出口[2,3]は中期中絶では筋腫合併の頻度は2.3%で、35歳以上の高齢妊婦では12%が筋腫を合併していたと報告してい

ます。また、ラミナリア桿により子宮頸管を2日間拡張した後、プレグランディン®腟坐剤（PG、1mg/1錠）を後腟円蓋に3時間ごとに挿入し、投与開始後8時間以内に胎児、胎盤が娩出した場合を成功とすると、成功率は44.4%に過ぎず、その他の症例では多量出血が見られたり、器械的な子宮内容除去術の追加が必要であったとしています[2,3]。安全に中期中絶を行うために、症例ごとにリスクや患者背景を評価し、臨機応変に最適の方法を選択する必要があります。

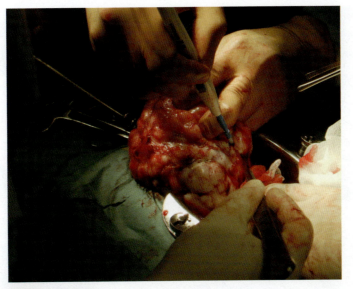

図2 術中写真
開腹して子宮前壁と後壁の子宮筋腫を核出した後、子宮内容除去術を施行しました。

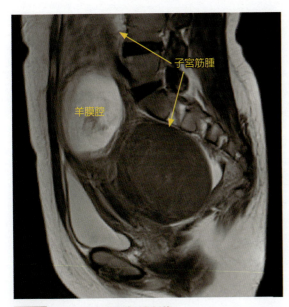

図3 MRI T2強調矢状断像
子宮後壁の漿膜下から筋層内に9cm大、底部にも6cm大の筋層内筋腫を認めました。

症例1

40歳、未婚の初妊婦です。前医で妊娠11週0日であると診断されています。そのほかに子宮筋腫を指摘され、妊娠12週0日に当科に紹介されました。患者は人工妊娠中絶を希望しました。超音波検査で子宮下部前壁に約10cm大の子宮筋腫を認めました。内診では外子宮口はpin-hole様で、後方に偏位していました。MRI検査では子宮筋腫は径10cmで、子宮前壁の筋層から漿膜下に存在し、子宮筋腫の下縁は外子宮口付近に及び、別に子宮後壁にも径5cmの子宮筋腫が認められました（図1）。子宮筋腫のため妊娠子宮は通常より増大し、そのため外子宮口から子宮内腔下端までは約10cm、外子宮口から子宮底までは約23cmでした。処置中に多量出血や産道の通過障害が起こった場合、子宮内容除去術は困難と考えられ、経腟的な中期中絶はリスクが高いと判断しました。また、患者は将来妊娠の希望があるということでしたので、子宮を温存するため開腹下に子宮筋腫核

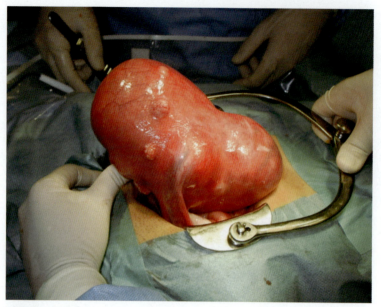

図4 摘出子宮
単純子宮全摘出術を行い、子宮ごと胎嚢を摘出しました。子宮前壁と後壁に大きな子宮筋腫を認めます。

出術を行い、同時に子宮内容除去術を行う方針としました。妊娠15週1日に全身麻酔と硬膜外麻酔下に手術を行いました。子宮前壁の子宮筋腫を核出後、経腟的に子宮内容除去術を行い、さらに子宮後壁の子宮筋腫も核出しました**（図2）**。術中の出血は500gで、輸血は不要でした。子宮内遺残はなく術後の出血も少量で、術後9日目に退院しました。

症例2

41歳、未婚の初妊婦で1年ほど前から子宮筋腫を指摘されていました。下腹部膨満感があり、前医を受診したところ超音波検査で径8cm大の子宮筋腫とその後方に胎嚢を指摘さ れ、管理目的で当科を紹介されました。内診では子宮腟部は前方に強く偏位しており、子宮は小児頭大で、子宮底、前壁およびダグラス窩に子宮筋腫を触知しました。胎児は頭殿長から妊娠13週相当で、子宮後壁に径9cm大の子宮筋腫を認めました。MRIで子宮後壁の漿膜下から筋層内に径9cm大、底部にも径6cm大の筋層内筋腫を認めました**（図3）**。患者に挙児希望はなく、子宮摘出の希望が強かったため、妊娠14週6日に腹式単純子宮摘出術を行いました**（図4）**。術中の出血は270gで術後の経過も問題なく、術後8日目に退院しました。

（下村友子・吉田　敦・増崎英明）

● 参考文献
1) Exacoustos, C. et al. Ultrasound diagnosis of uterine myomas and complications in pregnancy. Obstet. Gynecol. 82(1), 1993, 97-101.
2) 出口奎示. "合併症のある中期中絶". 妊娠中期中絶：安全な新手術法と管理. 第2版. 東京, 医学書院, 2011, 40-4.
3) 出口奎示. MRI検査により診断された子宮筋腫合併妊娠の中期中絶. 産婦人科の実際. 54(3), 2005, 535-40.

16 子宮奇形合併妊娠

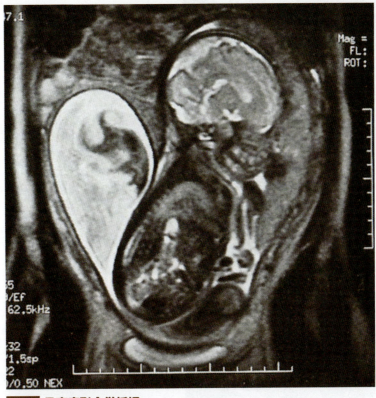

図1 子宮奇形合併妊娠
妊娠後期の MRI 所見です。不全中隔子宮の左側子宮に胎児が存在します。

子宮奇形とは

■子宮奇形の定義と分類

　胎生16週ごろまでに左右のミュラー管が癒合し、子宮および腟の上部3分の2が形成されます。この過程が障害されることにより、さまざまな奇形が生じます。子宮奇形は後述の薬剤関連のものを除いては原因不明です。アメリカ不妊学会の分類法[1]が広く用いられており、そこでは、Ⅰ.発育不全あるいは欠損、Ⅱ.単角子宮、Ⅲ.重複子宮、Ⅳ.双角子宮、Ⅴ.中隔子宮、Ⅵ.弓状子宮、Ⅶ.ジエチルスチルベストロール（diethylstilbestrol；DES）関連の7種に分類されています。DES は1970年代までアメリカで主に切迫流産の治療に用いられた合成エストロゲン製剤で、胎児期にそれに曝露した女性に見られた子宮奇形です。

■子宮奇形の頻度

　子宮奇形の頻度は報告によりさまざまですが、0.1～1％とされています。ただし、子宮奇形があっても自覚症状がなく気付かずに妊娠・出産していることも多いので、正確な頻度を知ることは困難です。習慣流産や不妊症の原因検索のために子宮卵管造影を行うとより高率に発

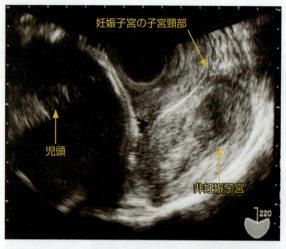

図2 妊娠39週の重複子宮
非妊娠子宮はダグラス窩に嵌頓しています。この症例は児頭が固定せず、帝王切開術で分娩しました。

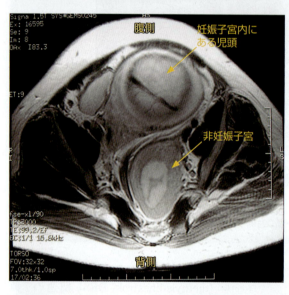

図3 妊娠40週の重複子宮
MRI所見（T2WI、水平断）です。非妊娠子宮がダグラス窩に嵌頓しています。

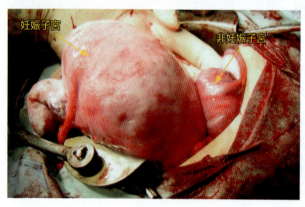

図4 重複子宮の帝王切開時の所見
右側子宮に妊娠していました。

見され、5〜10％ともいわれています[2]。奇形の種類としては弓状子宮、中隔子宮が最も多く、次いで双角子宮、重複子宮の順です[3]。子宮奇形を有する女性はしばしば尿路系の奇形を

合併することが知られています。また重複子宮では多くの場合、腟中隔を伴っています。

子宮奇形と妊娠

■子宮奇形の流早産のリスク

Ⅰ型以外では妊娠が可能です。しかし、子宮奇形を有する女性では流早産のリスクが高いことが知られており、その頻度は中隔子宮で最も高く、次いで双角子宮、単角子宮の順です[3]。流早産の原因として、中隔子宮、双角子宮では中隔部分に筋組織が豊富であり、局所的な子宮収縮が起こること、また血流の乏しい中隔部分に着床すると流産しやすいこと、単角子宮、重複子宮では子宮自体が小さいことなどが考えられます[4]。また妊娠が継続できたとしても、骨盤位や横位など児の胎位・胎勢異常の増加、胎児発育不全、微弱陣痛、また肥大した非妊娠子宮が骨盤内に嵌入し分娩進行の妨げになる、などの産科合併症が生じ、結果的に帝王切開になることが多いようです。子宮頸管無力症、妊娠高血圧症候群、産後出血とも関連するといわれています[5]。単角子宮の副角に妊娠した場合、異所性妊娠と同様に、妊娠20週ごろまでに子宮破裂のため大量出血を来すことがあります。

■子宮奇形合併妊娠の管理

子宮奇形の診断は、不妊症や妊娠時の診察において、視診、内診（双合診）、超音波検査（経腟・経腹）、子宮卵管造影などによりなされますが、確定診断には腹腔鏡検査が必要です。最近ではMRIでかなり正確に診断できます。また妊娠初期には異所性妊娠、子宮筋腫合併妊娠などとの鑑別が重要ですが、その際に経腟超音波検査が有用であるとの報告があります[6]。

無症状で、妊娠・出産に問題がなければ治療は不要ですが、流早産を繰り返す場合は、双角子宮では子宮形成術、中隔子宮では子宮鏡下中隔切除術の適応です。単角子宮や重複子宮は手術適応はありません。予防的子宮頸管縫縮術が有効との報告もあります[7]。

子宮奇形合併妊娠の取り扱いは、基本的には子宮奇形がない場合と同じですが、流早産、胎児発育異常および胎位異常には注意が必要です。大多数は経腟分娩が可能ですが、症例によっては帝王切開術を検討する必要があります。腟中隔があり分娩の妨げになる場合は、切除が必要になることもあります。

（松本加奈子・増崎英明）

●参考文献

1) American Fertility Society. The American Fertility Society classifications of adnexal adhesions, distal tubal occlusion, tubal occlusion secondary to tubal ligation, tubal pregnancies, Mullerian anomalies and intrauterine adhesions. Fertil. Steril. 49(6), 1988, 944-55.
2) 坂元正一ほか. "不妊・生殖内分泌". プリンシプル産科婦人科学. 東京, メジカルビュー社, 1997, 244-56.
3) 矢嶋聰ほか. "形態異常と損傷". NEW産婦人科学. 東京, 南江堂, 2004, 469-78.
4) Cunningham, FG. et al. "Abnormalities of the Reproductive Tract". Williams Obstetrics. 21st ed. New York, McGraw-Hill, 2001, 912-21.
5) Stubblefield, PG. et al. The clinical content of preconception care : reproductive history. Am. J. Obstet. Gynecol. 199(6 supple 2), 2008, S373-83.
6) 増崎英明ほか. 子宮奇形の妊娠初期. 周産期医学. 25, 1995, 77-83.
7) Golan, A. et al. Obstetric outcome in women with congenital uterine malformations. J. Reprod. Med. 37 (3), 1992, 233-6.

17 子宮奇形合併妊娠の3D所見

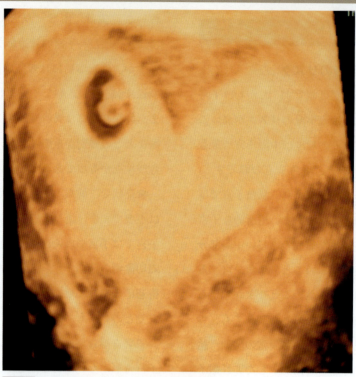

図1 中隔子宮の妊娠初期3D超音波像
中隔子宮の片方の子宮内膜に胎嚢および胎芽が認められます。

子宮奇形とは

子宮奇形には、弓状子宮、中隔子宮、双角子宮、重複子宮、および単角子宮などさまざまな形態があります（図2）。一般集団においては弓状子宮の頻度が最も高く、一方、流産既往などがあるハイリスク集団では中隔子宮の頻度が最も高いとされています[1]。一般女性における子宮奇形の頻度4.3%に比べて、不育症女性では12.6%と高いことが知られています[2]。

子宮奇形の診断

子宮奇形の診断のためには画像検査が行われます。MRIは非侵襲的な検査であり子宮の筋層も描出できるので、子宮奇形を診断するのには良い方法です。

3D経腟超音波は、任意の断層像を描出できるため、子宮内腔および筋層の形がはっきりと描出され子宮奇形の診断に有用です（図3～6）。

子宮奇形と妊娠

中隔子宮や双角子宮では、正常子宮の女性より流産しやすいことが知られています。特に中隔子宮は流産を繰り返すことがあります[4]。しかし必ず流産となるわけではないので、子宮奇形の治療を行うか否かについては慎重な判断が

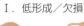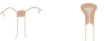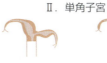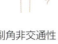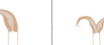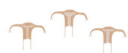

図2 米国生殖医学会による子宮奇形の分類

＊子宮は正常もしくはさまざまな異常型。 ＊＊2個の明瞭な頸管あり。 （文献3より引用）

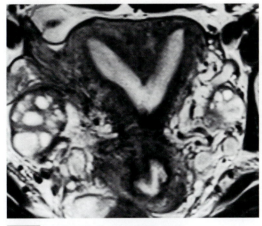

図3 中隔子宮のMRI画像診断

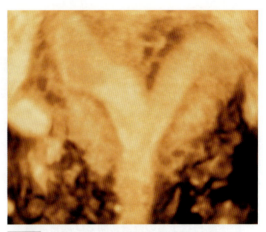

図4 中隔子宮の3D超音波画像診断

必要です[4]。また、流産以外にも早産や胎位異常のリスクが高いことが報告されています[5]。妊娠中の画像診断はほとんど超音波断層法で行っています。3D超音波を用いると妊娠初期の子宮奇形と子宮内の胎児の様子がよく分かります（図1, 7）。

子宮奇形の治療

子宮奇形、主に中隔子宮および双角子宮の治療には、開腹による子宮形成術が行われてきました。しかし近年、中隔子宮に対して子宮鏡による中隔切除が多く行われるようになってきており、妊娠予後を改善することが示されてきています[6]。

（井上統夫・増崎英明）

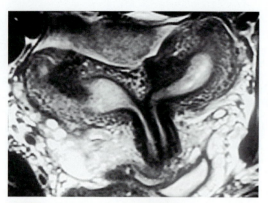

図5 双角子宮のMRI画像診断

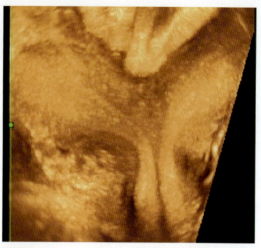

図6 双角子宮の3D超音波画像診断

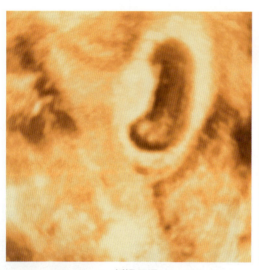

a. 妊娠7週

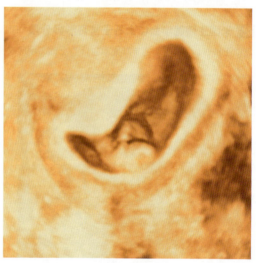

b. 妊娠10週

図7 弓状子宮の妊娠初期3D超音波像

● 参考文献

1) Chan, YY. et al. The prevalence of congenital uterine anomalies in unselected and high-risk populations : a systematic review. Hum. Reprod. Update. 17(6), 2011, 761-71.
2) Grimbizis, GF. et al. Clinical implications of uterine malformations and hysteroscopic treatment results. Hum. Reprod. Update. 7(2), 2001, 161-74.
3) The American Fertility Society classifications of adnexal adhesions, distal tubal occlusion, tubal occlusion secondary to tubal ligation, tubal pregnancies, müllerian anomalies and intrauterine adhesions. Fertil. Steril. 49(6), 1988. 944-55.
4) The Practice Committee of the American Society for Reproductive Medicine. Evaluation and treatment of recurrent pregnancy loss : a committee opinion. Fertil. Steril. 98(5), 2012, 1103-11.
5) Chan, YY. et al. Reproductive outcomes in women with congenital uterine anomalies : a systematic review. Ultrasound Obstet. Gynecol. 38(4), 2011, 371-82.
6) Zlopasa, G. et al. Uterine anomalies and pregnancy outcome following resectoscope metroplasty. Int. J. Gynaecol. Obstet. 98(2), 2007, 129-33.

第**3**章

妊娠初期

01 体外受精・胚移植

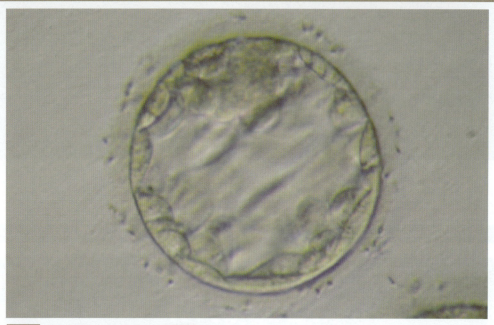

図1 体外培養5日目のヒト胚盤胞
体外受精・胚移植は不妊治療の一つで、精子および卵子を文字通り体外で受精させ、培養器の中でしばらく発育させたのちに子宮の中に戻すものです。図は体外培養5日目のヒト受精卵（胚）で、たくさんの細胞に囲まれた胞胚腔の中には、これから胎児のもとになる細胞（内細胞塊）ができつつあります。

体外受精・胚移植の治療の流れ

1978年にルイーズ・ブラウンという女の子がイギリスで生まれました。彼女は体外受精・胚移植（in-vitro fertilization and embryo transfer；IVF-ET）により出生した最初の成功例で、以後30年の間に、これらの技術は急速に普及するとともに改善され、不妊に悩むカップルにとって多くの福音をもたらしました。しかし一方で、ヒトの生殖に新たな形態を生むこととなり、倫理的な諸問題が発生することとなりました。また、多胎の増加など周産期医療にも影響を及ぼしています。ここでは、IVF-ETにおけるヒト受精卵の発育過程を提示し、体外受精・胚移植について解説します。

IVF-ETは不妊治療の手技の一つで、顕微受精などの配偶子操作や内視鏡などを含めた生殖補助医療（assisted reproductive technology；ART）の中核をなす医療技術です。まず排卵直前の卵胞から卵子を採取し、採取した精液を調整して、培養液中の卵子に一定の数の精子を添加するか、あるいは顕微受精により直接卵子の細胞内に精子を注入します。その後一定期間、培養液中で培養し、発育した受精卵（胚）を子宮腔内に注入（胚移植）します。これらの手技を効率よく行い妊娠率を高めるために、種々の薬剤を使用して排卵誘発を工夫したり、黄体刺激・ホルモン補充療法を組み合わせて行

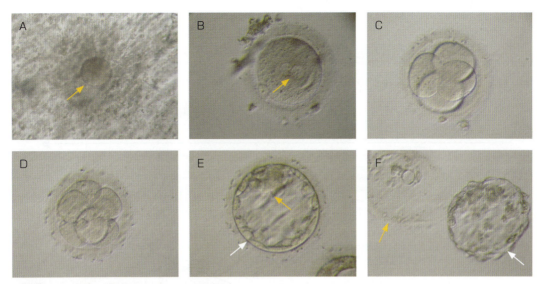

図2 体外受精・胚移植における胚発育

A：採卵されたばかりの卵（↑）。放射状に顆粒膜細胞を伴っています。B：採卵後1日目、媒精17時間後の受精卵。雌雄の前核（↑）が認められます。透明帯には精子や顆粒膜細胞が付着しています。C：採卵後2日目、4細胞期胚。割球は均等な大きさです。D：採卵後3日目、8細胞期胚。割球は均等な大きさですがサイズは縮小し、細胞質のフラグメンテーション（断片化）はほとんど認められません。E：採卵後5日目。胚盤胞に到達、胞胚腔が形成され、内細胞塊（↑）と外栄養膜細胞（↑）に細胞分化が開始しています。外栄養膜細胞の外側には菲薄化した透明帯が存在します。F：ハッチング（孵化）して透明帯（↑）から脱出した胚盤胞（↑）。

います。IVF-ETでは、月経周期に沿ったスケジュールの中で、医師、胚培養士、看護師、カウンセラー、コーディネーター、検査技師、薬剤師など複数の医療従事者が関わり治療がなされます（図3）。

2006年の日本産科婦人科学会の統計によれば、のべ9万例に約14万周期の治療が行われ、およそ2万人が出生しています[1]。つまりわが国の出生数の1～2％はARTによるものだということであり、もはや特殊な治療ではないことを示しています。しかしながら、その成功率（生児獲得率）は約20％に過ぎず、保険診療は認められておらず、いまだ自費診療で行われています。

体外培養受精卵（胚）の発育

採卵は、ホルモン製剤を駆使した調節卵巣刺激で複数の卵胞を発育させ、経腟超音波装置を用いて、麻酔下に専用の穿刺針で行います。採卵直後の卵は周囲に放射状に顆粒膜細胞を伴っています（図2A）。顕微授精の場合は卵子を裸化するため、ヒアルロニダーゼで処理した上でピペッティングにより顆粒膜細胞を除去します。媒精後約16～19時間ごろに雌雄の前核が確認されます（図2B）。発育の早い胚では媒精後24時間ごろまでに最初の細胞分裂が起こり、2細胞期胚になります。さらに16～18時間後に4細胞期胚になります（図2C）。発育良好の場合、採卵後第3日目には8細胞期胚に到達します（図2D）。その後分裂が進み、割球間でタイトジャンクションが形成されコンパクションが起こり、桑実胚になります。採卵後第5日目には胞胚腔が形成され、胎児になる内細胞塊と胎盤になる外栄養膜細胞とに分かれ、胚盤胞にな

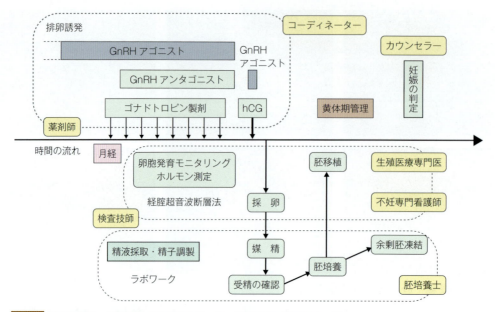

図3 体外受精・胚移植（IVF-ET）の一般的なプロトコール

体外受精・胚移植は、生殖医療専門医・専門看護師が中心となって、その他のさまざまな医療専門職の協力のもとに治療が進められます。排卵誘発のための調節卵巣刺激では、種々の薬剤を使用し、その評価には頻回のホルモン検査や超音波検査を行うため、薬剤師や検査技師の協力が必要です。採卵や胚移植といった手技は医師と看護師が行いますが、顕微受精などの精子や卵子の取り扱い（ラボワーク）は専門の胚培養士が行います。また、複雑で専門的な治療のため、患者への治療に関する情報提供や精神的なサポートを行う治療コーディネーターや心理カウンセラーの役割は大きいといえます。

ります（図2E）。その後、胚盤胞は拡大して透明帯を脱出し、孵化します（図2F）。こののち胚は子宮内膜上皮へ接着し着床を開始します。

胚移植と余剰胚の凍結

　一定の段階に到達した胚は子宮腔内に移植されます。以前は、一定の妊娠率を確保するために複数個の胚を子宮腔内に戻すことが容認されていました。一方で多胎の発生が問題となり、周産期医療に多大な影響を及ぼすようになったため、移植胚数を制限する必要が生じ、最近では移植胚数は原則1個とすることが推奨されています[2]。胚移植後に余剰胚が生じた場合には凍結し、その後に融解胚移植を行います。その際は、採卵から胚培養までの手続きが不要なため、患者の負担軽減につながります。凍結方法も進歩しており、新鮮胚移植周期と同等の（あるいはそれ以上の）妊娠率が得られるようになっています[1]。凍結技術は、移植胚数を限定した場合、採卵周期ごとに一定の妊娠率を担保するための重要なART手技であるといえます。

（北島道夫・増崎英明）

● 参考文献

1) 斉藤英和ほか．平成19年度倫理委員会登録・調査小委員会報告：2006年分の体外受精・胚移植等の臨床実施成績および2008年3月における登録施設名．日本産科婦人科学会雑誌．60(6), 2008, 1230-53.

2) 日本産科婦人科学会．会告：生殖補助医療における多胎妊娠防止に関する見解．日本産科婦人科学会雑誌．60(5), 2008, 1159.

02 顕微授精

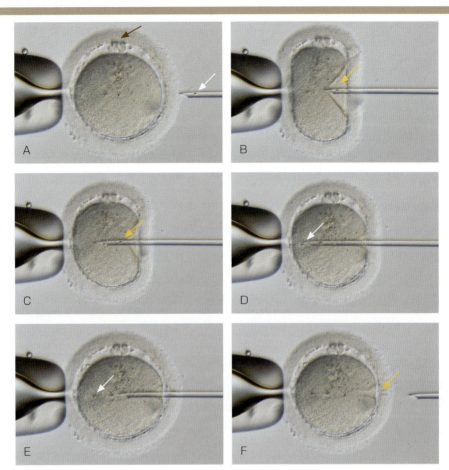

図 Intracytoplasmic sperm injection (ICSI)

A：紡錘体を穿刺しないように第一極体（↓）が12時または6時方向になるように卵子を固定します。精子（↓）をインジェクションピペットの先端に保持します。
B：インジェクションピペットが卵細胞を取り囲む透明帯を通過した後、先端が卵細胞膜に到達したところです。さらにインジェクションピペットを進め、卵細胞膜を伸展させます（↓）。
C：卵子の直径の半分から3分の2の位置までインジェクションピペットを進め、吸引をかけ卵細胞膜を穿破します（↓）。
D：精子を卵細胞質内に確実に注入します（↓）。
E：精子（↓）が卵細胞質内に残っていることを確認しながら、インジェクションピペットを抜いていきます。
F：インジェクションピペット抜去後に卵細胞膜は修復されます（↓）。

生殖補助医療の発展と普及

体外受精から開始された生殖補助医療は、顕微授精および培養や胚凍結技術の進歩と普及に加え、晩婚化・晩産化という社会事情も相まって、わが国での治療数は増加の一途をたどっています。顕微授精の一種である卵細胞質内精子注入法（intracytoplasmic sperm injection；

ICSI）は、重度の男性因子の不妊症（乏精子症・精子無力症など）・受精障害において選択される受精方法で、極めて細いピペット針を直接卵子の細胞質に穿刺して1個の精子を注入するものです。

わが国における顕微授精による治療周期数は増加傾向で、2003年以降は通常の体外受精の治療周期数を上回り、2014年では年間およそ14万周期となりました[1]。また、副作用回避などのために、得られた受精卵（胚）をいったん凍結して保存し、その後に融解して胚移植を行う治療周期（数）も増加しており、2014年では年間およそ15万周期に達しています[1]。

ここでは、乏精子症と診断され、ICSIを行って受精卵を凍結し、その後に融解胚移植で妊娠し出産した例を紹介します。

症　例

31歳の未産婦です。28歳で結婚後、2年経過しましたが妊娠せず、挙児希望のため前医を受診しました。人工授精を6回施行しましたが妊娠せず、ICSIを勧められ当院へ紹介されました。

当院で精液検査を行ったところ、精液量3.2mL、濃度400万/mL、運動率50%、直進率40%であり、乏精子症と診断しました。男性因子以外の不妊因子のスクリーニング検査では特に異常は認められませんでした。以上より、原発性不妊症・乏精子症の診断でICSIの適応であると判断しました。

採卵のための調節卵巣刺激法はGnRH（gonadotropin-releasing hormone）antagonist法を選択しました。消退出血2日目から、ゴナ

ドトロピン製剤を7日間、皮下注射しました。発育卵胞径が14mmに達した後にGnRH antagonistの皮下注射の併用を開始しました。複数の卵胞が18mm以上であることを確認した後、hCG（ヒト絨毛性ゴナドトロピン）1万単位を筋肉注射しました。そして、静脈麻酔下に経腟超音波断層法による採卵術を施行しました。穿刺卵胞数13個、採卵数は10個でした。

採卵直後の卵子は卵丘細胞と複合体を形成した状態であり、前培養後にヒアルロン酸分解酵素で卵丘細胞を除去しました。射出精液所見は、精液量0.3mL、濃度80万/mL、運動率62.5%、直進率37.5%であり、swim up法にて精子を回収し、成熟卵と判断した9個にICSIを施行しました（**図**）。ICSI後は5日間培養し、2個が胚盤胞に到達しました。卵巣過剰刺激症候群を回避するため全胚凍結とし、胚盤胞2個をガラス化法で凍結しました。その後、ホルモン補充周期で融解胚移植を行い、凍結から回復した胚盤胞を1個移植したところ妊娠が成立しました。

黄体補充療法は妊娠9週まで行い、その後は妊娠管理のため、近医産婦人科に紹介しました。同院で、妊娠40週4日に経腟分娩しました。3,746gの男児でApgarスコアは1分値9点／5分値9点でした。

考　察

不妊症では、男性側に原因がある場合が約半数とされ、生殖年齢男性の約8%に相当します[2]。わが国における男性不妊症の分類と頻度は、造精機能障害が82.4%と最も多く、性機能障害が13.5%、閉塞性精路障害が3.9%、その他が

0.2％とされています[3]。1992年にヒトのICSIによる妊娠・分娩例が初めて報告されています。それまで通常の体外受精では妊娠が困難であった重度の乏精子症・精子無力症・受精障害例でも妊娠・出産が可能になりました。近年の生殖補助医療技術の進歩に伴い、未受精卵子凍結や、未成熟卵を体外で培養し成熟させるin vitro maturation（IVM）、精巣から精子を採取するtesticular sperm extraction（TESE）における媒精にもICSIは必要な技術とされています。

　実際の臨床におけるICSIのポイントは、①良好な精子を選別すること、②精子を不動化すること、③精子を確実に卵細胞質内に注入することです。不動化した精子を卵細胞質内に注入します。インジェクションピペットは卵細胞を取り囲む透明帯を通過した後に、卵細胞膜に到達します（**図-A・B**）。卵細胞膜は伸展性があり、伸展させた状態で卵細胞膜を穿破し（**図-C**）、卵細胞質内に確実に精子を注入します（**図-D・E**）。インジェクションピペット抜去後に卵細胞膜は修復されます（**図-F**）。

　その後、受精卵を培養します。培養技術の進歩により、最近では5〜6日間で胚盤胞まで体外で培養することができるようになりました。また、凍結および融解技術が進歩し、2014年の報告では、生殖補助医療における出生児の76.8％が凍結融解胚移植による妊娠例です[1]。

（谷口　憲・北島道夫・増崎英明）

● **参考文献**

1) 平成27年度倫理委員会 登録・調査小委員会報告. 2014年分の体外受精・胚移植等の臨床実施成績および2016年7月における登録施設名. 日本産科婦人科学会雑誌. 68(9), 2016, 2077-121.

2) Hwang, K. et al. Contemporary concepts in the evaluation and management of male infertility. Nat. Rev. Urol. 8(2), 2011, 86-94.

3) 厚生労働省子ども・子育て支援推進調査研究事業. 我が国における男性不妊に対する検査・治療に関する調査研究. 2016. http://www.yokohama-cu.ac.jp/res_pro/researcher/pdf/h27kourou_yumura.pdf [2016. 1. 16]

03 ウェルニッケ脳症

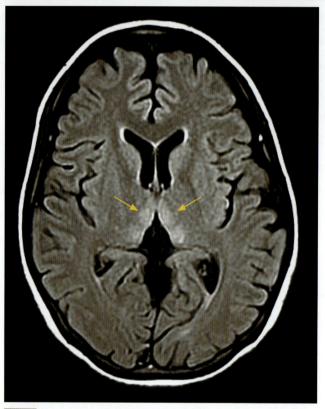

図1　ウェルニッケ脳症のMRI所見①
意識障害出現当日のMRI（FLAIR画像）です。初診時にはウェルニッケ脳症に特徴的な視床の高信号域（⬇）を認めました。

妊娠悪阻とは

　妊娠悪阻は、「妊娠によって起こる消化器症状を主徴とする、つわりの症状が悪化し、食物の摂取が損なわれ栄養障害を来し、体重減少のほか、種々の症状を呈し治療を必要とする状態になった場合」と定義されています[1]。つまり、軽症＝つわり、重症＝悪阻と理解するとよいでしょう。以下に簡単につわりと悪阻についてまとめますが、両者を明確に区別する基準はありません。

■ つわり
- 主な症状：悪心、唾液量の増加、全身倦怠感、頭痛、眠気、食欲不振、嗜好の変化
- 症状の経過：一過性。
- 頻度：全妊娠の50〜80％で、初産婦に多い。
- 症状の出現時間：早朝空腹時の症状が強い。
- 治療・管理：日常生活や食事の工夫で対応。

■ 妊娠悪阻
- 主な症状：1日中続く頻回の嘔吐、食事摂取困難、5kg以上の体重減少、脱水・飢餓状態。
- 症状の経過：不可逆性になることがある。

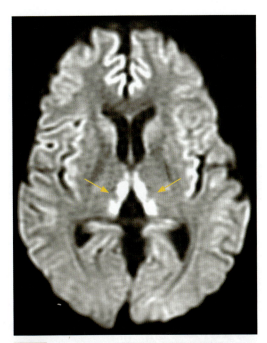

図2 ウェルニッケ脳症のMRI所見②
意識障害出現当日のMRI（拡散強調画像）です。視床の高信号域（⬇）を認めます。

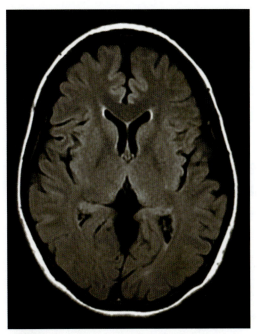

図3 ウェルニッケ脳症のMRI所見③
退院1カ月後のMRI（FLAIR画像）です。退院1カ月後には大幅に改善しています。この症例は早期発見と早期治療開始により、後遺症を残すことなく治療できました。

- 頻度：全妊娠の1〜2％。初産婦に多いが、重症化するものは経産婦に多い。
- 治療・管理：医学的介入が必要。

妊娠悪阻の治療と予防

つわりの症状は妊娠5〜6週ごろから出現し、症状の多くは一過性で妊娠12〜16週ごろまでに自然に消失します。妊娠初期を過ぎてもつわりの症状が増悪し、治療が必要と判断された場合、妊娠悪阻と診断され、原則として入院安静とします。病状が進行すると電解質や酸塩基平衡の異常を来し、腎障害にまで至る場合があります。最終的に脳・神経症状が現れると、生命予後もよくない場合があります。また、ビタミンB_1欠乏によるウェルニッケ脳症を生じると、後遺症を残すこともありますので、このような状態になる前に治療を行うことが必要です。

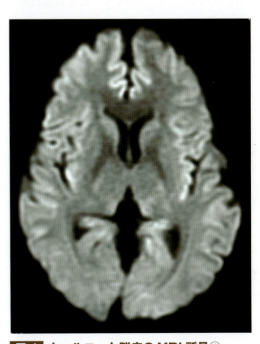

図4 ウェルニッケ脳症のMRI所見④
退院1カ月後のMRI（拡散強調画像）です。

また、食道炎・胃十二指腸疾患・虫垂炎など
の消化器疾患や、前庭機能異常・脳腫瘍・精神
疾患など、嘔吐の原因となる他の疾患との鑑別
が重要で、これらを除外することが必要です。

■妊娠悪阻の治療

軽症の場合、特に治療の必要はありません
が、つわり（軽症）の段階での医学的介入が悪
阻への進展を予防するといわれています。

●食事療法

好きなものを少量頻回に摂取する。悪心・嘔
吐が強く、食事療法ができない場合は、輸液療
法に切り替える。

●輸液療法

明確な基準はないが、脱水の理学的所見や
5％以上の体重減少、尿ケトン体強陽性が続く
例や経口水分摂取不能例では輸液を行うべきで
ある。5～10％のブドウ糖入り電解質輸液を1
日1,000～3,000mL、ケトーシスが改善するま
で行う。ウェルニッケ脳症の発生予防のため、
ビタミンB_1の補填は必須である。絶食の場合
や末梢からの輸液療法によっても体重減少が続
く場合は、高カロリー輸液を行うことがある。

●薬剤投与

妊娠悪阻の発症時期（妊娠5～16週ごろ）は
胎児の器官形成期に当たり、薬剤による胎児へ
の影響が懸念されるため、薬剤の使用は必要最
小限とする。

●人工妊娠中絶

種々の治療によっても治療効果がなく、発
熱、黄疸、意識障害など全身状態が著しく悪化

した場合に考慮される。

* * *

悪阻は深部静脈血栓症のハイリスク因子で
す。悪阻による脱水や長期臥床などは静脈血栓
を誘発します。肺塞栓症を予防するためにも、
悪阻に対する適切な治療が必要です。

■妊娠悪阻の予防

妊婦用総合ビタミン剤を妊娠前から適正量服
用すると、つわりが予防できるという報告がい
くつかあります。ただし、用量を守り、ビタミ
ンAの過剰摂取（催奇形性あり）には気を付
けなければなりません。

ウェルニッケ脳症

ウェルニッケ脳症はビタミンB_1が不足して
発症します。三大症状は、①眼球運動障害（外
眼筋まひにより内斜視になる）、②運動失調
（小脳性）、③意識障害（無欲、傾眠傾向から昏
睡、せん妄、錯乱など）、です。

悪阻で栄養不足の患者に点滴で栄養を補給し
たときに起こるビタミンB_1需要量の急激な増
加によって、慢性的なビタミンB_1欠乏症が悪
化したときに生じやすく、予防のためには悪阻
患者へ輸液を行う際に、糖を含んだ電解質液中
にチアミン（ビタミンB_1）を添加することが必
要です。なお、ウェルニッケ脳症では、MRIで
特徴的な画像が見られます（図1～4）。症状
から本症が疑われた場合は内科医に相談し、大
至急チアミンを大量注射しなければなりません。

（東島　愛・増崎英明）

●参考文献

1) 日本産科婦人科学会編．"妊娠悪阻"．産科婦人科用語集・用語
解説集．改訂第2版．東京，金原出版，2008，258．
2) 日本産科婦人科学会／日本産婦人科医会編．"CQ201：妊娠悪

阻の治療は？"．産婦人科診療ガイドライン 産科編2011．東
京，日本産科婦人科学会，2011，67-9．

04 絨毛性疾患

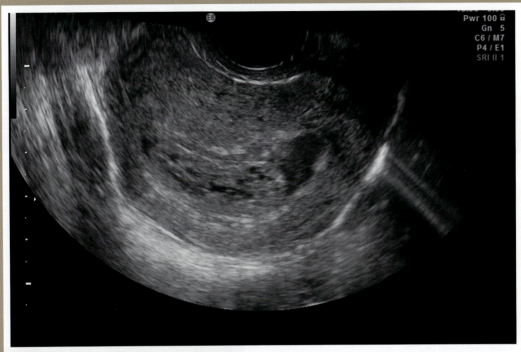

図1 胞状奇胎（妊娠早期）の超音波所見
妊娠早期の胞状奇胎は典型的な超音波所見を呈さず、稽留流産と紛らわしいことも少なくありません。流産物は絨毛の水腫化の有無を確認することが必要です。

絨毛性疾患とは？

　絨毛性疾患は絨毛を覆う栄養膜（細胞性栄養膜細胞、合胞体栄養膜細胞、中間型栄養膜細胞）に異常を来す疾患で、妊娠に伴い発生します。絨毛が囊胞化した胞状奇胎と絨毛細胞由来の癌である絨毛癌（細胞性栄養膜細胞、合胞体栄養膜細胞由来）、胎盤部トロホブラスト腫瘍（placental site trophoblastic tumor、中間型栄養膜細胞由来）、存続絨毛症などがあります。

胞状奇胎

　本来は樹枝状突起である絨毛が囊胞化した病態で、約500妊娠に1例の割合で見られます。妊娠初期よりつわりや不正性器出血が見られます。妊娠週数に比べて子宮が大きく軟らかく、超音波で囊胞の存在を示す vesicular pattern（図1,2）が認められるほか、奇胎組織から多量に分泌される hCG によりしばしば卵巣腫大（黄体囊胞）を認めます。胞状奇胎は以下の2種類に分けられます。

①**全胞状奇胎**

　絨毛の全てが囊胞化しており、胎児成分は認められません。

②**部分胞状奇胎**

　絨毛の一部が囊胞化しているか、あるいは胎

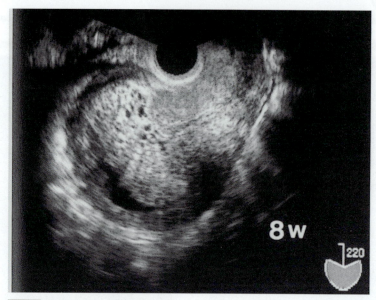

図2 全胞状奇胎の超音波所見
子宮内に充満する腫瘤の中に大小さまざまな囊胞像を認め（vesicular pattern）、胞状奇胎に特徴的な所見です。

児成分が認められます。

治療には子宮内容の除去を行います。胞状奇胎で注意すべきは、再発しやすく、絨毛癌に進展する可能性があり、厳重な術後管理（hCGを定期的に測定します）が必要であることです。特に40歳以上では絨毛癌の発生頻度が高くなるため、挙児希望のない場合には子宮全摘術も考慮されます。

全胞状奇胎の95%は核型が46,XXで、残りの5%が46,XYです。本症の大半は何らかの理由により核のない卵子ができ、46,XXは1匹の半数体の精子（23,X）が入り込み2倍化する、あるいは2匹の精子（23,X）が受精して発生します。23,Xと23,Yの精子が受精すると46,XYとなり、これが5%の少数派です。これらは精子由来の遺伝子しか持たないので、雄性発生と呼ばれます。部分胞状奇胎は、健常卵子に2精子が受精することなどで発生します。

絨毛癌

絨毛細胞由来の癌（**図3**）で、妊娠性絨毛癌（妊娠時に子宮壁に存続した絨毛細胞が突然変異を起こし増殖したもの）と非妊娠性絨毛癌（胚細胞性腫瘍の一種で、さまざまな分化能を有する腫瘍細胞が絨毛細胞に似た形態をとって増殖したもの）とに分けられますが、ほとんどは前者です。正常妊娠・胞状奇胎・流産いずれの妊娠からも生じ、癌化までの期間も幅広く、特に正常妊娠から発生する場合は妊娠後数カ月から10数年までさまざまです。月経異常、不正性器出血、尿中・血中hCG高値を認めます。確定診断は病理組織所見で、絨毛構造が消失していることが特徴です（胞状奇胎は囊胞化しているものの絨毛構造が残っています）。

絨毛癌は、特に肺や脳に転移しやすいことが特徴です。治療は単純子宮全摘術および化学療

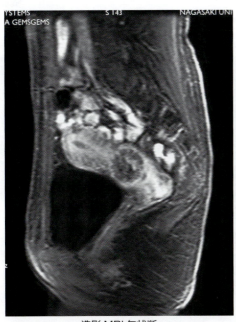
造影 MRI 矢状断

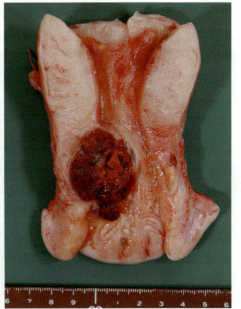
摘出子宮肉眼像

図3 絨毛癌
27歳。経腟分娩後9カ月目に不正性器出血を機に診断されました。出血・壊死の強い3cm大の腫瘤を認め、組織学的に絨毛癌と診断されました。多発肺転移も認め、単純子宮全摘術の後に化学療法を行いました。

法を行いますが、挙児希望のある場合は化学療法（多剤併用化学療法が中心）を行います。転移に対しては放射線療法が行われることもあります。

絨毛性疾患の進展

侵入奇胎とは、胞状奇胎の治療後の管理中に発見されることが多く、嚢胞が子宮筋層に侵入しているものです。侵入奇胎を発症する可能性は、全胞状奇胎で10数％、部分胞状奇胎で3％程度といわれています。侵入奇胎は絨毛癌と同様に転移しやすいことが特徴です。臨床的に侵入奇胎もしくは絨毛癌が疑われた場合、挙児希望がなければ単純子宮全摘術を行い、組織学的に診断を確定します。しかし妊娠に伴って発生する本症の性質上、妊孕性温存を希望している女性が多いため、「絨毛癌診断スコア」により臨床的侵入奇胎、臨床的絨毛癌[1]などとの鑑別を行い、それぞれに応じた全身化学療法を行います。全胞状奇胎からは比較的高率に侵入奇胎や絨毛癌が発生します。hCGによる術後管理は極めて重要です。

（東島　愛・増崎英明）

● 参考文献
1) 日本産科婦人科学会・日本病理学会編．絨毛性疾患取扱い規約．東京，金原出版，1995，8-19．

05 胎児共存奇胎

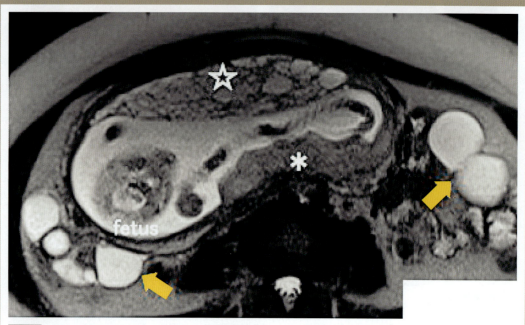

図1 胎児共存奇胎のMRI所見（T2横断像）

妊娠18週の胎児MRI画像です。子宮内の囊胞化絨毛部分（☆）と正常胎盤（＊）とは明瞭に区別されます。両側卵巣腫大を認めます（↑）。

胎児共存奇胎とは

　胎児共存奇胎とは、子宮内に正常胎児と全胞状奇胎とが双胎として発生する病態です。胎児共存奇胎の発症頻度は、およそ10万妊娠に1例です。部分奇胎と異なり児の染色体異常を伴わないため、妊娠継続により生児を得たという報告もあります。つまり、胎児共存奇胎と部分奇胎とで、妊娠の転帰や母体の合併症および続発症の発症率が異なるため、両者を鑑別して管理する必要があります。

検　査

　超音波断層法で子宮内に胎児と囊胞化絨毛とが存在するとき、部分奇胎もしくは胎児共存奇胎を考えます。画像検査のみでは両者の鑑別は困難であり、診断の確定には染色体検査、遺伝子型検査（DNA多型解析）、免疫組織学的検査（$p57^{Kip2}$およびTSSC3）などが必要です[1,2]。

妊娠の転帰と母体合併症および続発症

　胎児共存奇胎のうち妊娠24週まで妊娠を継続できるのは約40％とされており、わが国の報告では妊娠22週以降まで妊娠を継続できた23例中16例（69％）が生児を得たとされています[3]。

　一方で、母体合併症として、性器出血、重症

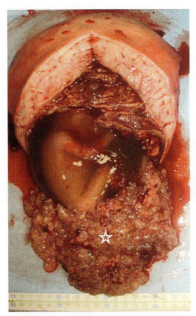
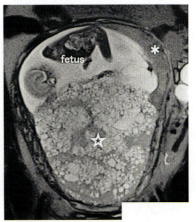

術前のMRI（T2冠状断像）

図2 MRI所見（T2冠状断像）と摘材写真
子宮内に奇胎部分（☆）と正常胎盤（❀）と胎児を認めます。

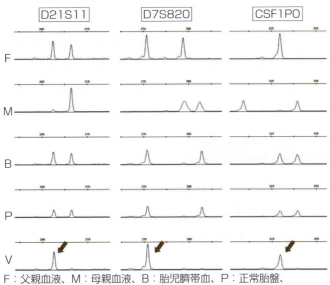

F：父親血液、M：母親血液、B：胎児臍帯血、P：正常胎盤、
V：囊胞化絨毛組織

図3 DNA遺伝子型解析

DNA遺伝子型解析の結果です。3つのマイクロサテライトマーカーにおいて、胎児臍帯血および正常胎盤の遺伝子型はヘテロ接合で、父親由来のアレルと母親由来のアレルとを認めます。一方、囊胞化絨毛組織の遺伝子型はホモ接合で、父親由来のアレルのみであり（↓）、母親由来のアレルは認められません。DNA遺伝子型解析により、本症例は正常胎児・胎盤および1精子受精による全胞状奇胎との共存であることが明らかになりました。

妊娠悪阻、妊娠高血圧症候群、子宮増大による流早産、子宮内胎児死亡などが挙げられます。胎児共存奇胎では、妊娠を継続した例の約23％に妊娠高血圧症候群を発症したとの報告があります。また、胞状奇胎の初回治療後は、存続絨毛症や絨毛癌に注意して管理します。存続絨毛症の発症率は、部分胞状奇胎単独で2～4％、全胞状奇胎単独で10～20％であるのに対し、胎児共存奇胎の場合では約35％と高くなります。

管理方針

胎児共存奇胎を疑う場合は、母体合併症による流早産の可能性や続発症（存続絨毛症や絨毛癌）の発症リスクについて、両親への十分な説明が必要です。また、妊娠終了後に、遺伝学的解析を行うことが極めて重要です。分娩終了後は定期的に血中hCGを測定し、hCGの減衰パターンを観察します。経過非順調型のときは、転移の有無を検索して、化学療法を開始します。

症　例

症例は39歳、4妊2産婦。排卵誘発で妊娠が成立し、妊娠初期から近医で妊婦健診を受けていました。妊娠17週に子宮内に異常陰影を認め、当院を紹介されました。

初診時、子宮は妊娠週数に比して著明に腫大（臍上3横指）していました。経腹超音波断層像では、子宮内に胎児とmultivesicular patternを呈する囊胞化絨毛部分とを認め、それと正常胎盤部分は別個に存在し、双胎妊娠の片方が全胞状奇胎であることが疑われました。MRIでも同様の所見が得られました（**図1**）。

初診時の検査所見は、血中hCG値が902,292 mIU/mL、また血圧が138/70 mmHgと上昇傾向を認め、尿蛋白は1＋でした。十分なインフォームドコンセントを行った結果、両親は妊娠中断を選択しました。今後の挙児希望はなかったため、子宮摘出術を行いました。摘材所見は術前のMRI所見と同様に、肉眼的に囊胞化絨毛部分と正常部分との境界が明瞭でした（**図2**）。組織学的には、囊胞化絨毛部分の免疫染色で全胞状奇胎を支持する結果でした。また、囊胞化絨毛部分の遺伝子型検査で雄性発生であり（**図3**）、正常胎児（46,XY）と全胞状奇胎（46,XX）との双胎妊娠と診断しました。

術後は順調に血中hCGの低下を認めており、画像検査でも再発や転移の所見はありません。

（淵　直樹・三浦清徳・増崎英明）

● **参考文献**

1) 増﨑英明. "絨毛性疾患". 臨床産科超音波診断：画像でみる産科学. 改訂2版. 大阪, メディカ出版, 2009, 86-90.
2) 日本産科婦人科学会／日本病理学会. "絨毛性疾患の分類". 絨毛性疾患取扱い規約. 第3版. 東京, 金原出版, 2011, 16-21.
3) Sebire, NJ. et al. Outcome of twin pregnancies with complete hydatidiform mole and healthy co-twin. Lancet. 359(9324), 2012, 2165-6.

06 妊娠初期の急性腹症

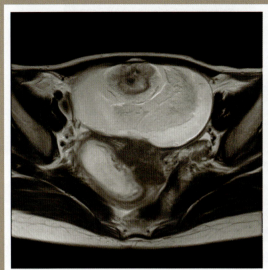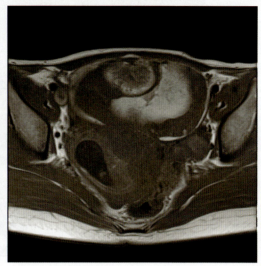

図1 卵巣腫瘍合併妊娠のMRI所見
妊娠子宮の前面に成熟嚢胞性奇形腫を認めます。茎捻転があり、腹腔鏡下に核出術を行いました。

妊娠中の急性腹症の特徴

　妊娠中の急性腹症の原因には、妊娠経過の異常によるもの、合併する婦人科疾患によるもの、他科領域の疾患によるものなどがあります。

　妊娠中は妊娠による生理的変化や増大子宮による解剖学的位置の変化を来すため、その点を考慮して理学的所見、血液検査あるいは画像診断を評価する必要があります。一方、画像診断の中には、X線による被曝など妊娠中に制約を受ける検査があり、急性腹症の診断に困難を来す場合もあります。

　迅速な診断と治療が母体あるいは胎児の予後に大きく影響することがある一方で、胎児への影響を考慮した薬物の選択が必要で、緊急手術が行われることもしばしばです。診断あるいは治療の目的で行われる腹腔鏡下手術は、開腹手術と比べ安全性は遜色ないとされています。ただし、妊娠初期に手術を行う際には、麻酔や手術が胎児に及ぼす影響についての考慮が必要です。

妊娠初期の急性腹症

　妊娠初期に急性腹症を来す疾患を、**表**に示します[1]。

■ 妊娠経過の異常によるもの

　代表的な疾患は流産と異所性妊娠です。流産の頻度は、妊娠反応は陽性を示したものの、超音波断層法で子宮内に妊娠を確認できる前に流産したものを含めると15%に達するといわれています。多くは子宮出血を伴い、強い下腹痛が周期的に出現します。

　異所性妊娠の頻度は、全妊娠の1%とされています。hCG測定の簡易化と経腟超音波装置の普及により、異所性妊娠の診断は以前に比べ

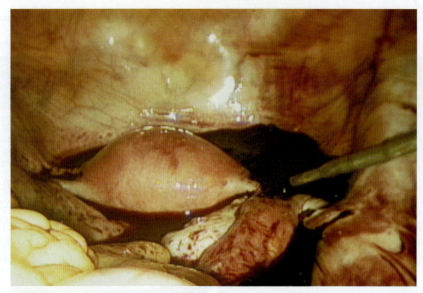

図2 妊娠初期の卵巣出血の腹腔鏡画像
腹腔鏡下に血腫の除去を行い、出血部位を凝固止血しました。

早期に行うことができるようになりました。異所性妊娠部位からの出血が腹膜を刺激して、強い痛みが出現すると考えられます。全身状態が良好な例では、腹腔鏡下手術はよい適応になります[2]。

■ **婦人科疾患によるもの**

付属器腫瘍の茎捻転あるいは破裂によるもの、子宮筋腫の変性や漿膜下筋腫の捻転などが痛みの原因として挙げられます。妊娠初期の付属器腫瘍は、真性腫瘍に比べてルテイン嚢胞や出血性黄体嚢胞が多く認められます。これらの嚢胞も茎捻転や破裂を来すことがあります。当科で妊娠初期の急性腹症に対して施行した腹腔鏡下手術のうち異所性妊娠を除いたものは9例で、そのうち8例がルテイン嚢胞の破裂による出血でした。いずれも血腫除去および電気凝固止血術のみで手術を終了しています（**図2**）。他の1例は卵巣腫瘍茎捻転と判断され、嚢胞核出術が施行されましたが、病理検査ではルテイン嚢胞の捻転でした。ルテイン嚢胞の破裂と診断された症例の平均腹腔内出血量は515mL（233〜850mL）でした。

■ **婦人科以外の疾患によるもの**

産婦人科領域以外の疾患では、消化器疾患と泌尿器疾患がほとんどです。消化器疾患の中では急性虫垂炎が最も多く、500〜2,000妊娠に1例発生するとの報告があります[3〜5]。手術のタイミングを誤ると重症化し、母体、胎児ともに危険な状態に陥ることがあり、妊娠中であっても積極的な対応が望まれます。

妊娠中の急性腹症の診断と治療において、超音波検査と腹腔鏡検査および腹腔鏡下手術が有用であるとの報告は多くなされています。疾患によっては緊急手術を要するものもあるため、産婦人科領域の疾患だけでなく他科領域の疾患も念頭に置き、迅速で的確な診断と治療を行うためには他科の医師の応援を依頼することも重要です。

表 妊娠初期に急性腹症を来す疾患	
妊娠経過の異常	異所性妊娠、（切迫）流産
婦人科疾患	付属器腫瘤の茎捻転、卵巣嚢胞の破裂、卵巣出血、漿膜下筋腫の茎捻転、子宮筋腫の変性
消化器疾患	急性虫垂炎、潰瘍性大腸炎、大腸憩室炎、胃・十二指腸潰瘍穿孔、絞扼性イレウス、急性胆嚢炎、胆石症
泌尿器疾患	尿路結石、急性膀胱炎、急性腎盂腎炎
その他	腸管膜動脈血栓症

（文献1より一部引用改変）

妊娠初期に手術を行う際には、麻酔や手術による胎児への影響についての十分な説明が必要でしょう。

（平木宏一・増崎英明）

● 参考文献

1) 日本産婦人科医会. 痛みの診断と治療. 日本産婦人科医会研修ノート. 75, 2006, 19-24.
2) 平木宏一ほか. 子宮外妊娠. ペリネイタルケア. 26 (8), 2007, 758-61.
3) Mazze, RI. et al. Appendectomy during pregnancy : a Swedish registry study of 778 cases. Obstet. Gynecol. 77(6), 1991, 835-40.
4) Babaknia, A. et al. Appendicitis during pregnancy. Obstet. Gynecol. 50(1), 1977, 40-4.
5) Gomez A, et al. Acute appendicitis during pregnancy. Am. J. Surg. 137(2), 1979, 180-3.

07 異所性妊娠

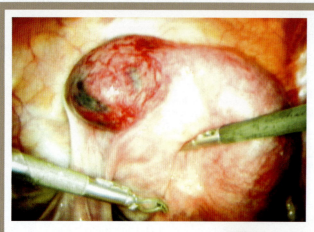

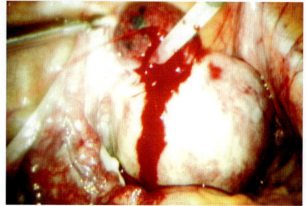

図1 間質部妊娠の腹腔鏡所見
血管が著明に増生し破裂寸前でした（上）。ピトレシン®を局注すると表面が自壊し、勢いよく出血し始めました（下）。

異所性妊娠とは

　異所性妊娠とは文字通り子宮外の妊娠のことです。英語ではectopic pregnancyと表記します。子宮内膜への着床である正所性妊娠に対する用語で、実際には正所性妊娠以外はすべて異所性妊娠です**（図2）**[1,2]。頻度は、全妊娠の0.5～1%とされています。発生部位で最も頻度が高いのは卵管で98%以上を占め（膨大部＞峡部＞間質部）、その他の部位は腹膜、卵巣の順です。

異所性妊娠の治療

■異所性妊娠の診断

　近年の経腟超音波装置の普及とhCG測定の簡易化に伴い、異所性妊娠の診断は以前に比べてより早期に行えるようになってきました。現在でも、多量の腹腔内出血によりショックを呈する例に遭遇することがありますが、その頻度は激減しています。それに伴い腹腔鏡下手術の適応例が増加しています。しかし、異所性妊娠の確定診断は術前にはなかなかつきません。確定診断とは、超音波断層法で子宮外に胎児心拍

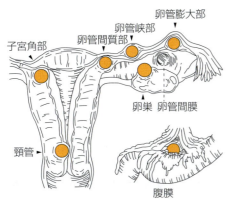

図2 妊卵の主な着床部位[1,2]

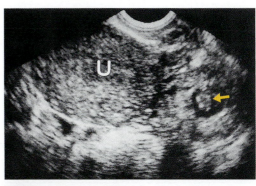

図3 子宮外の胎芽像

経腟法で、左付属器領域に胎嚢および心拍を伴う胎芽（⇦）を認めます。U：子宮

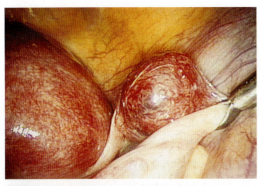

図4 卵管峡部妊娠の腹腔鏡所見

卵管間膜が非薄化し、卵管内容物が透見できます。卵管の破裂はなく、腹腔内に出血はありませんでした。

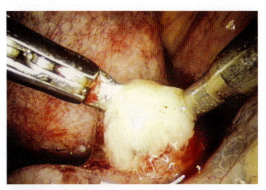

図5 絨毛の摘出の腹腔鏡所見

卵管に linear salpingotomy を行い生理食塩液を注入すると、絨毛が浮き上がってきます。絨毛は一塊として摘出できました。

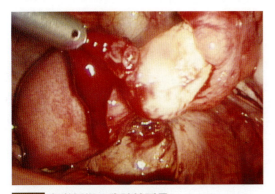

図6 卵巣妊娠の腹腔鏡所見

異所性妊娠の中で頻度は1％以下です。卵巣表面に絨毛組織が付着しています。絨毛を摘出しましたが、出血が持続していたため正常卵巣組織を含め楔状に切除しました。

を確認することです（図3）。その頻度は10％未満で、それ以外の多くの場合は無月経、下腹痛、子宮出血などの臨床症状に加え、妊娠反応は陽性にもかかわらず超音波検査で子宮内に胎児を認めない、腹腔内出血を認めるなどの、いわば状況証拠の積み重ねで異所性妊娠を疑い、手術に踏みきることになります。

■ 腹腔鏡下手術

腹腔鏡下に行う異所性妊娠の手術は、卵管保存手術後の絨毛遺残率が高いものの[3〜6]、術後卵管開通率[4,5]、および次の妊娠が正常である率は開腹手術と同等であり[3〜6]、反復異所性妊娠率は少ない傾向にあります[3〜6]。また、腹腔

表1 異所性妊娠の所見と手術成績

	保存手術成功率
卵管破裂	50%（7/14）
卵管未破裂	75%（125/167）
最大径　＜5cm 　　　　≧5cm	77%（99/129） 65%（36/55）
血中hCG値＜10,000IU/L 　　　　　≧10,000IU/L	86%（140/162） 4%（1/28）
胎児心拍陽性	41%（7/17）

（文献7より引用）

表2 保存手術後の卵管疎通率（HSGないしSLL）

	患側卵管疎通率	対側卵管疎通率
間質部	75%（3/4）	75%（3/4）
峡　部	71%（10/14）	92%（12/13）
膨大部	84%（75/89）	85%（78/92）
采　部	83%（5/6）	100%（6/6）
計	82%（93/113）	86%（99/115）

HSG；子宮卵管造影
SLL；second look laparoscopy

（文献7より引用）

鏡下手術の大きなメリットである低侵襲性は疑う余地がありません。そのため比較的全身状態が良好な例では、腹腔鏡下手術はよい適応になります（図1,4〜6）。

■保存手術

表1[7]、**表2**[7]に当科の手術成績を示します。私たちが行っている卵管妊娠の保存手術は、卵管を摘出せずに線状切開を加え、卵管内容物を除去する方法（線状切開術）または卵管膨大部〜采部妊娠に対して卵管膨大部から卵管采まで切開する方法です。線状切開術を行った際に、卵管間膜の縫合を行わなくても術後の卵管開通率および妊娠率に差がない[8,9]という報告があり、必ずしも縫合操作は必要ではないと考えられます。

保存手術の適応で絶対的な条件は挙児希望があることです。保存手術を行った場合、無事に卵管を温存できる例と、出血のコントロールができなかったり卵管の損傷が大きくなったりなどの理由で卵管を切除（salpingectomy）せざるを得ない例があります。保存手術の真の目的は、ただ卵管を温存するだけでなく卵管本来の機能の保存にあります。

（平木宏一・増崎英明）

● 参考文献

1) 足高善彦. "子宮外妊娠". 生殖医学. 森崇英ほか編. 東京, 金原出版, 1994, 684-94,（産婦人科学書, 1）.

2) McElin, TW. "Ectopic pregnancy". Obstetrics and Gynecology. 3rd ed. Danforth, DN., ed. New York, San Francisco, London, Harper & Row Publishers, 1977, 336-57.

3) Hajenius, PJ. et al. Interventions for tubal ectopic pregnancy. The Cochrane database of systematic reviews. DOI : 10. 1002/14651858. CD000324.

4) Vermesh, M. et al. Management of unraptured ectopic gestation by linear salpingotomy : a prospective, randomized clinical trial of laparoscopy versus laparotomy. Obstet. Gynecol. 73, 1989, 400-4.

5) Lundorff, P. et al. Laparoscopic surgery in ectopic pregnancy. Acta. Obstet. Gynecol. Scand. 70, 1991, 343-8.

6) Murphy, AA. et al. Operative laparoscopy versus laparotomy for the management of ectopic pregnancy : A prospective trial. Fertil. Steril. 57, 1992, 1180-5.

7) 平木宏一ほか. 子宮外妊娠保存手術後の妊娠率と再発率. 産婦人科の世界. 58(4), 2006, 81-6.

8) Tulandi, T. et al. Treatment of tubal ectopic pregnancy by salpingotomy with or without tubal suturing and salpingectomy. Fertil. Steril. 55, 1991, 53-5.

9) Fujishita, A. et al. Laparoscopic salpingotomy for tubal pregnancy : comparison of linear salpingotomy with and without suturing. Hum. Reprod. 19, 2004, 1195-200.

08 卵管間質部妊娠の超音波 3D 所見

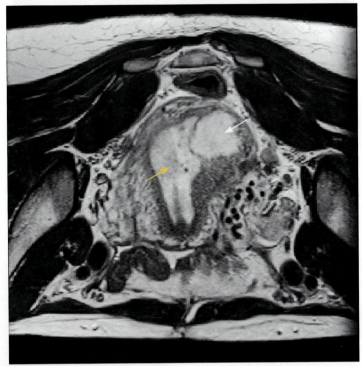

図1 当科初診時のMRI画像
右卵管間質部にGS（◁）を認めます。子宮内膜（➡）とは離れています。

はじめに

　異所性妊娠は、受精卵が子宮腔以外の場所に着床する状態をいいます。異所性妊娠の95％以上は卵管妊娠ですが、その中でも卵管間質部妊娠は頻度が少なく、まれな疾患です[1]。卵管間質部妊娠は、破裂して腹腔内に大量出血を起こす危険性が高いため、適切に診断し治療を行うことが大切です。

卵管間質部妊娠の診断

　卵管間質部妊娠の場合、経腟超音波検査を行うと、受精卵が着床する子宮体部の内膜ではなく、子宮内膜と隔たった部位にGSが認められます（図2）。しかし、経腟超音波検査が普及した現在であっても、卵管間質部妊娠の診断は必ずしも容易ではなく、正常の子宮内妊娠として経過観察中に卵管間質部が破裂、腹腔内大量出血を起こして初めて卵管間質部妊娠であったと気付くこともあります。

　また、卵管間質部妊娠を疑っても、経腟超音波検査のみでは子宮角部付近の内膜に着床した正常子宮内妊娠との鑑別が困難なことがあります。このような場合には、3D経腟超音波検査（3D-TVUS［transvaginal ultrasound］）やMRIが着床部位の同定に有用です[2,3]。また、挙児

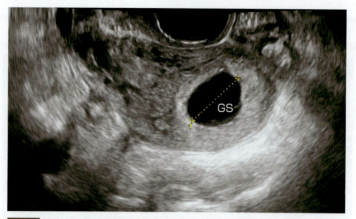

図2 卵管間質部妊娠の経腟超音波画像（妊娠10週）
子宮正中矢状断面の内膜にはGSを認めず、プローブを側方に動かすとGSが出現しました。一見して正常妊娠に見えますが、実際は卵管間質部妊娠でした。

希望がない場合には子宮内膜試験掻爬術を行って鑑別することもあります。

卵管間質部妊娠の治療

卵管間質部が破裂して腹腔内出血を起こした場合には、開腹または腹腔鏡による緊急手術が行われます。卵管間質部妊娠は子宮摘出を必要とすることが多いのですが、近年ではhCG（human chorionic gonadotropin：ヒト絨毛性ゴナドトロピン）測定法や経腟超音波検査の発達によって卵管間質部妊娠が無症状・未破裂の状態で診断されることも経験するようになりました。このような場合には、ごく初期であれば病変部の楔状切除によって子宮を温存できることがあります。

また、妊婦の子宮温存の希望が極めて強い場合、病変の大きさや血中hCG値によってはメトトレキサート（methotrexate；MTX）による薬物療法が選択できる症例もあります[4,5]。しかし、わが国では異所性妊娠に対するMTX療法は保険適応外であるため、事前に妊婦へ十

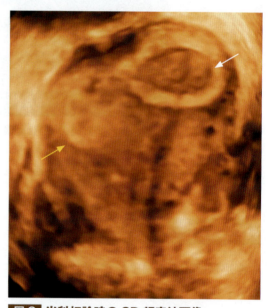

図3 当科初診時の3D超音波画像
GS（⇐）は子宮内膜（⇒）とは離れており、卵管間質部にあります。

分な説明を行い同意を得る必要があります。

症例

症例は36歳の5妊2産の女性です。無月経のため近医を受診したところ、右卵管間質部妊娠を疑われ、妊娠10週に精査加療目的で当科

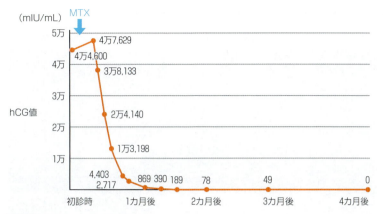

図4 血中hCG値の推移

MTX投与後に血中hCG値は速やかに下降し、4カ月後には測定感度以下になりました。

へ紹介されました。

当科初診時の経腟超音波検査では子宮の右に偏位したGSを認め、子宮内膜と離れているように見えました（**図2**）。経腟超音波検査のみでは詳細な妊娠部位の同定が困難であったため、3D-TVUSを行いました。3D-TVUSではGSが子宮内膜から離れた右卵管間質部に認められ（**図3**）、MRIでも同様の所見が確認されました（**図1**）。右卵管間質部妊娠と診断し、子宮全摘手術を勧めましたが、妊婦が子宮温存を強く希望したため、MTX全身投与（50mg/m^2を筋肉内に1回注射）を施行しました。MTX投与後、血中hCG値は速やかに下降し、MTX投与後4カ月には測定感度以下の値まで低下しました（**図4**）。

おわりに

経腟超音波検査で卵管間質部妊娠が疑われた場合、MRIで確定診断を行います。一方、3D-TVUSは任意の垂直3方向の画像を簡便かつリアルタイムに得ることができ、今後は卵管間質部妊娠の診断における有用性が期待されます。

（宮下紀子・村上　亨・井上統夫・小松菜穂子・本石　翔・増崎雅子・野口将司・渡邊　灯・増崎英明）

● 参考文献
1) Bouyer, J. et al. Sites of ectopic pregnancy : a 10 year population-based study of 1800 cases. Hum. Reprod. 17(12), 2002, 3224-30.
2) Filhastre, M. et al. IInterstitial pregnancy : role of MRI. Eur. Radiol. 15(1), 2005, 93-5.
3) Júnior, EA. et al. Three-dimensional transvaginal sonographic diagnosis of early and asymptomatic interstitial pregnancy. Arch. Gynecol. Obstet. 275(3), 2007, 207-10.
4) Hiersch, L. et al. Effectiveness of medical treatment with methotrexate for interstitial pregnancy. Aust. N. Z. J. Obstet. Gynaecol. 54(6), 2014, 576-80.
5) Poon, LC. et al. How feasible is expectant management of interstitial ectopic pregnancy? Ultrasound Obstet. Gynecol. 43(3), 2014, 317-21.

09 子宮頸管妊娠

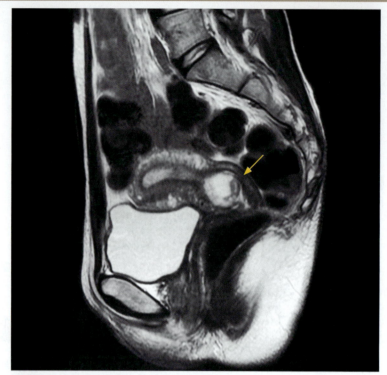

図1 子宮頸部の胎嚢（MRI T2強調矢状断像）
子宮頸部が腫大し、胎嚢を認めます（⬇）。

子宮頸管妊娠とは

　子宮頸管妊娠は、異所性妊娠のうち妊卵が子宮頸管粘膜に着床・発育した妊娠で、全異所性妊娠の1％、全妊娠の2,500〜1万8,000例に1例と、極めてまれな疾患です[1,2]。子宮頸管は脱落膜の形成が乏しく、絨毛が容易に子宮筋層に侵入しやすいこと、さらに、着床部位が子宮動脈の流入部に近く血流が豊富なことから、容易に大出血を起こします。以前は人工妊娠中絶や流産手術における大量出血を契機に初めて診断され、止血が困難なためにしばしば子宮摘出が必要とされてきました。

　近年、経腟超音波断層法の普及により早期診断が可能になり、メトトレキサート（methotrexate；MTX）を用いた薬物療法や子宮動脈塞栓術（uterine artery embolization；UAE）などの導入で子宮を残し妊孕性を温存できる症例も増えつつあります[3〜5]。

診　断

　経腟超音波を用いた子宮頸管妊娠の診断基準を**表**に示します[3]。子宮頸部に胎嚢があれば子宮頸管妊娠が疑われ、同部位に胎児心拍を確認できれば子宮頸管妊娠と診断できます。子宮頸管妊娠と鑑別を要するものに子宮頸管流産があ

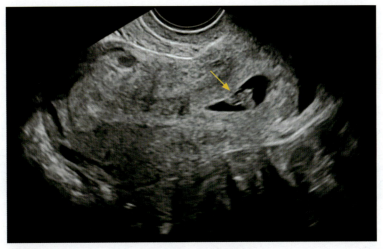

図2 妊娠6週5日における経腟超音波画像
子宮頸部に胎嚢と心拍を伴う胎芽を認めました（➡）。

りますが、流産であれば、胎嚢の位置は経時的に移動します。また、子宮頸管妊娠であればhCG値は上昇し、流産では下降します。両者の鑑別が困難な場合には、経腟超音波断層法とhCGの経時的な観察を行うことが重要です。そのほか、Naboth卵（ナボット）なども鑑別が必要です。

治療

子宮頸管妊娠と診断されて大出血した場合には、挙児希望がなければ子宮全摘出術が最も根治性の高い治療法ですが、子宮頸管妊娠では子宮頸部の血流が豊富なため、通常の子宮全摘出術よりも出血が多くなる傾向があるので注意が必要です。産婦が妊孕性の温存を希望し、出血が少ない場合には、MTXの全身投与あるいは局所投与が行われます。さらに、出血を可能な限り減少させる方法として、UAEが、単独ないしMTX療法との併用で行われるようになってきており、以前は子宮摘出を余儀なくされてきた症例についても子宮を温存できる例が増え

表 経腟超音波断層法による子宮頸管妊娠の診断基準

①子宮腔内に胎嚢を認めない
②子宮がだるま状を呈する
③胎嚢が子宮動脈よりも下に位置する
④スライディングサイン（流産の場合、経腟プローブで圧を加えたときに子宮頸管内を胎嚢が滑るように移動する）の欠如
⑤超音波カラードプラ法で胎嚢周囲に血流を認める

（文献3を参考に作成）

つつあるようです。

症例

32歳の未産婦。近医で子宮頸部に胎嚢を認めたため、最終月経から6週5日の時点で当科に紹介されました。当科では、やはり子宮頸部に胎嚢があり、CRL（crown-rump length：頭殿長）7mm（妊娠6週5日相当）の心拍を伴う胎芽を認めたため、子宮頸管妊娠と診断しました（図1,2）。子宮温存の強い希望があったため、MTXの全身投与を行い、hCG値の低下と胎嚢周囲の血流減少を確認した後に子宮内容除去術を行う方針としました。

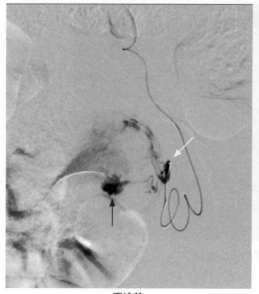

塞栓前　　　　　　　　　　　　　　　塞栓後

図3 左内腸骨動脈造影画像

左子宮動脈上行枝（⇩）末梢より出血（⇧）があり、子宮動脈上行枝近位部の塞栓を行いました。塞栓後は、出血は消失しました。

　MTX投与を2回行い、胎児心拍は消失し、hCG値は2万4,800から8,977まで低下しましたが、妊娠9週5日（初回MTX投与から18日後）に多量の性器出血があり、緊急で子宮内容除去術を施行しました。術後は子宮頸管内にミニメトロ®を留置し、いったんは止血できましたが、夜間に再度多量の出血を認めたため造影CTを施行したところ、ミニメトロ®留置部位よりも頭側に出血部位を認めたため、UAEを施行しました。塞栓終了後も出血が持続したため、翌日、再度UAEを施行して止血できました（**図3**）。その後のhCG値は順調に低下し、術後6週間で撮影したMRIでは異常所見を認めませんでした。現在、術後8カ月で、月経は順調に発来しています。

　　　　　　　　　　　（吉田　敦・増崎英明）

● 参考文献

1) 井坂恵一．子宮外妊娠・頸管妊娠．日本産科婦人科学会雑誌．59(11), 2007, N679-81.
2) Bianchi, P. et al. Cervical pregnancy. Fertil. Steril. 95 (6), 2011, 2123. e3-4.
3) Kirk, E. et al. The conservative management of cervical ectopic pregnancies. Ultrasound Obstet. Gynecol. 27(4), 2006, 430-7.
4) Moragianni, VA. et al. Management of a cervical heterotopic pregnancy presenting with first-trimester bleeding : case report and review of the literature. Fertil. Steril. 98(1), 2012, 89-94.
5) Hu, J. et al. Successful conservative treatment of cervical pregnancy with uterine artery embolization followed by curettage : a report of 19 cases. BJOG. 123(Suppl 3), 2016, 97-102.

10 子宮頸管無力症

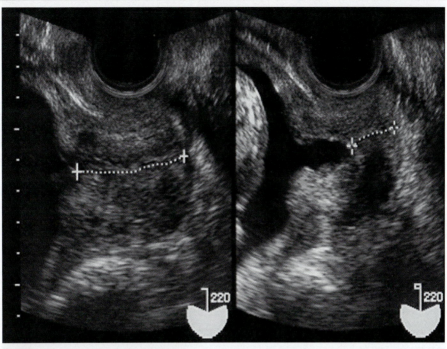

図1 頸管長短縮例の超音波所見

33歳の2妊1産婦。妊娠20週6日にスクリーニングとして経腟超音波検査を行いました。35.7mmと正常であった子宮頸管は（左）、30秒間の子宮底圧迫でみるみる短縮し、15.4mmになりました（右）。funneling（内子宮口のくぼみ）も認めます。

子宮頸管無力症とは

子宮頸管無力症（頸管無力症）は、「妊娠16週ごろ以後に見られる習慣流早産の原因の一つである。外出血や子宮収縮などの切迫流早産徴候を自覚しないにもかかわらず子宮口が開大し、胎胞が形成されてくる状態である」と定義されています[1]。従来、頸管無力症は、妊娠中期以降の流早産歴とその経過により診断されていました。しかし実際には、既往歴がない場合でも患者が何らかの異常を自覚して来院したときには、すでに子宮口が開大し胎胞を腟内に認めることも少なくありません[2]。

近年、超音波検査、特に経腟法により子宮頸管の形態や子宮頸管長（頸管長）の計測が行われるようになり、頸管無力症の早期診断や、早産の予知への寄与が期待されています（**図1**）。

頸管無力症の治療

頸管無力症と診断された症例には、妊娠中にテフロンテープ、ポリエチレン糸あるいはナイロン糸などを用いて子宮頸部を輪状に縫合して頸管の開大を防ぎ、流産や早産を予防する子宮頸管縫縮術が行われます。経腟的に膀胱を子宮頸部より剝離挙上し、内子宮口の高さで頸管の周囲を輪状に縫縮するシロッカー手術（**図2**）

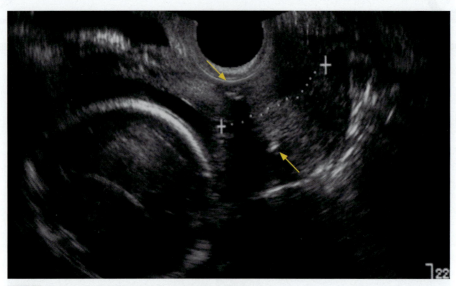

図2 予防的子宮頸管縫縮術後の超音波所見

34歳の5妊0産婦。妊娠14週0日に予防的子宮頸管縫縮術（シロッカー手術）を施行しました。妊娠20週2日、子宮頸管長は38mmと保たれており、シロッカー術糸が観察できます（⇧）。

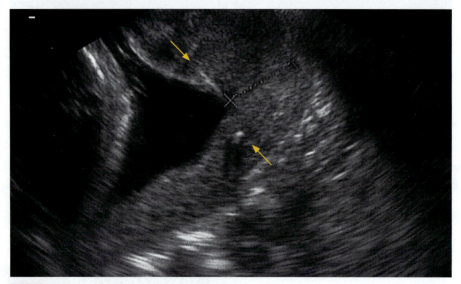

図3 緊急子宮頸管縫縮術後の超音波所見

32歳の初妊婦。妊娠25週0日に子宮口が開大し胎胞が形成されたため、緊急で子宮頸管縫縮術（シロッカー手術）を施行しました。術後5週間妊娠を延長できましたが、妊娠30週1日、シロッカー術糸近くまで内子宮口が開大してきています（⇧）。1週間後に前期破水し、早産しました。

や、膀胱剥離を行うことなく頸管を輪状に縫縮するマクドナルド手術が代表的なものです[1]。わが国では、シロッカー手術が頸管開大前に予防的に用いられるのに対し、マクドナルド手術は開大後の頸管に用いられることが多いようです。子宮頸管縫縮術の術後管理に、経時的な超音波検査が有効であるという報告もあります（図3, 4）[3]。

超音波検査における内子宮口の開大所見

通常、超音波検査における頸管長の短縮やfunnelingなどの内子宮口の開大所見は、頸管無力症の病態を表しており、早産の予知や子宮頸管縫縮術適応の判断に極めて有用であると思われます。ハイリスク妊婦（妊娠中期以降の流早産歴のある症例）を24週以前に超音波検査でスクリーニングし、内子宮口の開大所見が認められたものは、そうでないものに対し有意に早産率が高いことが報告されています[4,5]。しかし、ハイリスク妊婦の早産予知における有用性は高いものの、リスクのない妊婦に対して超音波検査を施行しても早産予知の感度は高くないとの報告もあります[6]。さらに内子宮口の開大所見が認められたものに対する子宮頸管縫縮術の有効性についても統一した見解はありません。頸管長短縮例に子宮頸管縫縮術を施行し、妊娠35週未満の早産防止に有効であったというmeta-analysisがある一方[7]、子宮頸管縫縮術は保存的治療と比べて早産防止効果に差がなく、頸管長が短縮していても、流早産歴などのリスクのない妊婦には手術を勧めるべきではな

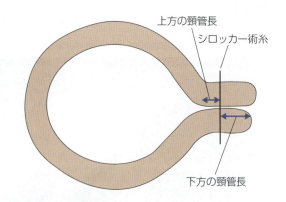

図4 子宮頸管縫縮術後の子宮頸部の変化

子宮頸管縫縮術後の子宮頸部の変化をシロッカー術糸の上方と下方とに分けて評価する方法があります。手術糸より上方の短縮は内子宮口の開大と考えられ、妊娠の転帰と関連があるかもしれません。

いという報告もあります[8]。頸管長の短縮やfunnelingは、子宮頸部の脆弱性のみが原因ではなく、子宮収縮や炎症など他の多くの要因も関与しているので、いまだ子宮頸管縫縮術の有効性に対する結論が出ていないのかもしれません。

現状では、上記のようなエビデンスを参考にしたうえで、症例ごとに治療方針を決定していくことが肝要です。もちろん超音波検査だけに頼らず、内診、腟鏡診そして炎症マーカーなどを用いた総合的な管理が必要でしょう。

（宮本正史・濱﨑哲史・増崎英明）

● 参考文献

1) 日本産科婦人科学会編. "子宮頸管無力症". 産科婦人科用語集・用語解説集. 東京, 金原出版, 2008, 182.
2) 増崎英明. "子宮筋腫, 頸管無力症". 臨床産科超音波診断：画像でみる産科学. 大阪, メディカ出版, 1998, 189-90.
3) 宮本正史ほか. 子宮頸管縫縮術後の子宮頸管長の変化. 日本産科婦人科学会九州連合地方部会雑誌. 52, 2001, 142-5.
4) Berghella, V. et al. Prediction of preterm delivery with transvaginal ultrasonography of the cervix in patients with high-risk pregnancies : does cerclage prevent prematurity? Am. J. Obstet. Gynecol. 181(4), 1999, 809-15.
5) Macdonald, R. et al. Cervical incompetence : the use of transvaginal sonography to provide an objective diagnosis. Ultrasound Obstet. Gynecol. 18(3), 2001, 211-6.
6) Andersen, HF. et al. Prediction of risk for preterm delivery by ultrasonographic measurement of cervical length. Am. J. Obstet. Gynecol. 163(3), 1990, 859-67.
7) Berghella, V. et al. Cerclage for short cervix on ultrasonography : meta-analysis of trials using individual patient-level data. Obstet. Gynecol. 106(1), 2005, 181-9.
8) Drakeley, AJ. et al. Cervical stitch (cerclage) for preventing pregnancy loss in women. Cochrane Database Syst. Rev. 1, 2003, CD003253.

11 経腹的シロッカー手術

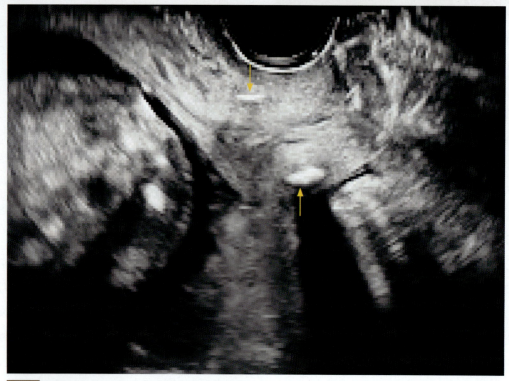

図1 経腹的シロッカー手術後の超音波所見

術後（妊娠10週）の経腟超音波所見です。子宮頸管長は20mmで、縫縮糸（⇧）を内子宮口の高さに確認することができました。

経腹的シロッカー手術とは

　経腹的シロッカー手術とは、前回の妊娠で経腟的に子宮頸管縫縮術を施行したにもかかわらず妊娠中期に流産した例や、子宮頸部円錐切除術後で子宮頸部が極端に短縮して経腟的な子宮頸管縫縮術が困難な例などに対して、開腹下で予防的に行われる子宮頸管縫縮術です。

手術方法

　全身麻酔下に下腹部正中切開で開腹し、子宮から膀胱を十分に剥離します。次いで、術中超音波を用いて子宮動脈の走行を確認します。そして、両端に鈍針の付いたポリエステル縫縮糸を、子宮動脈分岐部の内側で傍子宮結合織の前方から後方に運針します。対側も、反対側の針を用いて同様に処理し、縫縮糸を結紮します（図4）。

分娩方法

　分娩は帝王切開術で行います。同時に縫縮糸を抜糸する場合もありますが、当科では、次回妊娠時の早産予防のために必ずしも抜糸を行っていません。

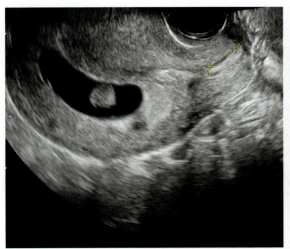

図2 経腹的シロッカー手術前の超音波所見

妊娠8週の経腟超音波所見です。子宮頸管長は13mmと短縮しています。

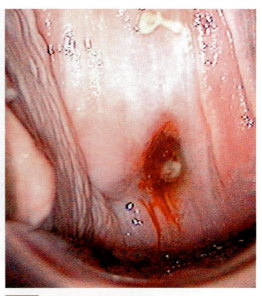

図3 術前の子宮頸部所見

妊娠8週の腟鏡診の所見です。子宮腟部は平坦で不明瞭でした。

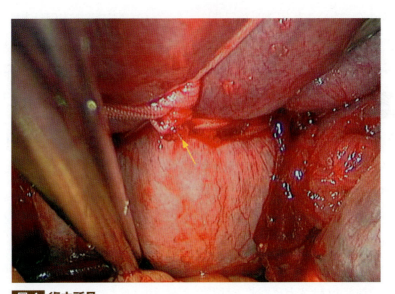

図4 術中所見

縫縮糸の結紮：内子宮口の位置で縫縮糸（↑）が結紮されています。

利点・欠点

経腹的シロッカー手術の利点として「直視下に内子宮口の高さで結紮できるため、縫縮糸の滑脱のリスクが低いこと」、また「清潔野で手術操作を行うため縫縮糸による感染が少ないこと」、さらには「縫縮糸を残したまま複数回の妊娠が可能であること」が挙げられます。

一方、欠点としては、「経腟的な縫縮術よりも早い週数で実施するため、胎児の形態異常の

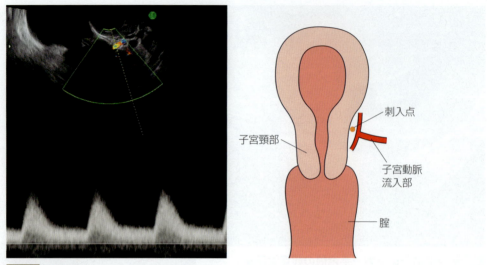

図5 結紮部位
縫縮糸は内子宮口の高さで結紮します。その際、術中超音波を行い、子宮動脈の走行を確認して縫縮糸の刺入部位を決定します。

症 例

33歳の初産婦で、CIN3（子宮頸部上皮内腫瘍）のため子宮頸部円錐切除術の既往があります。前回の妊娠では、妊娠16週で破水し流産しました。今回、体外受精・胚移植で妊娠し当科を紹介されました。

妊娠8週の経腟超音波で子宮頸管長は13mm、腟鏡診では子宮腟部をほとんど認めず、経腟的な子宮頸管縫縮術は困難と判断しました（図2,3）。妊娠10週で、術中超音波を併用し、経腹的シロッカー手術を施行しました（図4,5）。術後の経腟超音波所見では、内子宮口の高さで縫縮できていることが確認できました。術後の子宮頸管長は20mmでした（図1）。

その後の妊娠経過は順調で、妊娠38週に選択的帝王切開術を施行し、3,290gの女児をApgarスコア1分値8点/5分値9点で娩出しました。

（吉田　敦・増崎英明）

12 流産

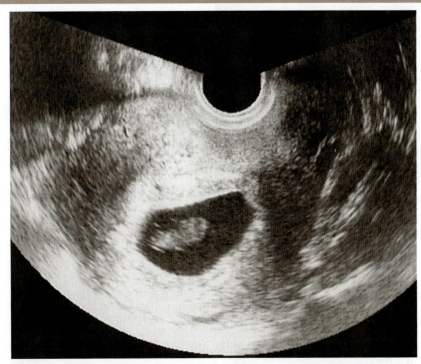

図1 稽留流産（妊娠8週）の超音波所見
妊娠6週では胎児の心拍が確認できましたが、妊娠8週の超音波断層法で胎児の心拍は消失していました。

流産とは

　日本産科婦人科学会によると、流産とは「妊娠22週未満の妊娠中絶」と定義されています[1]。超音波断層法を用いて子宮内の胎嚢や胎芽の発育停止が確認されたり、胎児心拍が確認できた後にそれが消失したりすれば、流産と診断されます。流産と一口に言っても、次に示すようにさまざまな状態があります。

■稽留流産

　胎芽あるいは胎児が子宮内で死亡後、母体には症状がなく子宮内に停留している状態のこと（図1）。

■進行流産

　胎芽あるいは胎児および付属物が未だ排出されていないが、流産は開始し、子宮頸管は開大し、子宮出血も増量している状態のこと。

■不全流産

　流産の際に胎芽あるいは胎児、および付属物が完全に排出されず、一部が子宮内に残存し、出血などの症状が持続している状態のこと。

■枯死卵

　稽留流産で胎嚢内に胎芽・胎児を見ることができない状態のこと（図2）。

■子宮内胎児死亡

　子宮内で胎児生存が確認された後、母体、胎

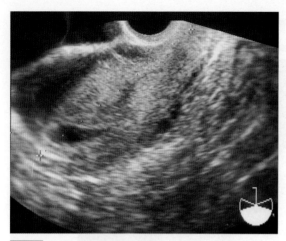

図2 枯死卵の超音波所見
経腟超音波断層法で胎嚢は見えたものの、その中に胎芽は見えてこず、枯死卵と診断されました。

児、胎児付属物に起こった何らかの原因で胎児発育が停止し、死亡したもの。

流産の原因

　流産は全妊娠のおよそ15%程度の確率で起こるといわれています。妊娠10週までの流産のほとんどは偶発的な胎児染色体異常が原因です。普通は一度流産しても、ほとんどの女性は次の妊娠で生児を得ることができます。しかし、時に流産を2回3回と繰り返す女性がいます。流産を2回繰り返した場合を反復流産、3回以上繰り返した場合を習慣流産と呼びます。このような女性はさまざまな原因があって流産を繰り返していることが考えられるため、次の妊娠に向けて、適切な検査および治療を行うことが推奨されています。

　具体的にはどのような女性が流産を繰り返しやすいのでしょうか。これまでに多くの研究報告がありますが、エビデンスレベルが高いものはさほど多くはありません。その中でも信頼性が高いと考えられる原因としては、夫婦いずれかの染色体異常、先天性子宮奇形（図3、4）、および抗リン脂質抗体症候群が挙げられます[2]。ほかにもホルモン異常や凝固因子異常のような病態が流産を繰り返す原因になり得ると考えられています[3]。

流産の治療

　ほとんどの流産では、次の妊娠に対して行うべき治療はありません。偶発的な胎児の染色体異常が原因の場合は、次の妊娠では染色体異常を来す可能性は低いからです。しかし流産を繰り返す場合はその原因となり得る病態を調べ、それに応じた治療を行うことで次回妊娠時の再流産を防ぐことができます。ただし、夫婦いずれかの染色体異常が原因の場合は効果的な治療法はありません。着床前診断という方法が試みられていますが、侵襲を伴うため、それに見合うほど効果があるかどうかは、今のところはっきりしていません。この場合、次の妊娠でどれくらいの確率で生児を得られるかなどについてのカウンセリングが重要です。また、先天性の子宮奇形に対しては子宮鏡下手術や子宮形成術を、抗リン脂質抗体症候群に対しては妊娠初期から抗凝固療法（低用量アスピリン内服とヘパリン皮下注）を行うことで流産を防ぐことができます[2]。適切な治療が行われれば高い確率で次回妊娠時には生児を得ることができます[4]。

流産を経験した女性に対する精神的なケア

　妊娠したという喜びから一転して流産という結果を迎えた場合、その女性が受ける精神的ショックは想像に難くありません。まして流産

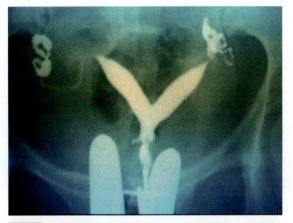

図3 先天性子宮奇形（不全中隔子宮）の子宮卵管X線造影画像

子宮内腔が描出されています。通常は子宮内腔は逆三角形に描出されますが、この例では左右に分かれて見えます。

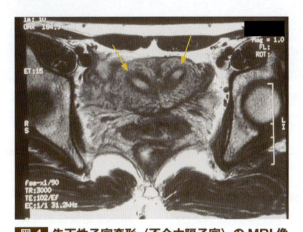

図4 先天性子宮奇形（不全中隔子宮）のMRI像

子宮の横断面です。子宮筋層の中に左右別々に子宮内膜が認められます（↓）。

を繰り返した女性ではなおさらでしょう。最近では、流産を繰り返す原因の一つに過度の精神的ストレスを挙げる報告があり、tender loving care（優しく思いやりのあるケア）を行うことで次回妊娠時には良好な結果が得られたとされています[5]。このことからも医師はもちろん、助産師、看護師などの医療スタッフが流産となった女性の精神的なケアを行うことも重要なことだと思われます。

（井上統夫・杉田豊隆・増崎英明）

● 参考文献
1) 日本産科婦人科学会編. "流産". 産科婦人科用語集・用語解説集. 改訂第2版. 東京, 金原出版, 2008, 308.
2) Jauniaux, E. et al. Evidence-based guidelines for the investigation and medical treatment of recurrent miscarriage. Hum. Reprod. 21(9), 2006, 2216-22.
3) 日本産科婦人科学会. 日本産科婦人科学会生殖・内分泌委員会報告. 日本産科婦人科学会雑誌. 57, 2005, 1057-67.
4) 井上統夫ほか. 不育症治療後流産例のその後の妊娠転帰. 産婦人科の実際. 56(12), 2007, 2019-22.
5) Clifford, K. et al. Future pregnancy outcome in unexplained recurrent first trimester miscarriage. Hum. Reprod. 12(2), 1997, 387-9.

13 Breus' mole

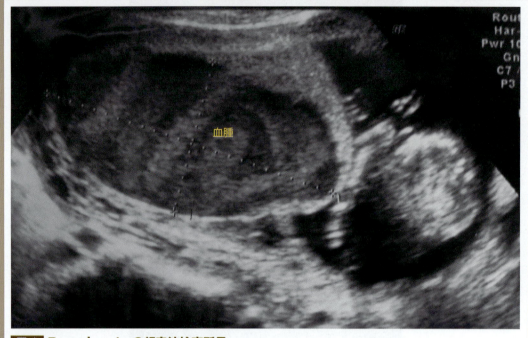

図1 Breus' mole の超音波検査所見
胎盤に長径11cmの巨大な血腫を認めました。血流はなく、内容は高エコーと低エコーが混在しており、新旧の出血が混在していると考えられました。

Breus' mole とは

　Breus' mole とは、胎盤胎児面の絨毛膜板下に生じる巨大な血腫のことをいいます[1]。大きさが1cm以上で、肉眼で胎盤の胎児面からも明らかに血腫と分かるものとされており[2]、その頻度は1,000〜2,000分娩に1例程度の稀な疾患です。血腫の部位や影響など、いわゆる絨毛膜下血腫とは異なった疾患です（図2）。

Breus' mole の臨床所見

　血腫が大きいにもかかわらず、常位胎盤早期剥離のような疼痛や子宮収縮などの臨床症状に乏しく、超音波検査などの画像診断で初めて発見されることが多いとされています[3]。妊娠20〜25週前後から発見されることが多く、妊娠早期から発症している可能性が考えられています。原因はいまだ不明とされていますが、妊娠高血圧症候群（PIH）や羊水過少症、高度の胎児発育不全（FGR）を伴い、子宮内胎児死亡、新生児死亡などのリスクが高いことが報告されています[3]。FGRや羊水過少は、絨毛膜板と絨毛膜絨毛との間に形成された血腫によって胎盤を貫く末梢の胎児血管が圧迫されるため、胎盤血流が障害されることで起こると考えられており、その障害の程度によって児が受ける影響の大きさも異なっています。

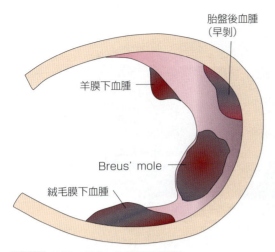

図2 胎盤に生じる血腫の種類

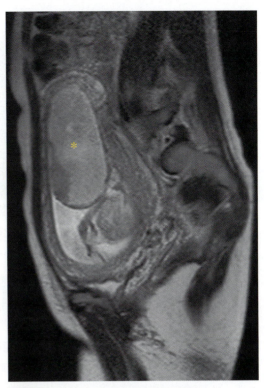

図3 Breus' mole の MRI 所見

一見したところ胎盤の著明な肥厚があるように見えます（❋）。同部位には、T1 でやや低信号で均一、T2 で胎盤よりやや高信号で内部が不均一な構造が認められ、血腫が疑われました。

Breus' mole の診断

　出生前診断した報告のほとんどが超音波検査を用いていますが、Breus' mole は巨大な血腫を形成するにもかかわらず、出生前に診断された報告は多くありません[4,5]。その原因として、出血が起こった直後には血腫が胎盤とほぼ同エコーであるため、血腫と胎盤との区別が困難であることが挙げられます。胎盤が厚く、血腫が疑われた場合には、Breus' mole も念頭に置き経時的に超音波所見の変化を観察することが重要です。また、MRI や超音波検査で血腫内の鏡面形成が見られるとの報告もあり、Breus' mole に特徴的な所見である可能性もあります[3]。

Breus' mole の管理

　Breus' mole の有効な治療法は現時点では不明です。また PIH や FGR、羊水過少症などを合併し、子宮内胎児死亡のリスクが高いことから、積極的に入院管理を行い、超音波検査や CTG で厳重に母児の状態を観察し、児が生存可能な週数および推定体重に至った場合は児を娩出することを考慮する必要があります。

症例：Breus' mole

　26歳の2妊1産婦で、妊娠初期より近医で妊婦健診を受けていましたが、腹痛や性器出血など切迫流産の症状は認めませんでした。妊娠18週の妊婦健診時に超音波検査で胎盤に大きな血腫を認め、当科を紹介されました。初診時の超音波検査では、胎盤の胎児側に長径約11cm 大の血腫を認め、同日より入院しました。
　その後の超音波検査および MRI 検査の所見から Breus' mole が疑われました（**図1, 3**）。

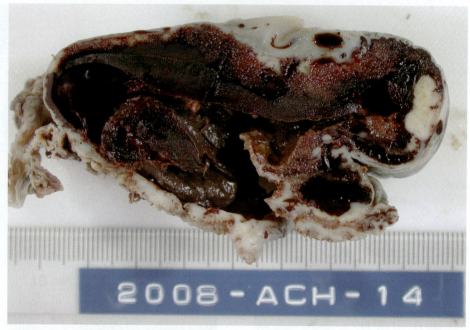

図4 胎盤の肉眼所見（ホルマリン固定後）
胎盤に巨大な血腫を認めました。辺縁に古い血腫、中央に新しい血腫が混在しています。

胎児にはFGRを認めましたが、次第にその程度が強くなり、妊娠25週になっても推定体重は約300gでした。超音波検査で臍帯動脈に拡張末期血流の逆流が見られ、児の娩出も考慮されましたが、両親に情報提供したところ、できるだけ自然の状態で経過を観察する方針となりました。

妊娠26週6日の時点で子宮内胎児死亡が確認され、ラミナリア桿の挿入とプレグランディン®腟坐薬の投与で経腟分娩しました。体重は310g、身長は23.5cmでした。皮膚は浸軟していましたが、胎児に明らかな外表奇形は認めませんでした。病理検査では胎盤に巨大な血腫があり、Breus' mole の診断でした **(図4)**。

（芦塚二葉・吉田　敦・増崎英明）

● 参考文献

1) Breus, C. Tuberose subchorirale haematom der decidua. Leipzig, Deuticke, 1892.
2) 中山雅弘. 目でみる胎盤病理. 東京, 医学書院, 2002, 120p.
3) 秦幸吉ほか. 絨毛膜板下血腫（Breus' mole）, 絨毛膜下血腫. 周産期医学. 38(9), 2008, 1095-9.
4) Kocak, M. et al. A rare form of abruptio placenta and clinical presentation in a preterm labor case : Breus, mole. Fetal Diagn. Ther. 21(6), 2006, 540-3.
5) Nishida, N. et al. Massive subchorionic hematoma (Breus' mole) complicated by intrauterine growth retardation. J. Nippon Med. Sch. 68, 2001, 54-7.

14 細菌性腟症

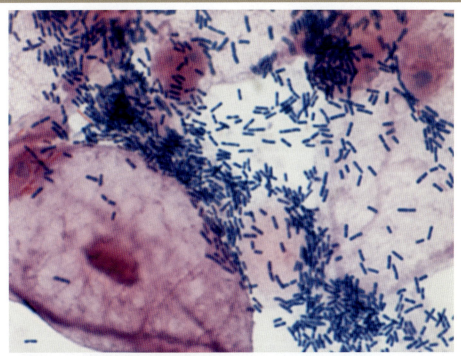

図1 *Lactobacillus*（乳酸桿菌）

Lactobacillus は腟に常在するグラム陽性桿菌です。腟上皮に含まれるグリコーゲンを乳酸に変え、腟の pH を 3.8〜4.5 と低く保つので、病原細菌の増殖が抑えられます。

細菌性腟症とは

腟分泌物中に自浄菌として存在する *Lactobacillus* 属（乳酸桿菌）**（図1）** が減少し、病原性細菌が増加した環境をいいます。

細菌性腟症の病態と症状

乳酸桿菌は腟上皮に含まれるグリコーゲンを乳酸に変え、腟の pH を 3.8〜4.5 と低く保つので、病原性細菌の増殖が抑制されます。細菌性腟症ではこのような腟の生態系が破綻しており、嫌気性菌を含むさまざまな菌種が増殖します。不快な臭い（アミン臭）のある灰白色で漿液性帯下の増加が特徴ですが、細菌性腟症の約半数は無症状とされています。原因は不明ですが、性活動性とは関連がありそうです。細菌性腟症があると、腟内細菌叢が変化して、腟粘膜の防御システムが脆弱になり、さまざまな細菌やウイルスに感染しやすくなります[1]。

妊娠と細菌性腟症

細菌性腟症は全妊婦の約 20% に認められますが、大部分は無症状です。そのうち 50% は無治療で自然に治癒すると考えられていますが、妊娠早期に細菌性腟症を認めた妊婦は、妊娠後期まで感染が持続するとの報告もありま

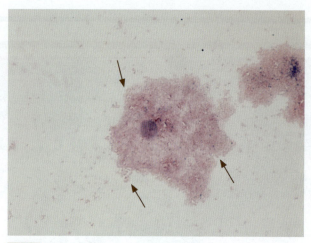

図2 Clue cell
扁平上皮細胞が多数の短桿菌（↑）で覆われるもので、細菌性腟症の検査法として感度は高くありませんが、高い特異度が報告されています。

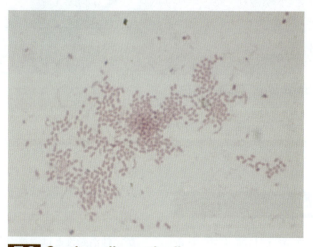

図3 *Gardnerella vaginalis*
グラム陰性ないしはグラム不定の多形性桿菌で、細菌性腟症を来す代表的な菌種として知られています。

す。本症は絨毛膜羊膜炎や早産の頻度を高め、子宮内膜炎や骨盤内炎症性疾患（pelvic inflammatory disease；PID）罹患の危険率を上昇させると報告されています[2]。

細菌性腟症の診断

細菌性腟症の診断には、以下のような診断法が用いられています。

■Amsel criteria

①均一な灰白色の帯下
②腟内pHが4.5以上
③10％KOH溶液添加におけるアミン臭の検出
④新鮮顕微鏡の標本でClue cell（**図2**）の検出

以上の4項目のうち、3項目あれば細菌性腟

症とするもので、簡便で検出感度も高いのですが、客観性に乏しいことが欠点です。

■Nugent スコア

培養検査を実施せずに腟スメアを用いて細菌性腟症を診断する方法です。腟スメアをグラム染色し、1,000 倍で数視野を観察します。

①大きなグラム陽性桿菌（ラクトバシルス型形態）

②小さなグラム不定およびグラム陰性桿菌（ガードネレラ型形態）

③湾曲したグラム不定および陰性桿菌（モビルンクス型形態）

以上の数を計測し、総スコアが 0～3 は正常、4～6 は中間、7～10 は細菌性腟症とします（表）[3]。客観性が高く、保存や再確認も可能ですが、診療中に直ちに診断ができないことが欠点です。

1,000 倍顕微鏡で *Lactobacillus* が 1 視野に 6～30 あれば正常、5 以下だと細菌性腟症と診断する Spiegel criteria や、腟分泌培養による方法もあります。

細菌性腟症の治療は早産を減少させるか

細菌性腟症の治療により早産が減少するか否かについては、相反する報告があります。妊娠中の細菌性腟症に対する抗生物質治療について

表　Nugent スコアによるスコアリング[3]

スコア	ラクトバシルス型形態	ガードネレラ型形態	モビルンクス型形態
0	4＋	0	0
1	3＋	1＋	1～2＋
2	2＋	2＋	3～4＋
3	1＋	3＋	
4	0	4＋	

総スコアにより 0～3 は正常、4～6 は中間、7～10 は細菌性腟症と診断される。

の大規模なレビューでは、現時点では無症状の妊婦全員に対して細菌性腟症のスクリーニングと治療を行っても、早産を減少できるとのエビデンスは乏しいとされています[4]。しかし一方で、妊娠 20 週以前に治療を行うことにより、早産のリスクを低下できる可能性が示されています[5]。

細菌性腟症の治療

アメリカ産婦人科学会では、いくつかの治療法を推奨していますが[5]、わが国では抗生物質の局所療法の代わりに、腟内をポビドンヨード液で洗浄し、メトロニダゾール腟錠を 7 日間連日投与する方法や、クリンダマイシン 200mg/日を 7 日間経口投与で併用する方法などが行われています[6]。

（吉田　敦・増崎英明）

● 参考文献

1) Denny, J. et al. Bacterial Vaginosis : A problematic infection from both a perinatal and neonatal perspective. Semin. Fetal Neonatal Med. 14(4), 2009, 200-3.
2) Hay, PE. et al. A longitudinal study of bacterial vaginosis during pregnancy. Br. J. Obstet. Gynaecol. 101(12), 1994, 1048-53.
3) Nugent, RP. et al. Reliability of diagnosing bacterial vaginosis is improved by a standardized method of gram stain interpretation. J. Clin. Microbiol. 29(2),

1991, 297-301.
4) Paige, D. et al. Bacterial vaginosis and preterm birth : A comprehensive review of the literature. J. Nurse Midwifery. 43(2), 1998, 83-9.
5) Sangkomkamhang, US. et al. Antenatal lower genital tract infection screening and treatment programs for preventing preterm delivery (Review). Cochrane Database Syst. Rev. 2009, CD006178.
6) 齋藤滋. わが国における早産の実態とその予防対策. 産婦人科治療. 98(4), 2009, 337-42.

15 前期破水・早産・絨毛膜羊膜炎

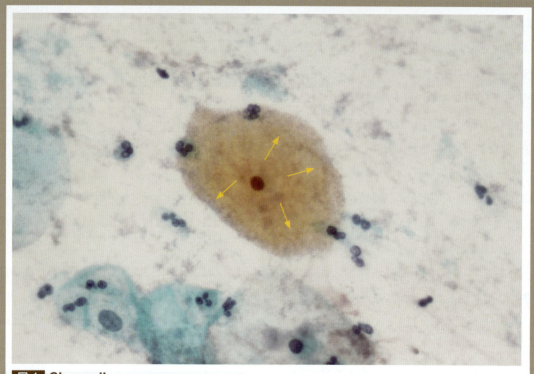

図1 Clue cell
腟の上皮性細胞の辺縁および細胞質に、グラム陰性桿菌が多数認められる状態をいいます。

早産・前期破水の頻度

　周産期医療は飛躍的な進歩を遂げていますが、早産は今でも新生児死亡の重要な要因の一つです。早産とは妊娠22週以降37週未満の分娩と定義されており、早産率は約5％といわれています。また、前期破水（premature rupture of the membranes；PROM）とは分娩開始以前に卵膜の破綻を来したものをいいますが、特に早産期前期破水（preterm PROM；PPROM）が重要で、全早産の30〜40％を占めています。

早産の原因

　早産の原因としては、頸管無力症、多胎妊娠、羊水過多症、絨毛膜下血腫などもありますが、特に子宮内感染、すなわち絨毛膜羊膜炎（chorioamnionitis；CAM）が重要です。子宮内感染のルートは、主として腟・頸管を通じて起こる上行性感染とされています。

　早産のリスクファクターとしては、既往早産歴、喫煙、若年妊婦、頸管長短縮、性器出血などがあり、経産婦においては、特に早産の既往歴が重要です。

　また、最近注目されている疾患が細菌性腟症

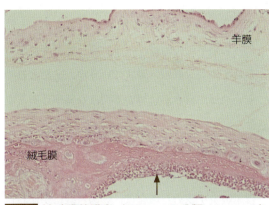

図2 絨毛膜羊膜炎（Blancの分類 stage Ⅰ）
白血球は絨毛膜下のみに存在しています（↑）。

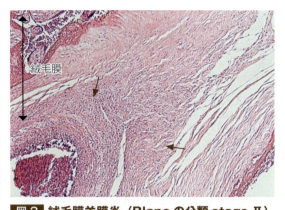

図3 絨毛膜羊膜炎（Blancの分類 stage Ⅱ）
白血球は絨毛膜内に浸潤していますが、羊膜には達していません（↓）。

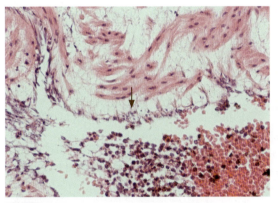

図4 臍帯炎（中山の分類 stage Ⅰ）
白血球浸潤は、血管内皮にとどまっています（↓）。

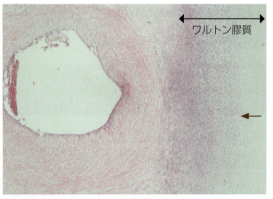

図5 臍帯炎（中山の分類 stage Ⅱ）
白血球浸潤はワルトン膠質にまで及んでいます（←）。

（bacterial vaginosis；BV）です。細菌性腟症は、何らかの原因により腟内の乳酸桿菌が減少する一方、ガードネレラ（*Gardnerella vaginalis*）、嫌気性菌、マイコプラズマ（*Mycoplasma hominis*）などが増殖することによって腟内正常細菌叢が崩れた状態を指します。種々の診断基準[1,2]がありますが、腟分泌物の細胞診でclue cellを認めるのが特徴です（**図1**）。

絨毛膜羊膜炎とは

絨毛膜羊膜炎は、狭義には顕微鏡的に絨毛膜および羊膜へ炎症細胞が浸潤しているものをいい、組織学的診断名です。卵膜の病理組織標本で診断しますが、病理学的な進行度を表す分類として、Blancの分類[3]がしばしば利用されています（**図2, 3**）。また、臍帯炎の有無およびその程度も新生児の予後に関係すると言われており、病理学的分類として、中山の分類[4]があります（**図4, 5**）。

しかし、病理組織診断は分娩後にしか行えないため、臨床的にはあまり役に立ちません。臨床的絨毛膜羊膜炎の診断基準としては、母体発熱、母児の頻脈、子宮の圧痛、悪臭のある羊水、母体白血球増加などの項目が挙げられています。

早産の機序

早産は、プロスタグランジン（prostaglandin；PG）などの子宮収縮物質の産生が増加し、子宮頸管の熟化が進行した状態だといえます。PG産生の増加や頸管の熟化には、インターロイキン（IL)-1、IL-6、IL-8などの炎症性サイトカインが関与しています。また炎症性サイトカインによりmatrix metalloproteinase（MMP）、顆粒球エラスターゼ、トリプシンなどが活性化され、卵膜が脆弱化させられることにより前期破水が起こるといわれています。

切迫早産・前期破水の管理および治療

切迫早産は、早産の時期に下腹痛（10分に1回以上の陣痛）、性器出血、破水などの症状に加えて、外測陣痛計で規則的な子宮収縮を捉え、内診では、子宮口開大、頸管展退などBishopスコアの進行が認められ、早産の危険性が高いと考えられる状態をいいます。一般に、切迫早産の治療には子宮収縮抑制薬が用いられますが、妊娠何週まで行うか、またどのくらいの期間行うかについて明確な基準はありません。

特に前期破水を管理するに当たって重要なのが子宮内感染の有無です。明らかな臨床的絨毛膜羊膜炎を認めた場合は、妊娠週数にかかわらず児を娩出するのが基本です。明らかな感染がない場合、待機療法を行うのか、積極的に娩出するのかは妊娠週数により異なるため、明確な基準はありません。また妊娠34週以前の場合、児の肺成熟促進および頭蓋内出血予防目的でのステロイド使用が推奨されています。さらに予防的抗生物質使用の是非については以前から議論されており、どのような薬剤を選択するかなどの問題はありますが、最近は使用した方がよいという意見が多いようです。

（福田久信・増崎英明）

● 参考文献

1) Amsel, R. et al. Nonspecific vaginitis. Diagnostic criteria and microbial and epidemiologic associations. Am. J. Med. 74(1), 1983, 14-22.
2) Nugent, RP. et al. Reliability of diagnosing bacterial vaginosis is improved by a standardized method of gram stain interpretation. J. Clin. Microbiol. 29(2), 1991, 297-301.
3) Blanc, WA. "Pathology of the placenta, membranes and umbilical cord in bacterial, fungal, and viral infections in man". Perinatal Disease. Naeye, RL. ed. London, Williams & Wilkins, 1981, 67-132.
4) 中山雅弘. "絨毛膜羊膜炎の病理". 前期破水と早産：管理指針の確立をめざして. 佐藤章ほか編. 東京, メジカルビュー, 1996, 44-55, (図説産婦人科VIEW, 26).

16 Amniotic fluid sludge と流早産

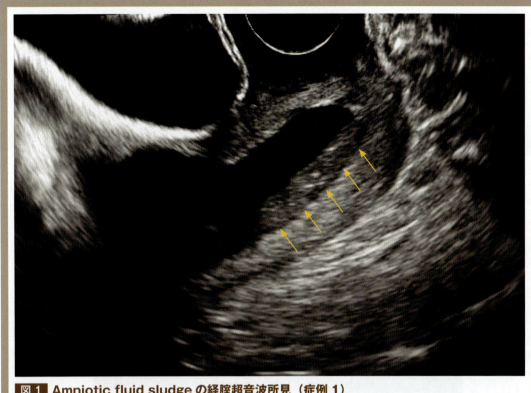

図1 Amniotic fluid sludge の経腟超音波所見（症例1）
羊膜腔内の sludge（⬆）です。頸管内に突出した羊膜腔内に、高エコーの沈殿物が認められます。

Amniotic fluid sludge とは

Amniotic fluid sludge は、内子宮口付近の羊水に認められる高エコーの沈殿物です。組織学的絨毛膜羊膜炎や、子宮内感染、前期破水、流早産に伴って出現するといわれています。sludge の正体はいまだ明らかではありませんが、羊膜腔内に進入した細菌が形成したバイオフィルムであるとの説があります[1]。

超音波所見

経腟超音波検査で子宮頸管長を計測する際に、羊膜腔の内子宮口付近や、子宮頸管内に突出した胎胞内に高エコーの集塊として観察されます。母体の体動や胎児の動きによって沈殿物の移動する様子が観察できます。

臨床的意義

Amniotic fluid sludge があると、羊水の細菌培養陽性率が高く、組織学的な絨毛膜羊膜炎の頻度が上昇するとの報告や、前期破水の発生率が上昇するとの報告があります[2,3]。また、この所見は子宮頸管長の短縮や funneling などと同様に、早産や破水を予測する新たな指標となり得る可能性があり、今後の検討が待たれます。また、絨毛膜下血腫を有する症例に羊膜腔

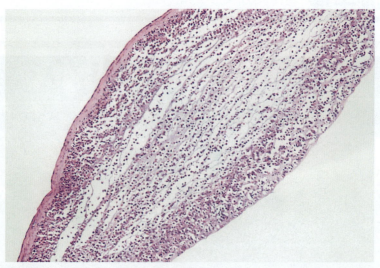

図2 胎盤の病理組織診断（症例1）
羊膜に好中球浸潤が認められます。stage Ⅲ の絨毛膜羊膜炎です。

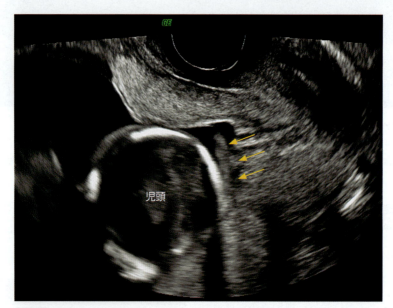

図3 症例2の経腟超音波所見（妊娠18週）
妊娠18週の絨毛膜下血腫に合併した sludge で、炎症反応が顕著に増加し、20週で破水、流産しました。胎盤の病理組織検査は stage Ⅲ の絨毛膜羊膜炎でした。
（⬅：sludge）

内の sludge を合併した場合は、妊娠予後が不良であるとの報告もあります[4]。

管 理

Amniotic fluid sludge を認めた場合の管理指針は、現時点では確立されていません。sludge を認めた場合は細菌感染の存在が疑われますので、抗生物質の投与が考えられますが、前述したように sludge では細菌がバイオフィルムを形成しているとの報告があり、抗生物質投与が

無効である可能性もあります。抗生物質投与の有効性について、今後大規模な検討が待たれます。

当科では、sludge を認めた場合は流早産のハイリスク群として慎重に管理し、出血や腹部緊満などの所見があれば積極的に入院管理を勧めています。

症例 1

■ 37 歳の経産婦

妊娠初期より近医で妊婦健診を受けており、特に異常は指摘されていませんでした。妊娠20週6日に経腟超音波検査で子宮頸管長の短縮を認め、腟鏡診で子宮口から胎胞が膨隆していました。頸管無力症の診断で当科へ搬送され、当科入院時の経腟超音波検査では、子宮頸管内に突出した胎胞内に sludge を認めました（図1）。

リトドリン塩酸塩を点滴静注し、子宮収縮が減少すれば頸管縫縮術を行う方針としましたが、翌妊娠21週0日の血液検査で白血球9,900、CRP 4.22、さらに妊娠21週2日には白血球1万4,800、CRP 11.07と、炎症反応の顕著な上昇を認め、それに伴って有痛性の子宮収縮が増強しました。子宮内感染を強く疑う所見であり、妊娠継続は母体へのリスクが高いと判断し、本人や家族の希望で点滴を中止したところ、分娩は急速に進行し、450gの男児を死産しました。肉眼的には羊膜に顕著な黄染を認めました。胎盤の病理組織診断は stage III の絨毛膜羊膜炎でした（図2）。

症例 2

■ 41 歳の初産婦

妊娠15週ごろより持続する子宮出血と腹痛を認め、出血が増量したため妊娠16週6日に当科に紹介されました。切迫流産、絨毛膜下血腫の診断で入院し、リトドリン塩酸塩の点滴静注を行いましたが、出血は持続し、Hb が7.2まで低下したため輸血を行いました。妊娠18週の経腟超音波検査では、絨毛膜下血腫に加えて、内子宮口付近の羊水に sludge を認めました（図3）。羊水は次第に減少し、妊娠20週0日にはほぼ無羊水になり、胎児発育も妊娠16週ごろより停止しました。出血が持続し炎症反応の上昇も認めたため、妊娠継続は困難と判断し、点滴を中止したところ、妊娠20週1日に破水し、翌日流産しました。胎盤は極めて脆弱で、卵膜は黄染しており、胎盤の病理組織診断は stage III の絨毛膜羊膜炎でした。

（吉田　敦・増﨑英明）

● 参考文献

1) Romero, R. et al. Detection of microbial biofilm in intraamniotic infection. Am. J. Obstet. Gynecol. 198(1), 2008, 135. e1-5.
2) Romero, R. et al. What is amniotic fluid 'sludge'? Ultrasound Obstet. Gynecol. 30(5), 2007, 793-8.
3) Kusanovic, JP. et al. Clinical significance of the presence of amniotic fluid 'sludge' in asymptomatic patients at high risk for spontaneous preterm delivery. Ultrasound Obstet. Gynecol. 30(5), 2007, 706-14.
4) Tskitishvil, E. et al. Amniotic fluid sludge detected in patients with subchorionic hematoma : a report of two cases. Ultrasound Obstet. Gynecol. 33(4), 2009, 484-6.

17 子宮内避妊器具と妊娠

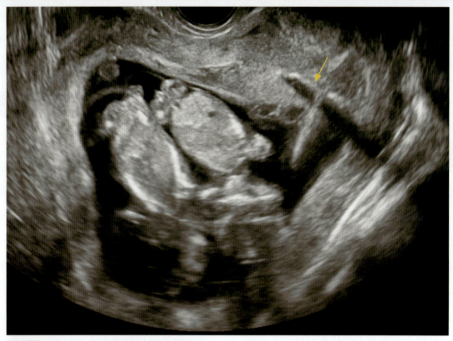

図1 妊娠12週の経腟超音波画像
内子宮口付近にT字型のIUDを認めます（⬇）。一絨毛膜二羊膜双胎です。

子宮内避妊器具とは

　子宮腔内に挿入し妊娠を防ぐ小さな器具を、子宮内避妊器具（intrauterine contraceptive devices；IUD）と呼びます。子宮内膜に炎症性変化を来すことで、受精卵の子宮内膜への着床を阻止するといわれています。20世紀前半から使用され始めた避妊法で、当時は金属や絹でできたものが使用されていました。現在はプラスチック製で、T字型や魚骨のような形をしたものが多く用いられています。また、避妊効果を高めるために銅を付加した薬剤付加型IUDや黄体ホルモンを持続的に放出する子宮内避妊システム（intrauterine contraceptive system；IUS）もあります。

IUDの種類による妊娠率の違い

　過去20年間の報告では、IUD装着中の妊娠率は5年間で2%未満とされています[1]。避妊効果を比較する際はパール指数を用いますが、これは、ある避妊法を100人の女性が1年間用いた場合に何人が妊娠するのかを示したものです。パール指数が低ければ妊娠する確率は低く、高ければ高い確率で妊娠します。IUDの種類によってパール指数は異なり、子宮内避妊システムは0.14、銅付加型IUDは0.55～0.56、非薬剤付加型は3.7と報告されています。IUD以外の可逆的な避妊法の中で、パール指数が最

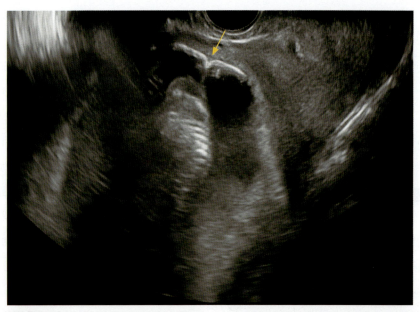

図2 妊娠15週の経腟超音波画像
IUDと思われる高輝度な構造を認めます（⬇）。この後の週数では、IUDは確認できなくなりました。

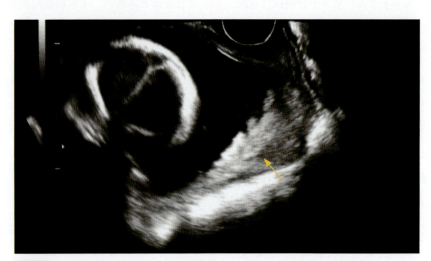

図3 内子宮口付近の羊水中の沈殿物（amniotic fluid sludge）
内子宮口はくさび状に開大し、羊膜腔に沈殿物（⬆）を認めます。

も低いのは低用量経口避妊薬の0.3、次いでコンドームが2、リズム法は1～9、殺精子剤は18と報告されています[2]。

IUD使用中の妊娠管理

IUD使用中に妊娠した場合、原則としてIUDを除去しますが、その際に自然流産する可能性があります。IUDが除去できない状態で妊娠の継続を希望する場合には、子宮内感染による流産や早産の危険性が高まるため、妊娠の経過を慎重に観察します。IUDは胎児および胎盤の娩出前、あるいは同時に排出されま

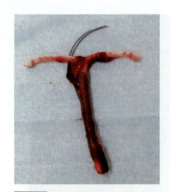

図4 排出されたIUD

す。もし排出されない場合は、産褥期の早い時期に超音波検査などで位置を確認し除去します。

症 例

症例は27歳、4妊3産の妊婦です。既往歴に特記事項はありません。第3子分娩後に近医でIUDを挿入しました。9カ月後に自然妊娠し、同院でIUDが挿入されたままであることが確認されました。妊娠継続の希望がありましたが、IUDは抜去できませんでした。その後、一絨毛膜二羊膜双胎妊娠と診断され、妊娠10週に当科へ紹介されました。

妊娠12週（図1）、および妊娠15週（図2）の経腟超音波検査で内子宮口付近にIUDを認めましたが、妊娠の進行とともに確認できなくなりました。両児とも発育は順調で、妊娠21週1日の妊婦健診では子宮口は閉鎖しており、子宮頸管長の短縮も認めませんでした。

妊娠21週3日に突然、有痛性の子宮収縮が出現し、当科を緊急受診しました。体温38.1℃、脈拍85bpm、血圧108/65mmHgで、腟分泌物は血性粘稠性で悪臭はありませんでした。子宮口は2cm開大し、子宮に圧痛を認めました。経腟超音波検査では内子宮口はくさび状に開大し、先進児の羊膜腔に浮動する沈殿物（amniotic fluid sludge）を認めました（図3）。3分ごとの周期性で有痛性の子宮収縮を認め、血液検査では白血球数1万6,700/μL、CRP 3.49mg/dLと炎症反応が高値でした。38℃以上の母体発熱、子宮の圧痛、母体白血球数≧1万5,000/μLより、臨床的絨毛膜羊膜炎と診断しました[3]。周期性の有痛性収縮を認めたため進行流産と診断し、子宮収縮抑制薬は使用せずに抗菌薬の投与のみで経過観察する方針としました。

分娩は徐々に進行し、陣痛発来から2時間34分後に死産しました。Ⅰ児の羊水は混濁していましたが、Ⅱ児の羊水は混濁しておらず、IUDは胎盤と同時に排出されました（図4）。胎盤はもろく、黄染していました。

胎盤の病理診断は「chorioamnionitis stage Ⅲ」で、絨毛膜羊膜炎による感染性流産と診断しました。

（村上直子・長谷川ゆり・増崎英明）

● 参考文献
1) Thonneau, PF. et al. Contraceptive efficacy of intrauterine devices. Am. J. Obstet. Gynecol. 198(3), 2008, 248-53.
2) Hatcher, RA. et al. Contraceptive Technology. 19th revised ed. New York, Ardent Media, 2007, 874p.
3) Lieberman, E. et al. Intrapartum maternal fever and neonatal outcome. Pediatrics. 105(1 Pt 1), 2000, 8-13.

18 多胎妊娠における膜性診断

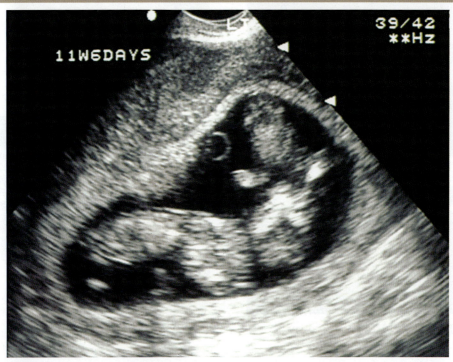

図1 一絨毛膜双胎の超音波所見

妊娠11週の一絨毛膜双胎です。この症例の今後の妊娠管理では、早産のリスクに加え、一絨毛膜双胎に特有の病態（TTTSや一羊膜双胎の有無）を確認する必要があります。

多胎妊娠とは

多胎妊娠は子宮の中に複数の胎児を確認することで診断されます。産科合併症のリスクは単胎妊娠と比較し明らかに高くなります。そのリスクのほとんどは、早産と双胎間輸血症候群（TTTS）とに関連します。

■膜性から見る産科合併症のリスク

早産および胎児発育不全は、膜性にかかわらず双胎妊娠の半数に認められます。一方、周産期予後は、一絨毛膜双胎と二絨毛膜双胎を比較すると、明らかに前者が不良です。また一絨毛膜双胎でも、一羊膜と二羊膜とを比較すると、前者の周産期予後は不良です。これには、以下のような一絨毛膜双胎に特有の病態が関連しており、正しい膜性診断は極めて重要です[1～3]。

●双胎間輸血症候群（TTTS）

胎盤上の血管吻合を通じて、双胎間に循環血液量の不均衡が生じることが原因で、一絨毛膜双胎の10～15％に認められる病態です。受血児に羊水過多、供血児に羊水過少を認めます。

●無心体双胎（図2）

無心体は、正常児（pump twin）の血流が胎盤上の動脈−動脈吻合を通じて流入することで栄養されます。正常児の心臓が両児を栄養するので、心負荷の増大、心不全、羊水過多などを

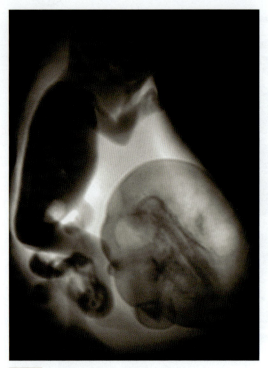

図2 無心体双胎のMR fetography

正常児と無心体児が描出されています。MR fetographyでは胎児の体表面とその内部構造が同時に観察できます。

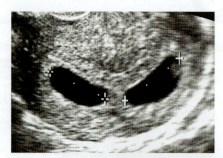

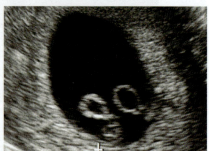

図3 膜性診断の超音波所見

上：子宮内に胎嚢を2つ認めます（二絨毛膜二羊膜）。
下：子宮内に胎嚢を1つ確認し、その中に卵黄嚢を2つ認めます（一絨毛膜二羊膜）。

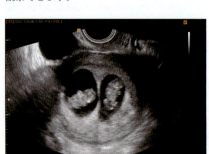

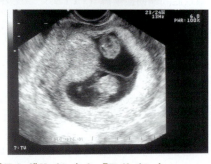

図4 「ラムダサイン」と「Tサイン」

上：双胎間の隔壁が厚くラムダサインを認めます（二絨毛膜二羊膜双胎）。下：双胎間の隔壁が薄くTサインを認めます（一絨毛膜二羊膜双胎）。

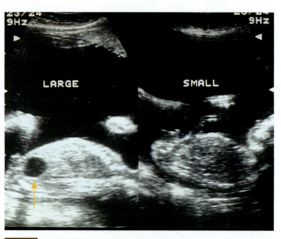

図5 双胎間輸血症候群の超音波所見（stage Ⅱ）

大きい児（受血児）の膀胱（↑）は見えますが、小さい児（供血児）の膀胱は見えません。

表	Quintero の分類
Stage Ⅰ	供血児の膀胱は見える。胎児の血流異常も認めない。
Stage Ⅱ	供血児の膀胱が見えない。
Stage Ⅲ	胎児血流の異常ドプラ所見を認める。（臍帯動脈の拡張期途絶・逆流、静脈管の逆流、臍帯静脈の波動）
Stage Ⅳ	胎児水腫を認める。
Stage Ⅴ	胎児死亡

膀胱は見えるものの、胎児血流の異常所見を認める場合には Stage Ⅲ atypical と分類します。

（文献 5 より引用改変）

認めます[3]。

●一絨毛膜一羊膜双胎

約60%に周産期死亡を認め、その原因の75%は相互臍帯巻絡などの臍帯因子です。

●結合体

約70〜90%は周産期死亡になります。

■膜性診断の実際

妊娠の早い時期は、比較的容易に膜性診断が可能です（図3）。その後は、膜性診断の指標として、二絨毛膜を示す「ラムダサイン」と一絨毛膜を示す「Tサイン」が大事です（図4）[1,2]。しかし、いずれにしても妊娠20週を過ぎると膜性の確認は難しくなります。特に一絨毛膜双胎では、妊娠週数が進むと一羊膜か二羊膜かの鑑別が困難になります。判別できなければ、一羊膜双胎の可能性を常に念頭に置いて管理します（図1）。

多胎妊娠の治療

多胎妊娠の主な治療は、切迫早産の治療および双胎間輸血症候群の評価と治療になります。

■切迫早産の治療

胎児の数が増えるにつれて早産のリスクは高くなり、発症時期も早くなります。切迫早産の症例には、安静療法や薬物療法による子宮収縮抑制を行います。しかし、多胎妊娠に対する予防的な入院安静療法、子宮収縮抑制薬の使用および子宮頸管縫縮術についてのエビデンスは認められていません[4]。

■双胎間輸血症候群の評価と治療

臨床では Quintero 分類を用いてその病態を評価し治療します（表[5],図5）。原則的には、受血児の心不全や胎児水腫および供血児の腎障害を防止するために、適切な時期に児を娩出することが重要です。しかし、妊娠26〜28週以前に双胎間輸血症候群を発症した場合には、妊娠継続を目的として、羊水除去、羊膜穿破術、胎児鏡下胎盤吻合血管レーザー凝固術（fetoscopic laser photocoagulation of placental communicating vessels；FLP）などが行われています。最近では、妊娠26週未満の双胎間輸血症候群の治療法の第一選択は FLP と考えられます。

（三浦清徳・増崎英明）

● 参考文献

1) Machin, GA. Why is it important to diagnose chorionicity and how do we do it? Best Pract. Res. Clin. Obstet. Gynaecol. 18, 2004, 515-30.
2) Dodd, JM. et al. Evidence-based care of women with a multiple pregnancy. Best Pract. Res. Clin. Obstet. Gynaecol. 19, 2005, 131-53.
3) 増崎英明. 多胎妊娠と注意すべき胎児形態異常. 臨床婦人科産科. 63, 2009, 221-7.
4) American College of Obstetricians and Gynecologists

Committee on Practice Bulletins-Obstetrics；Society for Maternal-Fetal Medicine；ACOG Joint Editorial Committee. ACOG Practice Bulletin # 56：Multiple gestation：complicated twin, triplet, and high-order multifetal pregnancy. Obstet. Gynecol. 104, 2004, 869-83.
5) Quintero, RA. et al. Stage-based treatment of twin-twin trans-fusion syndrome. Am. J. Obstet. Gynecol. 188, 2003, 1333-40.

19 多胎妊娠における卵性診断

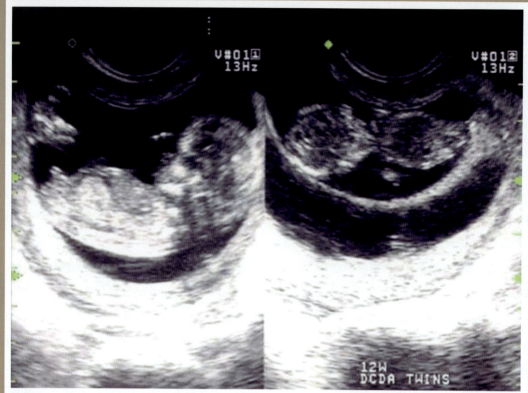

図1 一卵性二絨毛膜双胎の超音波所見
双胎間に明らかな発育差を認めます。超音波検査で厚い隔壁があり、二絨毛膜双胎と診断しました。出生後の卵性診断は一卵性でした。

多胎妊娠における膜性診断と卵性診断

双胎妊娠は、一卵性と二卵性とに分類されます。近年、生殖補助医療の増加に伴い、特に二卵性双胎の発生率が増加しています[1]。

図1は、超音波検査で二絨毛膜双胎と診断されましたが、両方の児に発育差があります。

卵性診断は、両親および双胎児それぞれのDNA多型と呼ばれるヒトゲノム上に認める塩基配列の個人差（遺伝子型）を比較することで行われます。図2は、図1の例にDNA多型の一つであるマイクロサテライトマーカーを用いて卵性診断を行った結果です。例えばD16S520というマーカーを用いると、第1児と第2児の遺伝子型は、いずれも母親からAの対立遺伝子を、父親からCの対立遺伝子を受け継いでいることが分かります。ほかのマーカーについても同様で、第1児および第2児の遺伝子型はすべて一致していました。つまり、卵性診断を行うことで、この双胎は初めて一卵性二絨毛膜双胎であることが診断されました。

病態の把握の重要性

多胎の妊娠管理において超音波による膜性診

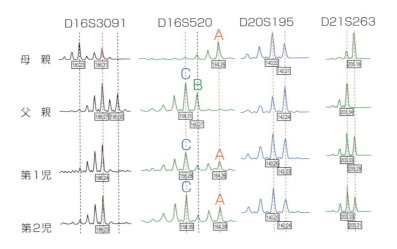

図2　卵性診断
4つのマイクロサテライトマーカーにより、双胎児は同じ遺伝子型を有することがわかりました。

断は重要ですが、多胎の由来、特に胎児間の相違を説明するためには、DNAによる卵性診断が必要です。

■二絨毛膜双胎で認められる双胎間の著明な発育差

図1は、妊娠初期から双胎間に明らかな発育差を認めた症例です。膜性診断は二絨毛膜双胎なので、二卵性と考えがちですが、卵性診断の結果は一卵性でした（**図2**）。このことから、二絨毛膜双胎で認められた双胎間の発育差の原因として、発生初期における卵の不均等分割によるものなどが推定されました。

■一絨毛膜双胎で認められる表現型の相違
●一卵性一絨毛膜双胎

図3の症例は一絨毛膜双胎でしたが、一方の児にのみ単一臍動脈を認め、出生後の卵性診断で一卵性であることが確認されました。従って双胎間に認めた臍動脈の数の相違は、発生後の環境また後成的遺伝子修飾機序の相違に関連すると推定されました[2]。

●二卵性一絨毛膜双胎

一絨毛膜双胎はすべて一卵性と考えられていました。しかし、妊娠中に一絨毛膜双胎と診断されていたにもかかわらず、双胎間の性別あるいは血液型が異なっている例があり、卵性診断の結果、二卵性一絨毛膜双胎の存在が明らかになりました。わが国でも短期間に相次いで報告され、生殖補助医療との関連が示唆されています（**表**）[3]。二卵性一絨毛膜双胎には、双胎間輸血症候群のリスクに加え、末梢血細胞が混合することで、輸血あるいは血液型判定に難渋するなどの問題が指摘されています。

■多胎形成の異常
●胎児内胎児

胎児内胎児は胎児の体内に胎児様の腫瘍が存在する稀な病態です（**図4**）。生後、手術により摘出された嚢胞性腫瘍内には、皮膚で覆われた脊椎や四肢を持った胎児様の腫瘍（胎児内胎児）が確認されました。臨床的には単胎妊娠でしたが、卵性診断により一卵性品胎であること

表 二卵性一絨毛膜双胎の報告例

症例	生殖補助技術	核型	膜性診断	キメラ
1	体外受精：胚移植	chi XX/XY	一絨毛膜性	白血球：キメラ（＋） 皮膚：キメラ（−）
2	体外受精：胚移植	chi XX/XY	一絨毛膜性	白血球：キメラ（＋） 皮膚：キメラ（−）
3	過排卵＋ 子宮内人工授精	chi XX/XY	一絨毛膜性	不明
4	精巣精子採取術＋ 顕微授精：胚移植	chi XX/XY	一絨毛膜性	白血球：キメラ（＋） 皮膚：キメラ（−）
5	体外受精：胚移植	chi XX/XY	一絨毛膜性	不明
6	体外受精：胚移植	chi XX/XY	一絨毛膜性	ABO血液型：キメラ（＋）

（文献3より引用改変）

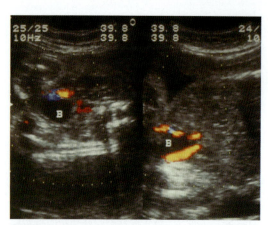

図3 一児にのみ認められた単一臍動脈の超音波像

一絨毛膜二羊膜双胎の臍動脈の超音波像です。片方の児（右側）は、膀胱（B）の両側に2本の臍動脈を認める正常の所見ですが、他方の児（左側）には臍動脈が一本しかなく単一臍動脈です。

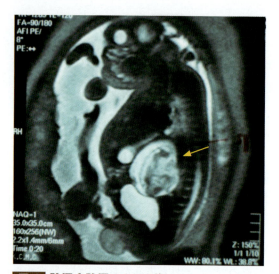

図4 胎児内胎児のMRI像

胎児腹部に脊椎様の構造を持った腫瘤が存在します（←）。

（聖路加国際病院女性総合診療部・山中美智子先生より提供）

が明らかになりました[4]。

＊　＊　＊

以上のように、多胎の妊娠管理において臨床的には超音波を用いた膜性診断が重要ですが、その由来を明らかにするには出生後に卵性診断を行う必要があります。今後は、卵性診断の重要性がますます高まることが予想されます。

（三浦生子・増崎英明）

● 参考文献

1) Hall, JG. Twinning. Lancet. 362, 2003, 735-43.
2) 増崎英明. 一絨毛膜性双胎で認められた個体差の由来：膜性診断と卵性診断の重要性. 周産期医学. 35(7), 2005, 921-7.
3) Miura, K. et al. Do monochorionic dizygotic twins increase after pregnancy by assisted reproductive technology? J. Hum. Genet. 50, 2005, 1-6.
4) Miura, S. et al. Origin and mechanisms of formation of fetus-in-fetu: two cases with genotype and methylation analyses. Am. J. Med. Genet. 140(16), 2006, 1737-43.

20 TRAP

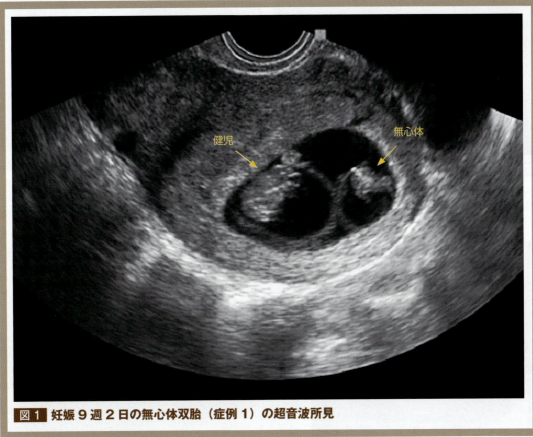

図1 妊娠9週2日の無心体双胎（症例1）の超音波所見

TRAPとは

TRAPはtwin reversed arterial perfusion（sequence）の略であり、無心体として知られています。3万5,000分娩に1例ないし一絨毛膜双胎の1%に生じます[1]。一絨毛膜一羊膜双胎（monochorionic monoamniotic：MM双胎）よりも一絨毛膜二羊膜双胎（monochorionic diamniotic：MD双胎）に多く見られます（**図1**）。

TRAPの病態生理

無心体（受血児）の心臓は、欠如または痕跡心となりますが、吻合血管により健児（供血児）から血液の供給を受けている状態です。無心体の発生機序はいまだ明らかではなく、無心体と健児との間には胎盤表面に存在する動脈−動脈吻合または静脈−静脈吻合を介して血液が還流されることが病態生理として考えられています[2]。無心体は臍動脈から腸骨動脈、腹部大動脈に逆行性に血液を供給されているため、通常、上半身よりも下半身の方がよく発達しています。

超音波検査

超音波検査でTRAPが疑われた場合は、超音波ドプラ法で無心体の臍動脈に逆行性血流

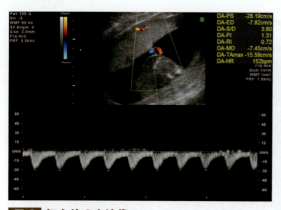

図2 無心体の血流像

妊娠17週3日の経腹超音波画像です。無心体の臍動脈の逆行性血流（胎盤から胎児へ向かう血流）が認められます。

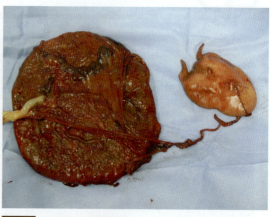

図3 無心体（症例1）

妊娠32週に経腟分娩で娩出されました。下肢は認めますが、上肢や頭部は欠損しています。

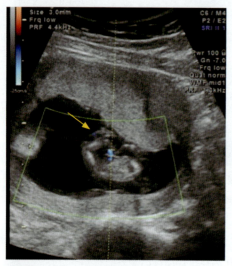

図4 症例2の経腹超音波画像

妊娠13週3日の経腹超音波画像です。無心体は体幹から下肢（⬇）が優位に発育しています。

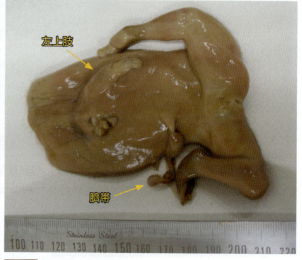

図5 無心体（症例2）

妊娠37週6日で娩出しました。上半身と比べて下半身の方が発達しています。

（胎盤から胎児へ向かう血流）を認めることから確定診断を行います**（図2）**。無心体は体幹浮腫を呈していることが多く、頭部・上肢は欠損しているか、著しい発育異常を呈しています（図3〜5）。

妊娠管理

健児は無心体に血流を供給しているため、高拍出性心不全に陥りやすく、心不全により胎児水腫を、また血流増加により羊水過多を来します。なお、健児にも約10％に形態異常を認めるため、詳細な観察が必要です。無心体と健児の体重差は妊娠予後の予測において有用であると考えられています[1]。健児の高拍出性心不全[3,4]、無心体体重／健児体重＞70％以上、羊水過多はいずれも予後不良因子と考えられてい

ます。帝王切開術は標準的な産科的根拠に基づいて決定されます。

TRAP の治療

　羊水過多ないし健児の高拍出性心不全徴候を示唆する所見を認めた場合は、胎児治療を考慮します。ただし、明確な治療適応の基準はありません。インドメタシンを用いた薬物療法[5]やレーザーやラジオ波などを用いて吻合血管を凝固させる外科的療法などがあります。

症例：無心体

　最近、当科で経験した、無心体の2例を紹介します。症例1は前医でMD双胎の一児死亡を疑われ、精査を目的に妊娠8週で当科に紹介されました。妊娠9週の再診時に心拍のない児に発育および胎動を認め、無心体と診断しました（図1）。その後、著明な羊水過多が出現し

たため、妊娠22週に胎児鏡下胎盤吻合血管レーザー凝固術（ネオジウム・イットリウム・アルミニウム・ガーネットレーザーを使用）を徳山中央病院で施行していただきました。術後は羊水過多は消失し、無心体の増大も認められませんでした。妊娠32週で陣痛が発来し、経腟分娩で健児と無心体を娩出しました（図3）。健児の経過は良好で、出生4日目に退院しました。

　症例2は人工授精により妊娠が成立し、妊娠10週に胎嚢内に健児と高輝度の腫瘤像を指摘されて、精査を目的に当科へ紹介されました。無心体は下肢優位の発育を認めましたが、羊水過多や無心体の過剰な発育はありませんでした（図4）。健児に発育遅延の傾向があり、骨盤位でもあったため、妊娠37週6日に選択的帝王切開術で健児と無心体を娩出しました（図5）。健児の経過は良好で、出生9日目に退院しました。

（村上直子・吉田　敦・増﨑英明）

● 参考文献

1) Moore, TR. et al. Perinatal outcome of forty-nine pregnancies complicated by acardiac twinning. Am. J. Obstet. Gynecol. 163(3), 1990, 907-12.
2) Van Allen, MI. et al. Twin reversed arterial perfusion (TRAP) sequence : a study of 14 twin pregnancies with acardius. Semin. Perinatol. 7(4), 1983, 285-93.
3) Kinsel-Ziter, MI. et al. Twin-reversed arterial perfusion sequence : pre-and postoperative cardiovascular

findings in the 'pump' twin. Ultrasound Obstet. Gynecol. 34(5), 2009, 550-5.
4) Brassard, M. et al. Prognostic markers in twin pregnancies with an acardiac fetus. Obstet. Gynecol. 94(3), 1999, 409-14.
5) Ash, K. et al. TRAP sequence : successful outcome with indomethacin treatment. Obstet. Gynecol. 76(5 Pt 2), 1990, 960-2.

第4章

子宮・付属物・出血

前置胎盤・前置血管

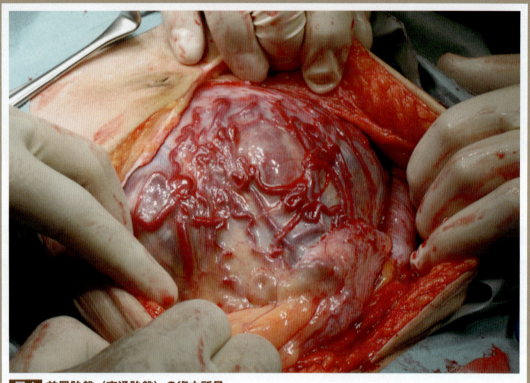

図1　前置胎盤（穿通胎盤）の術中所見
帝王切開術の既往を有する前壁付着の前置癒着胎盤（穿通胎盤）の開腹所見です。子宮体下部表面の血管が著明に怒張しています。

前置胎盤

■前置胎盤とは？

　前置胎盤とは、胎盤が内子宮口をふさぐように覆っている状態をいいます。その程度により、①全前置胎盤：胎盤が内子宮口を完全に覆うもの、②部分前置胎盤：胎盤が内子宮口の一部を覆うもの、および③辺縁前置胎盤：胎盤が内子宮口の辺縁に達しているもの、に分類されます[1]。前置胎盤の原因はいまだ明らかではありませんが、多産、母体年齢、帝王切開術や子宮筋腫核出術などの既往、多胎妊娠などと関連があるとされています[2]。発症頻度は約200分娩に1例程度です。

■症　状

　典型例の症状は、妊娠中期以降における反復する無痛性の性器出血（警告出血）で、通常、最初の出血の量はさほど多くありません。出血を繰り返すほど、また妊娠末期になるほど、次第に出血量は多くなります。

■合併症

　前置胎盤において、その予後に最も大きな影響を及ぼす合併症に癒着胎盤があります。癒着胎盤とは、胎盤の絨毛が子宮筋層内に侵入し、胎盤の一部または全部が子宮壁に強く癒着して、胎盤の剝離が困難な状態をいいます。帝王

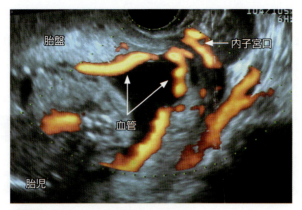

図2 前置血管の経腟超音波所見

妊娠21週0日の経腟超音波所見です。2週間前のスクリーニング検査時に前置胎盤が指摘されていました。胎盤は子宮底部側に移動しましたが、内子宮口の上に血管様の構造が認められました。超音波パルスドプラ法で同部位に拍動する血流を確認し、前置血管と診断しました。

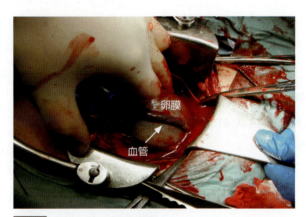

図3 前置血管の開腹所見

図2で示した症例の子宮筋層を切開したところ、膨隆した卵膜の上を経腟超音波検査で認められた血管が走行している所見が見られました。血管を破綻しないように注意しつつ破膜し、胎児を娩出しました。

切開術の既往があると手術創の瘢痕部が存在するため癒着胎盤が形成されやすく、既往帝王切開術の回数が増加するに従って癒着胎盤を来す可能性は増えます[3]。そこで前壁付着の前置胎盤で、帝王切開術の既往がある場合は、癒着胎盤のハイリスクであることを念頭に置き、輸血の確保など分娩時多量出血への対策を講じておく必要があります（図1）。

■ 診　断

●超音波検査

　前置胎盤は経腟超音波断層法で正確に診断できます。妊娠の進行に伴い子宮が増大すると、「子宮下部の伸展に伴い、胎盤と内子宮口の位置関係が変化する」（placental migration）た

め、妊娠初期の診断は不確実であり、通常は妊娠20週以降に診断します[4]。また、それ以降も前置胎盤が常位胎盤に変化することがあり、経時的な検査が必要です。なお、常位胎盤が妊娠経過中に前置胎盤に変化することもまれにあります。

●MRI

胎盤の位置の評価法としてはMRIも有用です。しかし、超音波検査のほうが簡便で反復検査が可能なことなどから、現時点では超音波検査にまさるものではありません。

■管　理

●出血がない場合

子宮頸部と胎盤のずれが出血を引き起こすと考えられることより、子宮収縮が認められれば子宮収縮抑制薬を投与します。分娩方法は、辺縁前置胎盤では経腟分娩が試みられることもありますが、原則として妊娠37週以降に児の成熟を確認して帝王切開術を行います。

●出血がある場合

出血があればただちに入院管理とし、静脈ルートを確保して緊急帝王切開術の準備を行い、厳重な安静を図ります。出血が少量であれば、胎児の状態および子宮収縮の有無をチェックしつつ、可能な限り胎児成熟が期待される妊娠35週以降まで妊娠を継続することを目標と

します。しかし、出血が多量であったり胎児心拍に不穏な状態が見られる際は、妊娠週数にかかわらず、十分な輸液・輸血を行いつつ緊急帝王切開術を行います。

前置血管

■前置血管とは？

胎児血管が胎盤や臍帯に支持されず、胎児先進部以下の胎児膜を横切って走行する例を前置血管といいます。血管が内子宮口周辺を通っている場合は、分娩時の胎胞形成や破水により血管が破れ、胎児機能不全または子宮内胎児死亡に至ることもあります。頻度は2,500分娩に1例程度と極めて稀な疾患です。リスク因子として、妊娠中期に前置胎盤または低置胎盤であるもの、副胎盤や分葉胎盤、多胎妊娠、IVF妊娠があります[5]。

■診　断

超音波検査（特に超音波カラードプラ法）で臍帯の付着部位を検索することで、大部分の前置血管は診断が可能です（**図2**）。破水する前に帝王切開術で児を娩出できれば予後は良好と考えられますが（**図3**）、分娩前に診断されないと周産期死亡率は60％にもなるとされており[6]、分娩前に診断することが重要です。

（吉田　敦・増崎英明）

● 参考文献

1) 日本産科婦人科学会編. 産科婦人科用語集・用語解説集. 改訂第2版. 東京, 金原出版, 2008, 226-7.
2) Oyelese, Y. et al. Placenta previa, placenta accreta, and vasa previa. Obstet. Gynecol. 107, 2006, 927-41.
3) Clark, SL. et al. Placenta previa/accreta and prior cesarean section. Obstet. Gynecol. 66, 1985, 89-92.
4) 増崎英明. "臨床編". 臨床産科超音波診断：画像でみる産科学.

大阪, メディカ出版, 1998, 224.
5) Francois, K. et al. Association of vasa previa at delivery with a history of second trimester placenta previa. J. Reprod. Med. 48, 2003, 771-4.
6) Oyelese, Y. et al. Vasa previa : The impact of prenatal diagnosis on outcomes. Obstet. Gynecol. 103, 2004, 937-42.

02 前置胎盤の中期中絶

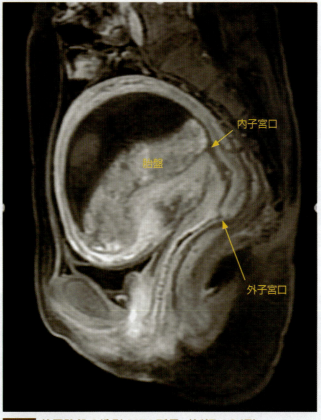

図1 前置胎盤の造影MRI所見（妊娠16週）
前置胎盤の造影MRI所見です。内子宮口を胎盤が完全に覆っています。胎盤と子宮壁との間に、癒着胎盤を思わせる所見はありません。

前置胎盤

　胎盤は、子宮下部の形成や子宮と胎盤の発育速度の差などにより、妊娠中に相対的な位置移動（placental migration）を来し、子宮底の方へ移動します。その結果、妊娠中の前置胎盤の頻度は次第に低下し、妊娠末期にはおよそ0.5%[1]になります。一方、妊娠中期における前置胎盤の発生頻度は約5%[2]で、これは妊娠末期に対し約10倍も高率です。

中期中絶術の実際

　前置胎盤を合併した例に中期中絶を行う場合、手術の安全性は前置胎盤がない例と同等であることが示唆されています[3]。具体的には、ラミナリアによる頸管拡張を行い、プレグランディン®腟坐剤で分娩誘発を行う方法です。ただ、大量出血のために輸血や子宮摘出術を余儀なくされる例も存在します。プレグランディン®腟坐剤を使用せずに、ラミナリアによる頸管の

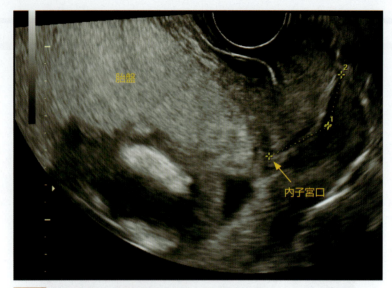

図2 前置胎盤の経腟超音波所見（妊娠16週）

前置胎盤の経腟超音波所見です。胎盤は前壁付着で、内子宮口を覆っています。

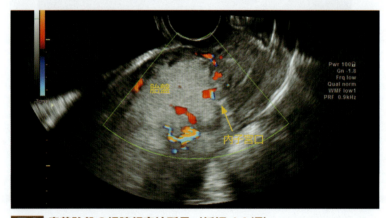

図3 癒着胎盤の経腟超音波所見（妊娠14週）

経腟超音波による、前置胎盤の所見です。既往帝王切開ですが、この所見から直ちに癒着胎盤かどうかの診断は困難です。しかし、結果的に癒着胎盤でした。

拡張後速やかに子宮内容除去術を短時間で終わらせることにより、中期中絶を比較的安全に施行できるとする報告もあります[2]。

癒着胎盤の合併

発生頻度は2,500妊娠に1例程度ですが、前置胎盤では10％近くに合併します[4]。また既往帝王切開の回数が多いほど、前置胎盤における癒着胎盤合併の頻度は高くなります[5]。妊娠中期における癒着胎盤の頻度は不明ですが、超音波断層法で妊娠中期に前置胎盤の所見を認めた場合、既往帝王切開群で帝王切開のない群と比べ有意に前置胎盤のままであったとする報告があります[6]。それから推察すると、既往帝王切開の前置胎盤症例における中期中絶術の際には、癒着胎盤を念頭に置く必要があります。そ

して癒着胎盤が強く疑われる場合は、輸血を準備し、動脈塞栓術や子宮摘出術の必要性も考慮して、十分なインフォームドコンセントを行っておくことが大事です。

症例 1

31歳の2回経産婦（ともに経腟分娩）で、妊娠初期より近医で管理されていました。妊娠16週の妊婦健診時に胎児心拍を認めず子宮内胎児死亡と診断されました。経腟超音波断層法で前置胎盤の所見を認めたため、当科を紹介されました（図2）。癒着胎盤の評価を目的に造影MRI検査を行いましたが、明らかな癒着胎盤を示唆する所見は認めませんでした（図1）。そこでまずラミナリアによる頸管拡張を行い、翌日、全身麻酔下に子宮内容除去術を施行しました。処置時間は41分で、出血量は960gでした。最大出血部位は子宮下部の胎盤剝離面であり、子宮動脈下行枝を結紮し止血しました。

症例 2

36歳の2回経産婦（2回とも帝王切開術での分娩）で、妊娠初期より近医で管理されていました。妊娠12週の妊婦健診時に経腹超音波断層法で無脳児を疑われ、妊娠13週に当科を紹介されました。当科で施行した超音波断層法により無脳児と確定診断しました。中期中絶術の方針となり、処置は前医に依頼しました。前医でダイラパン®による頸管拡張を行い翌日抜去したところ、約230gの出血があり当科へ緊急搬送されました。出血は軽度でしたが、経腟超音波断層法で前置胎盤を認めました（図3）。再度ラミナリアによる頸管拡張を行い、翌日プレグランディン®腟坐剤による分娩誘発を行う方針としました。翌日ラミナリアを抜去した直後に子宮口より出血が噴出したため、緊急で全身麻酔下による子宮内容除去術の方針に切り換えました。処置後も子宮より出血が少量ずつ持続するため胎盤剝離面からの出血と判断し、フォーリーカテーテル40mLを剝離面に留置しました。しかし処置後も出血が持続し、2時間で約300gの出血を認めました。経腹超音波断層法で子宮下部に血腫が充満しており、不全子宮破裂を疑い、挙児希望はないことから、子宮摘出術の方針としました。摘出した子宮は、組織学的に癒着胎盤の診断でした。

（河野通晴・増﨑英明）

● 参考文献 s

1) 増﨑英明. 超音波断層法による胎盤の診断. 周産期医学. 28 (6), 1998, 803-8.
2) 中山大介ほか. 前置胎盤の中期中絶に関する検討. 日本産科婦人科学会雑誌. 57 (2), 2005, 528.
3) 出口奎示. 帝王切開後の妊娠中期中絶における問題点. 産婦人科治療. 91 (6), 2005, 675-80.
4) Miller, DA. et al. Clinical risk factors for placenta previa-placenta accrete. Am. J. Obstet. Gynecol. 177 (1), 1997, 210-4.
5) Clark, SL. et al. Placenta previa/accrete and prior cesarean section. Obstet. Gynecol. 66 (1), 1985, 89-92.
6) Dashe, JS. et al. Persistence of placenta previa according to gestational age at ultrasound detection. Obstet. Gynecol. 99 (5 Pt 1), 2002, 692-7.

03 胎盤ポリープ

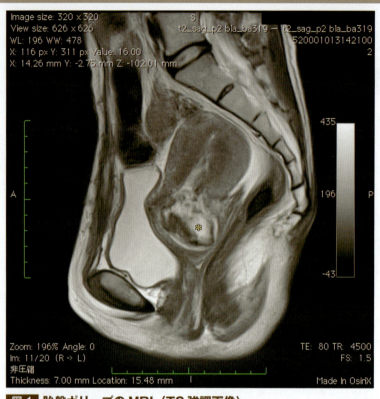

図1 胎盤ポリープのMRI（T2強調画像）
帝王切開術後50日目で、持続する不正性器出血を認めました。子宮下部に高信号の腫瘤（＊）を認め、胎盤ポリープを疑いました。

胎盤ポリープとは

　胎盤ポリープとは、流産後や分娩後に子宮腔内に残った胎盤や絨毛膜が増殖し、ポリープ様の腫瘤を形成したものです[1]。組織学的にはフィブリン沈着や炎症性変化を伴い、子宮壁に強固に付着して血管新生を認めます。不正性器出血で産婦人科を受診し、症状と超音波検査で発見されることが多く、出血量が多くなれば生命の危機に瀕することもあります。多くは流産後あるいは分娩後数週間で発症しますが、数年を経過して発症したとの報告もあります[1]。子宮内容除去術や子宮鏡操作で出血が助長されることもあり、子宮摘出を行わざるを得ない場合もあります。また、妊孕性を温存すべき症例ではその管理に苦慮することもあります。

胎盤ポリープの診断

　胎盤ポリープの診断は臨床症状や超音波検査、MRIで行います。
　超音波検査では、子宮腔内に不均一な高輝度エコーを示す所見が一般的ですが、症例により

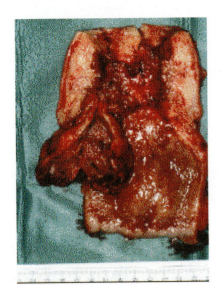

図2 摘出した胎盤ポリープ
産褥1カ月目に大量出血があり、分娩時には胎盤遺残が認められていました。胎盤ポリープと診断して子宮を摘出しました。

低輝度から高輝度までさまざまな場合があります。カラードプラ法やパルスドプラ法では腫瘤内に流入する血流像を認めます。

　MRIは通常、T1強調画像で低信号、T2強調画像で高信号を示します（**図1**）。造影MRIでは強い造影効果を認め、血液が流入する基部は無信号、すなわちflow voidを示します。

　胎盤遺残との鑑別はしばしば困難ですが、超音波検査を行うと剝離した胎盤の遺残では血流が乏しく、MRIはT1強調画像およびT2強調画像で高信号を示し、ほとんど造影効果を示しません。絨毛性疾患では種々のMRI像とflow voidを示し、画像での鑑別は困難なこともありますが、hCGが異常高値であることが特徴的です。胎盤ポリープでのhCG値は、多くの報告で10〜30mIU/mL以下ですが、時に高値を示すこともあります。

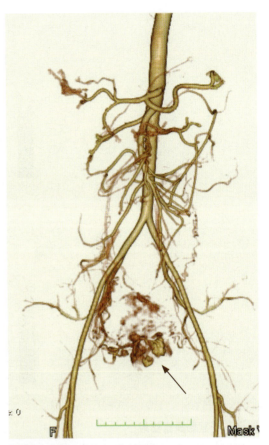

図3 造影3次元CT検査
濃染する胎盤ポリープ（↑）と、子宮動脈からの流入血管が描出されています。

胎盤ポリープの治療

　子宮を温存する必要のない症例では子宮ごと胎盤ポリープを摘出します（**図2**）。しかし、妊孕性の温存が必要な症例では、その管理・治療方法の検討が必要です。子宮収縮薬の投与や子宮内ガーゼ充填などが行われることがありますが、止血できない場合も多く、外科的介入が必要となります。最近では子宮鏡下腫瘍切除術（transcervical resection；TCR）がその治療において注目されています。しかし、胎盤ポリープへの血流が著明な場合にはTCRのみでは切

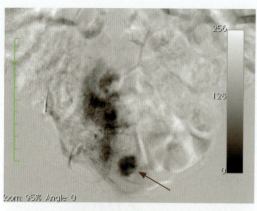

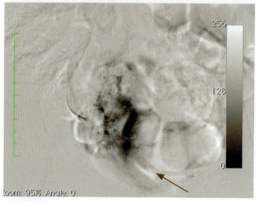

図4　子宮動脈塞栓術
子宮動脈に対して、動脈塞栓術（TAE）を行いました（上）。塞栓後はポリープ像（↑）が消失しました（下）。

大切です。最近では、造影3次元CT検査が多くの施設で行えるようになり、血流の豊富な胎盤ポリープとその栄養血管を詳細に描出することができるようになりました（**図3**）。TCRの施行前に、造影3次元CT検査で血流の評価を行い、胎盤ポリープを栄養する子宮動脈に対して選択的に子宮動脈塞栓術（transcatheter arterial embolization；TAE）を施行し、大出血を招くことなく安全にTCRを行うことができるとの報告があります[2]（**図4**）。ただし、TAEの次回妊娠に対する影響については必ずしも明らかではありません。

また、胎盤ポリープ切除部からの止血が困難な場合は膀胱留置バルーンを子宮内に挿入し、バルーンを拡張することで圧迫止血する方法も報告されています。

胎盤ポリープに対してTCRを施行する際は、術前に造影3次元CT検査で血流の評価を行い、血流が豊富な場合はTAEを施行してから手術に臨むことが、より安全に手術を行える方法であると思われます。

（築山尚史・増崎英明）

除後の止血が困難な場合もあるので、術前に腫瘍への血流を十分に評価し、対策を行うことが

● **参考文献**
1) Swan, RW. et al. Retained products of conception. Histologic viability of placental polyps. Obstet. Gynecol. 34(4), 1969, 506-14.
2) Takeda, A. et al. Computed tomographic angiography in diagnosis and management of placental polyp with neovascularization. Arch. Gynecol. Obstet. 281(5), 2010, 823-8.

04 胎盤残留

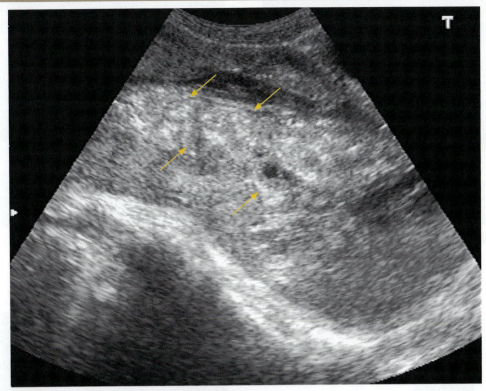

図1 経腹超音波断層法による胎盤残留所見

30歳の2妊1産婦で、妊娠41週2日に3,362gの男児を経腟分娩しました。分娩後、胎盤が一部娩出されませんでした。子宮腔内に胎盤が残留しています（↑）。

胎盤残留とは

胎盤残留とは、分娩第3期に、胎盤が完全に娩出されずに一部または大部分が子宮腔内に残留するものです[1]。多くは自然に排出されますが、一部は排出されずに胎盤ポリープを形成し、産褥期の異常出血の原因になります。

なお、分娩第3期は、初産婦で15～30分、経産婦で10～20分とされています。通常、胎盤は胎児娩出後およそ10分前後で娩出されることが多く、最長で1時間が自然娩出の目安と考えられます[1]。

胎盤残留の原因

剥離した胎盤が子宮内に遺残するものと、胎盤剥離の異常によるものとがあります。

■ 剥離した胎盤の遺残

① 胎盤の大部分は娩出されているが、一部がまだ子宮腔内に残存しているもの
② 娩出力が足りないために、胎盤の娩出が遅れているもの
③ 胎盤嵌頓

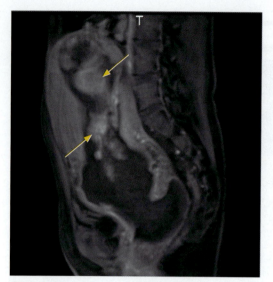

図2 造影 MRI：T1 強調矢状断①

残留した胎盤は子宮底部から連続しており、造影効果を認めます（⬆）。

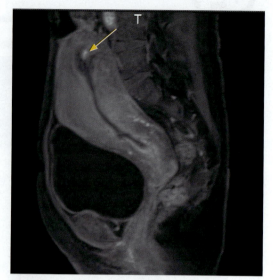

図3 造影 MRI：T1 強調矢状断②

胎盤用手剥離後ですが、いまだ少量の胎盤組織が残留し造影されています（⬇）。

すでに胎盤が子宮壁から剥離していながら、子宮頸部の痙攣性収縮により娩出が遅延しているもの

■ **胎盤剥離の異常**

● 癒着胎盤

絨毛が子宮筋層内に侵入し、胎盤の一部または全部が子宮壁に強く癒着して、胎盤の剥離が困難なもの

胎盤残留の診断

胎盤残留は系統的に診断することが大事です（図5）。

娩出された胎盤に欠損がある場合や、胎盤が娩出されない場合は、超音波断層法が診断に有用です（図1）。また、胎盤が残留し、自然排出されない場合は、外科的処置時の大量出血の予測および治療方針決定のため、MRI や超音波カラードプラ法による胎盤血流の評価を行うことが有効です。子宮の手術瘢痕部に胎盤が存

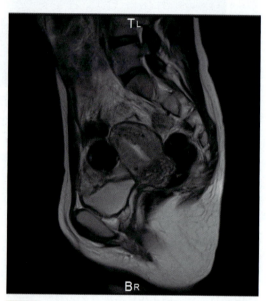

図4 造影 MRI：T2 強調矢状断（1 カ月後）

胎盤用手剥離後1カ月で、造影されていた胎盤は消失しています。

在するものや前置胎盤など、癒着胎盤のリスクが高い例は、分娩前に MRI や超音波検査で癒着胎盤の有無を評価しておくことも大切です。

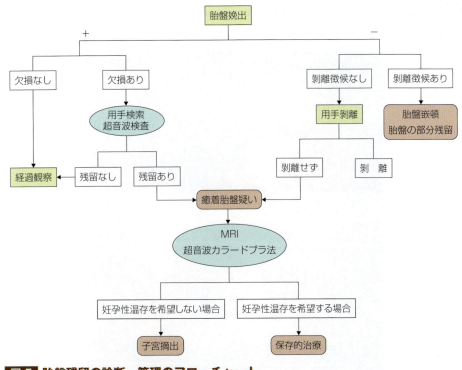

図5 胎盤残留の診断・管理のフローチャート

胎盤残留の治療

通常の分娩介助で胎盤が娩出されない場合、まず子宮底の輪状マッサージや子宮収縮薬を投与し、保存的に胎盤娩出を促します。それでも娩出されなければ、用手検索や超音波断層法を行い、必要に応じて剝離操作を追加します（図2～4）。

上述の処置を行っても胎盤が残留するか、癒着胎盤が想定される場合、残留した胎盤の自然排出を期待して待機的に経過を見ることもありますが、出血のコントロールが困難な場合や胎盤ポリープを形成した場合には外科的処置が必要です[2]。

妊孕性温存を希望しない場合は子宮摘出を考慮しますが、妊孕性温存を希望する場合は、子宮内容除去術や子宮動脈塞栓術（transcatheter arterial embolization；TAE）、経頸管的切除術（transcervical resection；TCR）などの手術療法や、メトトレキサート（MTX）を用いた薬物療法が行われます[3]。

（今村亜紗子・福田雅史・増崎英明）

● 参考文献

1) 日本産科婦人科学会編．"胎盤残留"．産科婦人科用語集・用語解説集．改訂第2版．東京，金原出版，2008，239．
2) 越野立夫ほか．胎盤遺残の取り扱い方．日本産科婦人科学会雑誌．43(6)，1991，107-10．
3) ACOG. ACOG Practice Bulletin：Clinical Management Guidelines for Obstetrician-Gynecologists Number76, October 2006：postpartum hemorrhage. Obstet. Gynecol. 108(4), 2006, 1039.

05 絨毛膜瘤

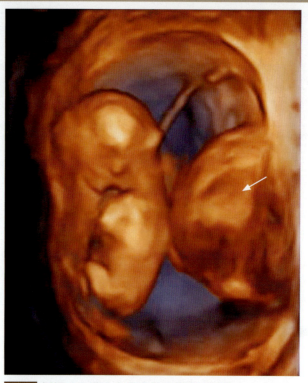

図1 妊娠12週の立体表示の超音波画像
胎盤と同じくらいの腫瘤が胎嚢壁から膨隆しています（⇦）。腫瘤の径は4.5cmでした。

絨毛膜瘤とは

　妊娠初期に、胎嚢内に突出する絨毛膜の不整な隆起が見られることがあり、これを絨毛膜瘤（chorionic bump）と呼びます。全妊娠の約0.7％に合併するという文献的な報告はありますが、日常臨床で遭遇することはまれです[1]。絨毛膜瘤を合併すると流・早産や胎児発育不全の発症率が増加するといわれており、絨毛膜瘤を認めた場合にはその後の妊娠経過に注意が必要です。生殖補助医療との関連も取りざたされていますが、病因や組織学的な実態についてはいまだに不明な点が多い疾患です[2]。

診断

　妊娠初期の超音波検査で、胎嚢内に隆起する比較的高輝度の腫瘤を認めた場合には絨毛膜瘤を考えます。粘膜下子宮筋腫との鑑別に迷うこともありますが、エコー輝度の違いや、絨毛膜瘤では経時的に大きさが変化することから診断が可能です。

症例

　36歳の1妊0産婦、自然妊娠。妊娠7週で

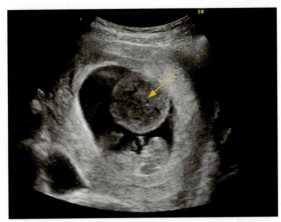

a. 妊娠9週
胎嚢内に径3.5cmの高輝度な腫瘤を認めます（⇦）。

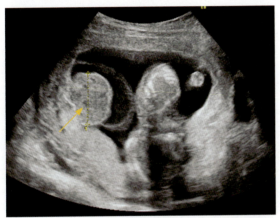

b. 妊娠16週
胎嚢壁から膨隆した結節状の腫瘤を認めます（⇧）。羊膜に包まれているように見えています。

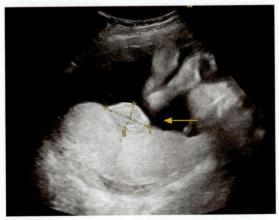

c. 妊娠26週
径3cmの腫瘤が胎盤の上に付着しているように認められます（⇦）。

図2 経腹超音波所見

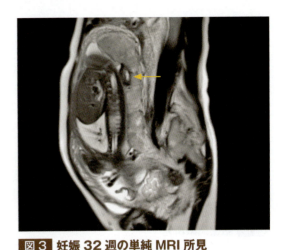

図3 妊娠32週の単純MRI所見
胎盤の上に径3cmの腫瘤があり、信号強度から血腫が疑われます（⇦）。

胎嚢内に径2cmのエコー輝度の高い腫瘤を認め、絨毛膜腫を疑いました。

妊娠9週には径3.5cm（図2-a）、さらに妊娠12週には径4.5cm（図1）まで増大しました。その後は妊娠16週に径3.2cm（図2-b）とやや縮小し、妊娠26週には径3cmで胎盤表面に付着している所見が認められました（図2-c）。妊娠32週に施行したMRIでは径3cm大の同様の腫瘤が残存しており、内部の信号から血液の貯留が疑われました（図3）。

胎児発育は初期から正常下限で経過し、妊娠33週時点で胎児発育不全と診断しました。原因検索の中で未治療の甲状腺機能低下症が発見されたため、ホルモン補充療法を開始しました。妊娠40週に妊娠高血圧腎症を発症しました。自然陣痛発来後、微弱陣痛および胎児機能不全のため子宮底圧迫法を併用して吸引分娩を行いました。新生児は2,682gの女児でApgarスコアは1分値8点／5分値9点でした。

胎盤の辺縁には径3cm大の黄色調の腫瘤が

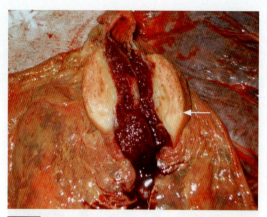

図4 胎盤肉眼所見
腫瘤の割面は黄白色で、比較的弾性に富んでいました（⇦）。

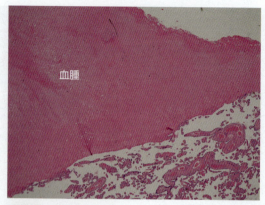

図5 胎盤病理所見
絨毛膜瘤は、血球とフィブリン網からなる血腫でした。

あり、超音波検査で指摘されていた絨毛膜瘤と考えられました。病理検査により、この腫瘤は辺縁が硝子化した血腫であることが分かりました（図4,5）[3]。

絨毛膜瘤の正体

絨毛膜瘤の病理所見について調べると、今回の症例と同様に古い血液からなる血腫であったとの報告が散見されます。絨毛膜瘤の本態が血腫であるのか、あるいは二次的な変化を見ているのか、いまだに不明な点は多いですが、周産期合併症などとの関連を明らかにしていくことが必要だと考えます[4]。

（川下さやか・吉田　敦・増崎英明）

● 参考文献

1) Harris, RD. et al. The chorionic bump : a first-trimester pregnancy sonographic finding associated with a guarded prognosis. J. Ultrasound Med. 25(6), 2006, 757-63.
2) Arleo, EK. et al. Chorionic bump in pregnant patients and associated live birth rate : a systematic review and meta-analysis. J. Ultrasound Med. 34(4), 2015, 553-7.
3) Tan, S. et al. The chorionic bump : radiologic and pathologic correlation. J. Clin. Ultrasound. 39(1), 2011, 35-7.
4) 斉藤圭介ほか. 妊娠初期に絨毛膜瘤を呈し19週で流産となった一例. 日本周産期・新生児医学会雑誌. 48(3), 2012, 708-11.

06 絨毛血管腫

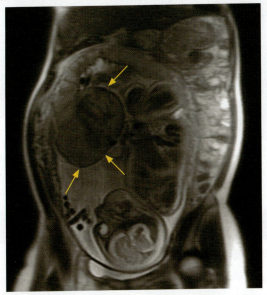

図1 絨毛血管腫のMRI：T2強調画像、冠状断（妊娠35週）
T2強調画像で胎盤よりやや低信号の境界明瞭な腫瘤を認めます。

はじめに

絨毛血管腫（chorioangioma）とは、絨毛間質や毛細血管から発生した胎盤の良性腫瘍です。胎盤に発生する良性腫瘍の中では最も頻度が高く、組織学的には全胎盤の約1％に認められます[1]。腫瘍径5cm以上のものはまれであり、臨床的に診断される頻度は8,000～5万例に1例です[1]。

臨床所見

絨毛血管腫が生じた場合、母体に羊水過多や切迫早産、胎児に子宮内発育不全、胎児貧血、胎児水腫などを合併することがあります[2]。羊水過多の原因として、腫瘍による臍帯静脈の圧迫、胎児の多尿やうっ血性心不全による体液のアンバランス、異常血管壁や胎児表面からの水分の漏出などが考えられています[3]。合併症は5cm以上の比較的大きなもので起こりやすいという報告[1]がある一方で、大きさは関係ないという報告[2]や、大きさにかかわらず腫瘍内の血流が豊富な症例に起こりやすいという報告[3]などがあります。

絨毛血管腫の画像診断

超音波検査では辺縁明瞭な腫瘤として描出されます。通常は胎盤の胎児面に膨隆して認められ、内部は充実性あるいは囊胞部分を含んだ充実性腫瘍として描出されます。超音波カラードプラ法で腫瘍内に血流を認めることが、血腫との鑑別点です。MRIではT1強調画像で胎盤実質と等信号、T2強調画像では胎盤実質より低

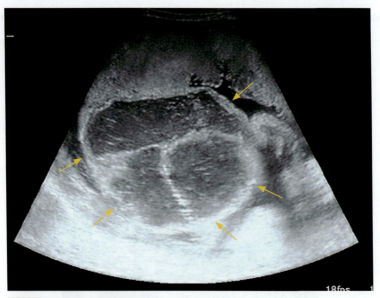

図2 絨毛血管腫の超音波像（妊娠35週）
胎盤から胎児側に突出する辺縁明瞭な径10cmの囊胞性腫瘤を認めました。

信号の境界明瞭な腫瘤として描出されます。

絨毛血管腫の管理

妊娠中は腫瘍径、羊水量、早産徴候、胎児発育、胎児水腫、胎児貧血などに注意して管理します。羊水過多や切迫早産を合併することが多く、羊水除去や子宮収縮抑制薬の投与を行います。胎児貧血の評価には、胎児中大脳動脈の最高血流速度の測定が有用です[4]。非侵襲的検査であるため、繰り返し評価を行うことが可能です。頻回の胎児心拍数モニタリングおよび超音波検査を行い、胎児状態の悪化を見逃さず、分娩時期を決定する必要があります。

症 例

25歳の初産婦です。家族歴および既往歴に特記すべきことはありません。妊娠初期から前医で管理されていました。妊娠32週より腹部緊満感が強くなり、34週3日に当院へ紹介さ

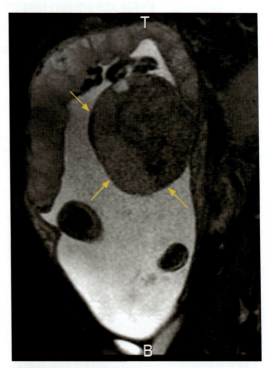

図3 絨毛血管腫のMRI
絨毛血管腫のMRI：T2強調画像、矢状断（妊娠35週）です。

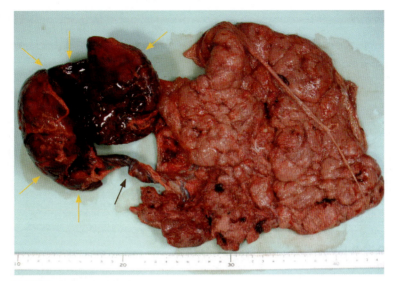

図4 胎盤の肉眼所見

胎盤の肉眼所見。太い血管（↑）で胎盤と連続した10cm大の絨毛血管腫を認めます（⇩）。

れました。AFI 45と著明な羊水過多があり、子宮収縮と子宮頸管の熟化を認めました。2,500mL羊水を除去するとともに塩酸リトドリンの点滴を開始しました。超音波検査では胎児に形態異常はなく、胎盤に接して径10cmの腫瘤を認めました。高輝度の点状エコーを伴う低エコーの囊胞で、内部は隔壁で仕切られていました（図2）。MRIではT2強調画像で、胎盤よりやや低信号の境界明瞭な腫瘤を認めました（図1、3）。羊水除去後、早産徴候は軽減しました。しかし胎児中大脳動脈最大血流速度が徐々に上昇し、妊娠35週6日には胎児貧血を示すようになりました。また同時に胎児心拍数モニタリングでnon-reassuring patternを認め、帝王切開術を行いました。児は2,730gの女児でApgarスコアは1分値4点/5分値6点、臍帯動脈血pHは7.32でした。呼吸障害を認め、NICUに入院しました。全身浮腫が強く、日齢6には22％の体重減少を示しました。出生時は軽度貧血を認めましたが、その後、貧血は進行せず、輸血は行いませんでした。日齢15に退院し、経過良好です。娩出した胎盤には太い血管で胎盤と連続した10cm大の暗赤色腫瘤（図4）を認め、病理組織検査で絨毛血管腫と診断されました。

（村上優子・中山大介・増崎英明）

● 参考文献

1) Fox, H. "Non-trophoblastic tumours of the placenta". Pathology of the placenta. 2nd ed. London, W. B. Saunders, 1997, 354-82.
2) Sepulveda, W. et al. Perinatal outcome after prenatal diagnosis of placental chorioangioma. Obstet. Gynecol. 102(5 Pt 1), 2003, 1028-33.
3) Jauniaux, E. et al. Color Doppler imaging in the diagnosis and management of chorioangiomas. Ultrasound Obstet. Gynecol. 15(6), 2000, 463-7.
4) Mari, G. et al. Noninvasive diagnosis by Doppler ultrasonography of fetal anemia due to maternal red-cell alloimmunization. Collaborative Group for Doppler Assessment of the Blood Velocity in Anemic Fetuses. N. Engl. J. Med. 342(1), 2000, 9-14.

07 臍帯潰瘍

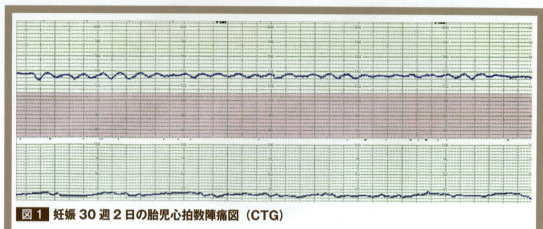

図1 妊娠30週2日の胎児心拍数陣痛図（CTG）
1分間に約3サイクルで、振幅約10bpmの正弦波様の所見を示しており、いわゆるサイヌソイダルパターンです。

胎児貧血の原因と症状

胎児貧血の原因には胎児の溶血性貧血、母児間輸血症候群、遺伝性の代謝異常症、パルボウイルスB19などのウイルス感染、先天性白血病や白血病類縁疾患、外傷性出血などがあります。また、先天性上部消化管閉塞の症例で臍帯に広範な潰瘍を形成し、同部から胎児出血を来して重症の胎児貧血を来すことがあります。消化管閉鎖に伴う羊水中の胆汁酸濃度の上昇などの影響が考えられていますが、その機序は明らかではありません。貧血の進行に伴い、胎児には皮下浮腫、胸腹水、肝腫大が出現し、羊水過多や胎盤の肥厚が見られることもあります。貧血がさらに進行すると、胎児水腫を来し、重篤な場合は子宮内胎児死亡に至ります。

胎児貧血の診断法

胎児貧血が疑われた場合は、その原因を特定するとともに、貧血の程度を正しく診断することが重要です。従来、血液型不適合妊娠などの溶血性貧血の診断法として、羊水穿刺を用いた羊水吸光度測定が行われてきました。また、直接臍帯穿刺を行い、胎児ヘモグロビン量を測定する方法がありますが、母児に対し侵襲的な検査です。近年、より侵襲の少ない診断法として、胎児の中大脳動脈の血流速度計測が用いられてきており、その有用性が報告されています[1~4]。

■ 臍帯穿刺

臍帯穿刺は胎児貧血の診断およびその重症度を評価する上で最も直接的な手技です。超音波ガイド下に穿刺針（20~23Gの臍帯穿刺針）を用いて臍帯から採血します。胎児血の平均赤血球容積（MCV）は母体血に比べて高いため、同時に採血した母体血と比較することで、採取された血液が胎児血であるか否かが分かります。穿刺終了後は超音波検査で臍帯穿刺部位からの出血の有無を観察し、同時に胎児心拍数モニタリングを行います[5]。

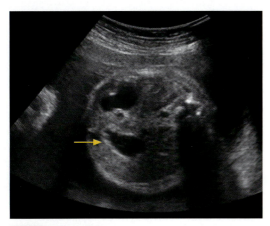

図2 超音波所見
十二指腸の拡張を認め（⇨）、先天性十二指腸閉鎖が疑われました。

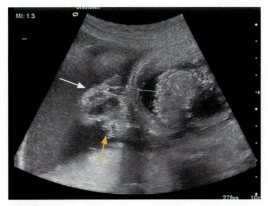

図4 超音波所見
胎児には腹水の貯留を認めます。また、臍帯（⇨）の近傍に、凝血塊と思われる高エコー（⬆）を認め、臍帯からの胎児出血を疑いました。

■ **胎児中大脳動脈の血流速度測定**

　胎児に貧血があると心拍出量が増大しますが、血液の粘度は低下しており、その結果、胎児の血流速度が増加します。Rh不適合妊娠において胎児に貧血があると、胎児の中大脳動脈の最大収縮期血流速度（MCA-PSV）が上昇することを2000年にMariらが報告しました[1]。中大脳動脈を選択した理由として、超音波のビームと血流の角度が0度になるようにサンプ

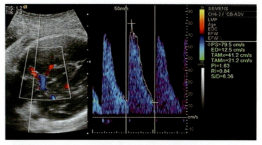

図3 胎児中大脳動脈血流速度波形
最大収縮期血流速度（MCA-PSV）が79.5cm/秒と、妊娠30週の平均40.5cm/秒、+1.5SDの52.2cm/秒を大きく上回っており、胎児貧血が強く疑われました。

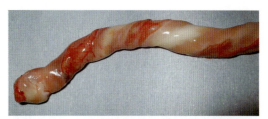

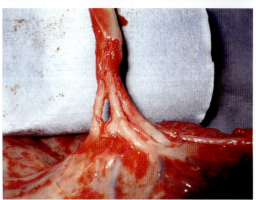

図5 臍帯所見
臍帯には胎児臍部から胎盤付着部にかけて、広範にびらん、潰瘍形成を認め、ところどころでワルトンゼリーが欠損して臍帯血管が露出していました。

ルしやすいことが挙げられています。非侵襲的な検査であるため、MCA-PSVの測定は従来の侵襲的な検査に代わり得ると考えられています[2]。また、血液型不適合妊娠に限らず、さまざまな原因による胎児貧血の診断にMCA-PSVの測定は有用であると報告されています[3]。貧

血が軽度の場合には血流速度が変化しないこともあり得ますが、貧血が高度になるほどMCA-PSVと胎児ヘモグロビンとの関連はより正確になると考えられます。しかしながら、胎児貧血の診断は、MCA-PSVの値のみではなく、胎児水腫や三尖弁逆流の有無などの超音波所見、CTGにおけるサイヌソイダルパターンなど、その他の所見と総合的に判断することが重要です[3]。

症例：臍帯潰瘍による胎児貧血

36歳の1回経産婦。妊娠24週5日に羊水過多と胎児十二指腸の拡張を指摘され、妊娠24週6日に当科に紹介されました（図2）。羊水過多が次第に増悪したため、羊水除去を施行し、その後は外来で管理していました。妊娠30週1日に胎児心拍数陣痛図（CTG）で頻回の子宮収縮と変動一過性徐脈の頻発を認めたため、同日より入院し、塩酸リトドリンおよび硫酸マグネシウム持続点滴による子宮収縮抑制を施行したところ、子宮収縮の減少に伴い変動一過性徐脈も軽減しました。翌朝のCTGでサイ

ヌソイダルパターンを疑う所見が見られ、経腹超音波を施行したところ、胎児胸腹水および心拡大を認め、胎児中大脳動脈の血流速度の増加があることから胎児貧血が疑われました（図1, 3）。臍帯周囲に凝血塊を疑わせる高エコーがあり、臍帯潰瘍による胎児出血を疑いました（図4）。緊急帝王切開術を施行し、1,622gの女児をApgarスコア1分値1点／5分値2点で娩出しました。羊水は血性で、臍帯にはびらんがあり、一部にワルトンゼリーが欠損して血管が露出していました（図5）。臍帯血管の断裂が疑われる部位もありました。新生児は全身蒼白で、検血でヘモグロビン値1.4g/dLと高度の貧血があり、心臓マッサージおよびボスミン®の投与を行いましたが、出血性ショックのため出生後3時間で死亡しました。臍帯の病理組織検査でワルトンゼリーがほとんど変性消失し、露出した血管壁は凝固壊死を示していました。胎盤の染色体検査の結果は47, XX, ＋21であり、児はダウン症でした。

（吉田　敦・増崎英明）

● 参考文献

1) Mari, G. et al. Noninvasive diagnosis by Doppler ultrasonography of fetal anemia due to maternal red-cell alloimmunization. N. Engl. J. Med. 342(1), 2000, 9-14.
2) Oepkes, D. et al. Doppler ultrasonography versus amniosentesis to predict fetal anemia. N. Engl. J. Med. 355(2), 2006, 156-64.
3) Mari, G. Middle celebral artery peak systolic velocity for diagnosis of fetal anemia : the untold story. Ultrasound Obstet. Gynecol. 25(4), 2005, 232-330.
4) Mari, G. et al. Doppler ultrasonography of fetal anemia due to maternal red-cell alloimunization. Collaborative Group for Doppler assessment of the blood velocity in anemic fetuses. N. Engl. J. Med. 355(2), 2006, 156-64.
5) 増崎英明. "超音波ガイド下穿刺". 臨床産科超音波診断：画像でみる産科学. 改訂2版. 大阪, メディカ出版, 2009, 268-72.

08 子宮動脈の偽性動脈瘤

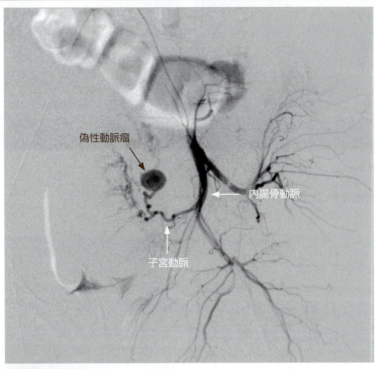

図1 造影CT ①
子宮動脈に偽性動脈瘤を認めます。

症例

■症状の出現

　34歳の初産婦で、既往歴・家族歴に特記事項はありません。タイミング法で妊娠し、近所の産婦人科で管理されていました。妊娠39週に羊水過少を指摘され、妊娠40週5日からネオメトロ®による子宮頸管拡張を開始しました。翌日からオキシトシン点滴による陣痛促進を行い、2,846gの児（5分後Apgarスコア8点）を経腟分娩しました。産後4日目の午後から下腹痛を訴え、前医を受診しました（家族の話では、この時に意識レベルの低下があったとのこと）。前医の診察では子宮収縮は良好で、ダグラス窩にエコーフリースペースを指摘されています。自宅での経過観察を指示され一旦帰宅しましたが、上腹部にも痛みが広がり、夜間に前医を再診しました。鎮痛薬内服で症状は改善せず、翌日未明からさらに痛みが増強したため、当科に搬送されました。

■造影CTの実施

　当科受診時、意識は清明でバイタルサインに異常は認められませんでした。腹部は平坦で膨隆は見られず、腹部全体の強い痛みのために体動は困難でした。経腹超音波検査を試みましたが、超音波プローブが腹部に触れるだけで強い

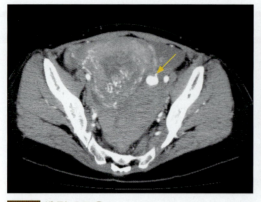 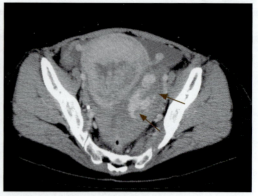

図2 造影CT②
左図：造影CTで子宮左側に強い造影効果（⬇）を認めます。
右図：造影剤の拡散（⬆）が認められます。

痛みを訴え、実施困難でした。血液検査では白血球 6,800/μL、Hgb 8.9g/dL、CRP 1.99mg/dL、Dダイマー 4.7μg/mL であり、貧血とCRPおよびDダイマーの軽度上昇を認めました。疼痛のため診察は困難であり、造影CTを実施したところ、子宮動脈の偽性動脈瘤を認めました（図1）。

■ 診断および治療

単純CTで骨盤内から上腹部まで血性腹水の貯留を認めました。造影CTでは造影早期相で子宮左側に強い造影効果を伴う腫瘤像を認め、後期相では造影効果の拡散を認めました（図2）。この所見から、腹腔内出血と左子宮動脈からの活動性出血が疑われ、強い疼痛の原因は腹腔内出血による腹膜刺激症状と考えられました。放射線科医と相談し、子宮動脈塞栓術を行うことにしました。血管造影施行時には活動性の出血は認めませんでした。妊孕能温存を考慮し、左子宮動脈の可及的末梢から塞栓を行いました。塞栓後の造影では動脈瘤は確認できませんでした（図3）。

塞栓術後2カ月の造影MRIでは子宮筋層の造

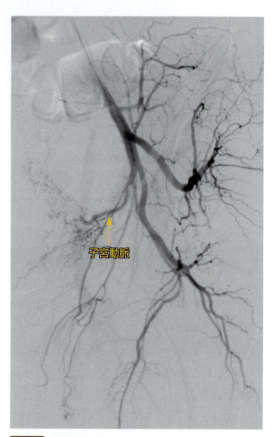

図3 造影CT③
塞栓後、偽性動脈瘤は造影されなくなっています。

影効果は良好で、欠損は認められませんでした。

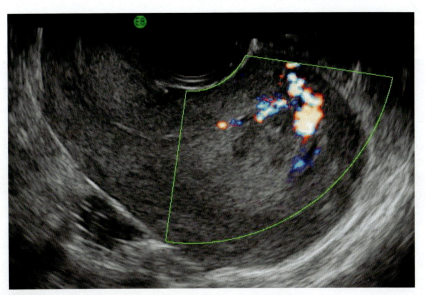

図4 子宮動脈偽性動脈瘤の超音波カラードプラ所見
超音波カラードプラ法で子宮筋層に渦巻き状の血流を認めます。

偽性動脈瘤とは

　偽性動脈瘤とは、血管壁の構造を伴わない動脈瘤で、外傷・手術・血管内カテーテル操作などにより血管壁が損傷され、漏出した血液を周囲組織が覆った状態です。産後出血の原因の一つであり、子宮動脈偽性動脈瘤は、帝王切開などの器械的分娩や子宮内容除去術により、子宮動脈に外的な損傷が加わり血管壁の損傷が起こることが原因であるといわれています。しかし最近、器械的操作を伴わない経腟分娩での発症例も報告されています。

　症状は産褥期の大量の性器出血や、繰り返す少量の性器出血ですが、今回のように腹腔内出血を起こすこともあります。

　診断は超音波検査で子宮内膜付近あるいは筋層内に、周囲を高輝度エコー領域に覆われた無エコー領域を認め、超音波カラードプラ法では無エコー領域に「渦巻き状」の血流を伴います（図4）。造影CTで造影早期に強い造影効果、後期相でも造影効果が増強するwash outの遅い部分を認めます。子宮動静脈奇形は早期にwash outされることで区別されます[1]。

　治療法としては子宮動脈塞栓術が第一選択であり、子宮内掻爬術は禁忌です。子宮動脈塞栓術後の妊娠においては、流早産の発症リスクは上昇しないとする報告の他、帝王切開率が高いとする報告などさまざまな意見があります[2]。

（松本加奈子・増崎英明）

● 参考文献

1) McGonegle, SJ. et al. Pseudoaneurysm of the uterine artery after an uncomplicated spontaneous vaginal delivery. J. Ultrasound Med. 25(12), 2006, 1593-97.

2) 平松祐司ほか．"産婦人科救急のすべて：子宮動脈塞栓術"．産婦人科救急に必要な基本手技．産婦人科治療．100 増刊．大阪，永井書店，2010，558-65．

常位胎盤早期剝離・DIC

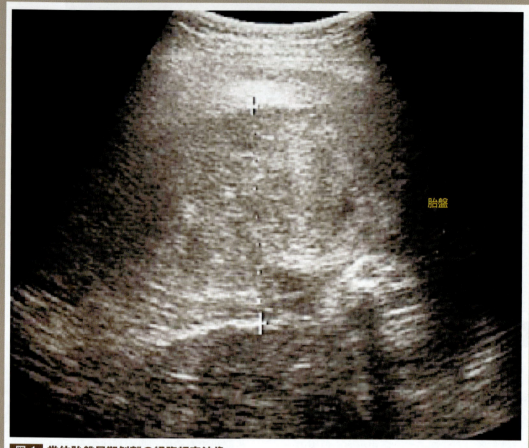

図1 常位胎盤早期剝離の経腹超音波像
妊娠32週の早剝症例です。胎盤は前壁付着で肥厚しているように見えています。

常位胎盤早期剝離とは

常位胎盤早期剝離（以下、早剝）とは、正常位置、すなわち子宮体部に付着している胎盤が、妊娠中または分娩経過中に子宮壁より剝離し、重篤な臨床症状を呈する疾患です（**図2**）。本症は性器出血を主徴とする妊娠合併症の中で母体および児死亡率の高いものとして知られています[1]。発生頻度は全妊娠の0.5%（1/200分娩）であり、リスク因子として、妊娠高血圧症候群（PIH）、早剝既往、前期破水・感染、胎児発育不全（FGR）、喫煙、血栓および外傷などが知られています。

診断

早剝の臨床症状は、性器出血、子宮の圧痛（板状硬）および子宮収縮であり、これらにより診断されることが多いようです。検査として、超音波断層法、胎児心拍数陣痛図（CTG）および血液検査などが行われます。

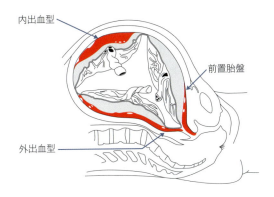

図2 早剥の外出血と内出血

(文献1を参考に作成)

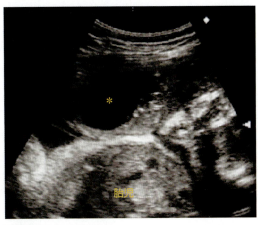

図3 経腹超音波像

妊娠38週5日の早剥症例です。胎盤内に無エコー領域（＊）が認められます。帝王切開で2,040gの男児（Apgarスコア1分値8点/5分値9点）を分娩しました。

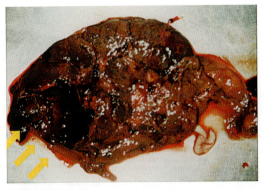

図4 胎盤所見

図3の胎盤所見です。超音波断層法所見に一致して、血腫と胎盤の一部に嵌入部分が認められました（↑）。分娩時出血量は1,520mLでした。

■ 超音波断層法[2]

　早剥の超音波断層法所見において重要なことは、胎盤血腫や出血の所見では、剥離を生じてからの時間経過によってエコー輝度が変化することです。剥離直後は胎盤後血腫あるいは胎盤内血腫は高輝度な凝血塊として描出され（図1）、胎盤実質との区別は困難で、胎盤実質の肥厚・巨大化として描出されます。その後、時間経過とともに胎盤後血腫部分のエコー輝度は低下し、胎盤と区別できるようになります（図3,4）。

しかし、以上のような超音波断層法所見を認めないからといって、早剥が否定されるわけではありません。

■ 胎児心拍数陣痛図（CTG）

　早剥のCTG所見は胎盤の剥離面積によりさまざまです。大部分は胎児低酸素血症による胎児機能不全（遅発一過性徐脈、変動一過性徐脈ないし遷延一過性徐脈）を示すことが多いようです。

■ 血液検査

　早剥に伴って発症する播種性血管内凝固（disseminated intravascular coagulation；DIC）は急速に進行し、消費性凝固障害の著しいことが特徴です。血小板減少、アンチトロンビン活性低下、FDPおよびDダイマーの増加がみられ、その他、フィブリノゲン値、PT、APPT、出血時間および凝固時間の延長などが認められます。

治　療

　早剥に対する治療の基本は、可及的速やかに分娩を終了させることですが、母体がショックや DIC の状態であれば、その治療を優先します。

■分娩の時期・方法

　早剥の診断が確定すれば、妊娠週数にかかわらず、できる限り迅速に分娩を終了させます。これは、DIC の進行を抑えるための最善の手段が子宮内容の除去であるためです。母体がショック状態にあるか DIC を併発している場合は、胎児の状態にかかわらず母体治療を優先させます。一方、母体にショック状態あるいはDIC が認められず胎児が生存している場合、急速遂娩を行うことが原則です。子宮頸管が未熟である場合は帝王切開を行いますが、これは子宮内胎児死亡の場合も同様です。また人工破膜は子宮内圧の上昇を抑えるとともに、組織トロンボプラスチンの母体循環への流入を防止するとされており、まず人工破膜を行うべきです。

■ショック状態への対策

　出血によりショック状態を呈する場合は、ただちに血管確保を行い、輸液、輸血を開始します。同時に血圧・心拍モニターを装着し、膀胱にバルーンカテーテルを留置し、循環動態の評価を行います。輸血は新鮮血または濃厚赤血球を使用し、凝固因子の低下が認められる場合は新鮮凍結血漿を投与します。さらに、酸素やステロイド、昇圧薬の投与およびアシドーシスや電解質の補正を行い、母体のショック状態の改善を図ります。

■DIC への対策

　DIC 徴候が認められた場合は、消費性凝固障害と線溶異常亢進の状態にあるので、補充療法と酵素阻害療法を行います。より早期に DIC 診断を行うためには産科 DIC スコア[3] があります。

●補充療法

　消費性凝固障害の状態では、輸血と抗凝固作用を有する血液製剤の投与など補充療法が必要です。

●酵素阻害療法

　DIC は凝固、線溶、キニン産生系の酵素活性が亢進している状態です。従って、阻害薬としてメチル酸ガベキサートやメシル酸ナファモスタット、ウリナスタチンおよびトラネキサム酸を使用します。

　　　　　　　（吉村秀一郎・吉田至剛・増崎英明）

● 参考文献

1) Cunningham, FG. et al. "Obstetrics hemorrhage". Williams Obstetrics. 22nd ed. New York, McGraw-Hill, 2005, 809-19.
2) Jaffe, MH. et al. Sonography of abruptio placentae. Am. J. Roentgenol. 137, 1981, 1049-54.
3) 真木正博ほか. 産科 DIC スコア. 産婦人科治療. 50, 1985, 119-24.

10 常位胎盤早期剥離のCTG所見

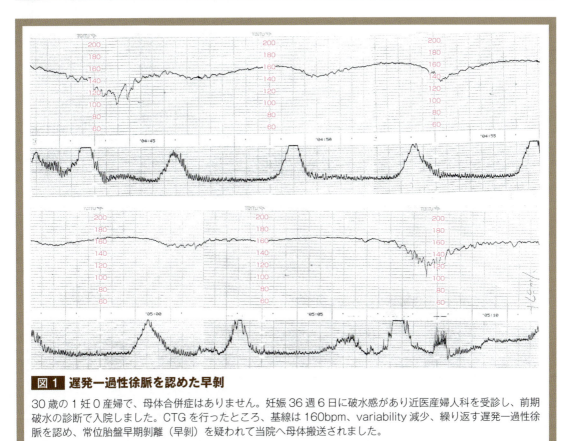

図1 遅発一過性徐脈を認めた早剥

30歳の1妊0産婦で、母体合併症はありません。妊娠36週6日に破水感があり近医産婦人科を受診し、前期破水の診断で入院しました。CTGを行ったところ、基線は160bpm、variability減少、繰り返す遅発一過性徐脈を認め、常位胎盤早期剥離（早剥）を疑われて当院へ母体搬送されました。

常位胎盤早期剥離とは

　常位胎盤早期剥離（早剥）は、正常位置に付着している胎盤が、胎児娩出前に子宮壁から部分的または完全に剥離する病態です。前期破水、子宮内感染、高血圧、胎児発育不全、早剥既往などはリスク因子ですが、リスクのない妊婦にも突然発症し得るため、予測・予防は困難な疾患です。いったん発症すると、胎盤を介した胎児への血流が、部分的あるいは完全に遮断されるため、胎児は低酸素状態となり、重症例では子宮内胎児死亡に至ります。また、母体がDICを発症した場合、極めて重篤な状態に陥ります。本症を見逃さないことは、産科医療に携わる私たちにとって日常診療の中の大きなテーマの一つといえます。

症　例

■症例1（図1）

　超音波検査で胎盤後血腫像を認め、緊急帝王切開術を行いました。出生児は2,760gで、Apgarスコア1分値8点/5分値9点、UmA pH＝7.28、BE＝－5でした。胎盤とともに血腫が排出されましたが、剥離面は肉眼的に明らかでなく、胎盤に圧痕を残す以前の、比較的早期の早剥と推測されました。

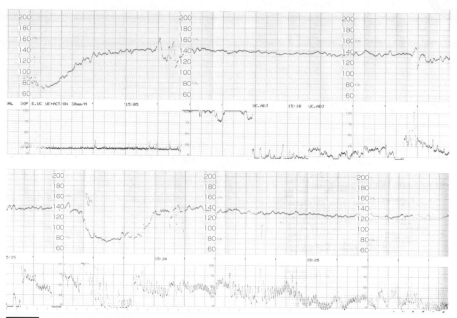

図2 遷延一過性徐脈を認めた早剝症例

30歳の初産婦で、妊娠経過に特に異常はありませんでした。妊娠37週1日、妊婦健診から帰宅途中に性器出血および下腹部の鈍痛を認め、前医を再受診しました。持続する子宮収縮とCTG異常（遷延一過性徐脈）を認め、早剝を疑われて当院へ母体搬送されました。

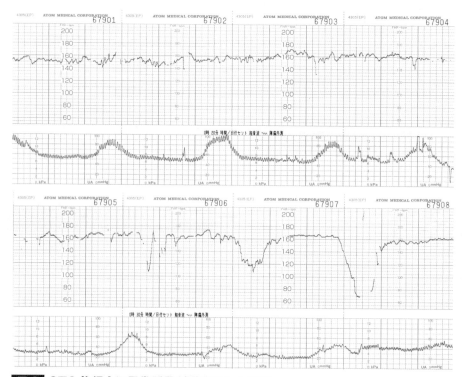

図3 CTG施行中に異常所見が顕在化した症例

24歳の4妊2産婦です。妊娠35週3日に子宮収縮感の増強と性器出血を認め、前医でCTGを施行しました。まず基線が上昇し、次いで一過性徐脈が出現し、さらに徐脈の程度が悪化しています。早剝が疑われて当院へ母体搬送され、緊急帝王切開術を行いました。

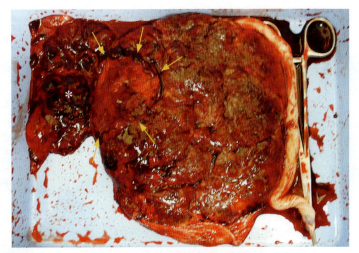

図4 図2の症例における娩出後の胎盤の肉眼像

⬆は胎盤剥離部位で、その左は剥離部位に付着していた血腫（✱）を示しています。

■ 症例2（図2）

当科受診時の超音波検査では、胎盤に明らかな異常を指摘できませんでしたが、臨床経過から早剥と診断し、緊急帝王切開術を行いました。出生児は2,260gの男児で、Apgarスコア1分値8点／5分値8点、UmA pH＝7.31、BE＝－2、胎盤剥離面積は約15％でした（**図4**）。

■ 症例3（図3）

出生児は2,080gで、Apgarスコア1分値9点／5分値9点、UmA pH＝7.29、BE＝－1、胎盤剥離面積は約15％でした。

早剥に特徴的な所見

早剥のCTGを所見別に見ると、徐脈と基線細変動の消失は早剥の重症例で有意に高頻度に認められることが報告されています[3]。しかし、そのような重症例に至る前の段階では、胎盤の剥離面積や胎児の低酸素の程度による一定のパターンは認めず、non-reassuring patternのさまざまな所見が出現します（**図1,2**）。胎児低酸素状態の初期にはまず基線の上昇を認め、次第にvariabilityの減少や一過性徐脈を伴うようになります。このような所見は胎児低酸素状態の進行を反映しており、早剥を疑って迅速に対応する必要があるでしょう（**図3**）。

妊婦が子宮収縮感や性器出血を訴えるときに、塩酸リトドリンの内服などを指示して放置すると早剥を見逃したり、あるいは重症化させる危険性があります。胎動の変化について尋ねた上で来院を勧め、CTGを付けることが望ましいでしょう。また、早剥の疑わしい例は入院させて超音波検査やCTGを繰り返し行い、発症から診断までのタイムラグをできるだけ少なくすることが重要です。

（東島　愛・増崎英明）

● 参考文献

1) Glantz, C. et al. Clinical utility of sonography in the diagnosis and treatment of placental abruption. J. Ultrasound. Med. 21(8), 2002, 837-40.
2) 東島愛ほか. 常位胎盤早期剥離の診断はどこまで可能か？ 産婦人科の実際. 60(4), 2011, 543-51.
3) Usui, R. et al. Fetal heart rate pattern reflecting the severity of placental abruption. Arch. Gynecol. Obstet. 277(3), 2008, 249-53.

11 腟壁・後腹膜血腫

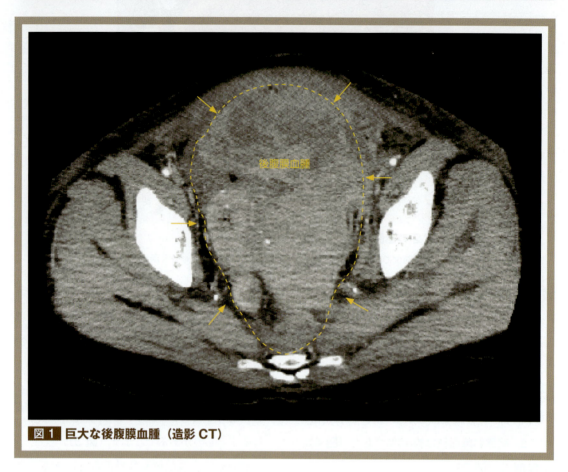

図1 巨大な後腹膜血腫（造影CT）

原因

　分娩時、腟壁上部・中部に分布する子宮動・静脈、腟動・静脈、中直腸動・静脈の領域において、腟壁粘膜下組織の血管が破綻・断裂し、血腫を形成することがあります。出血は骨盤隔膜上方に浸潤し、後腹膜血腫を形成します（図3）[1]。原因は急速な分娩の進行による腟壁の急激な伸展、過大な頭部や肩甲の通過による腟壁の過度な伸展、腟壁の伸展不良、静脈瘤に伴う脆弱な血管、出血傾向、腟壁裂傷縫合不全などですが、正常経過をたどった自然分娩後に突然発症することも少なくありません。

診断

　腟の上部に発生した血腫は、初期には臨症症状に乏しく、貧血の進行により突然、出血性ショックを起こすことがあります。血腫の形成は疼痛を伴うことが多く、分娩後に産道痛、肛門痛、肛門圧迫感を訴え、後腹膜腔に血液浸潤が及ぶと腰痛、殿部痛、下腹部痛を訴えることがあります。血腫の広がりは超音波検査、骨盤CT・MRIなどの画像診断で確認します。

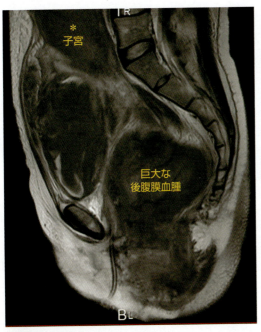
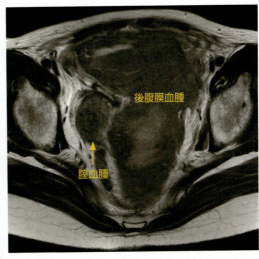

図2 動脈塞栓術後のMRI

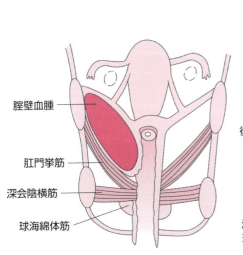

図3 腟壁血腫と後腹膜血腫

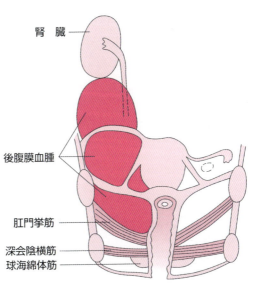

（文献1より引用）

処置

　全身状態を把握し、必要に応じて出血性ショックの管理、播種性血管内血液凝固（disseminated intravascular coagulation；DIC）の診断・治療、細菌感染の管理などが必要です。血腫が後腹膜腔に拡大したときは開腹して止血が必要なこともありますが、止血困難なときは骨盤動脈造影を行い、動脈塞栓術により止血を図ります。

症 例

　3妊2産の妊婦で、第3子を前医で経腟分娩しました。分娩は順調でしたが、産道損傷を来しました。分娩直後から肛門痛を訴え、鎮痛薬を投与しても効果はありませんでした。分娩後2時間ほどして性器出血が増加したため、当科に緊急搬送されました。搬送時はショック状態で、血液検査ではHb値1.9g/dLと、重度の貧血を認めました。腟壁裂傷から多量の出血があり、緊急に腟壁裂傷の修復を行いました。輸血を行いましたが貧血は改善せず（総出血量：

約9,800g）、腟壁裂傷以外に出血部位があると考え、造影腹部CT撮影を行ったところ、骨盤内に巨大な血腫と動脈性の出血が疑われました（図1）。血管造影では、左内陰部動脈の分枝からの出血が疑われ、同部位を塞栓しました。塞栓後の骨盤動脈造影では出血を示唆する所見はなく、骨盤MRIでも血腫の拡大は認められませんでした（図2）。全身状態が安定した8月1日に血腫除去術を行い、術後16日目に退院しました。

（松脇隆博・増崎英明）

● 参考文献

1）　日本母性保護産婦人科医会編．産道損傷．東京，日本産婦人科医会，1998，26-31（研修ノート，No.60）．

12 異常出血に対する B-Lynch 縫合

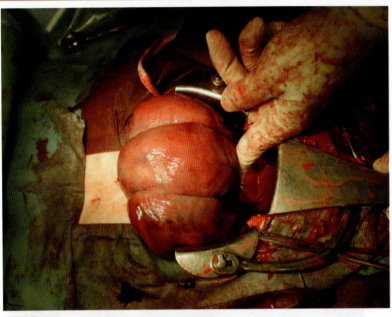

図1 B-Lynch 法による子宮圧迫縫合
収縮不良を認めた子宮に、B-Lynch 法による子宮圧迫縫合を行いました。

子宮圧迫縫合

　分娩時の妊産婦死亡は、分娩後の異常出血が大きな原因の一つです。そのため、経腟分娩あるいは帝王切開分娩にかかわらず、弛緩出血へのさまざまな対応がなされてきました。子宮の双合圧迫法、子宮収縮薬（オキシトシンやエルゴメトリン製剤）の投与、内腸骨動脈や子宮動脈の結紮や塞栓術、子宮内腔のバルーン圧迫法などがあります。

　子宮圧迫縫合術は1997年に B-Lynch らが報告した子宮弛緩に対する外科的テクニックで、主に帝王切開時に行われます[1]。以下、B-Lynch 縫合について述べることにします。

B-Lynch 縫合の実際

　38歳の1回経産婦で、クッシング（cushing）症候群に伴う高血圧の合併があり、妊娠20週で常位胎盤早期剝離を発症しました。子宮頸管拡張術後にプレグランディンを投与して娩出を図りましたが、有効な娩出力が得られず、母体のDIC 傾向が増悪してきたため帝王切開術を行いました。子宮筋層に血液が浸潤しているため、子宮筋層が青黒く見え、クブレール（couvelaire）子宮と呼ばれる所見でした。このような所見を認める場合、マッサージや子宮収縮薬の投与を行っても子宮の収縮が得られず、弛緩出血が持続することがあります。本症例でも、子宮収縮を全く認めず子宮出血が持続

243

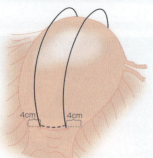
子宮前壁から見た状態

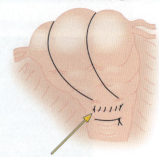
子宮後壁から見た状態

糸を牽引した状態

帝王切開創部（縫合後）

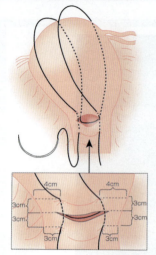

図2 B-Lynch 法の縫合手順

（文献1を参考に作成）

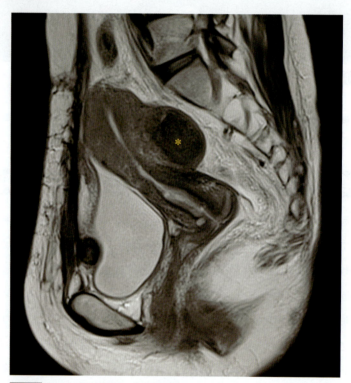

図3 MRI T2 強調、矢状断像
帝王切開術後、B-Lynch 法による子宮圧迫縫合後から5カ月後の骨盤MRI検査では、子宮後壁に帝王切開前より存在した子宮筋腫結節（＊）を認めます。子宮の形状は特に異常を認めませんでした。

しました。妊孕性温存の希望があったため、B-Lynch 縫合で止血を試みました。

図2[1)]のように帝王切開創部の縫合前に、子宮創部から尾方へ約 3cm の所から糸を通し、創部から頭方へ約 3cm の所へ糸を出します。その後、子宮にサスペンダーを掛けるように子

宮底部からぐるりと子宮後壁へ糸を掛け、さらに子宮内腔へ糸が出るように後壁に糸を掛け、再び子宮底部から子宮前壁へと糸を掛けます。最後に創部の頭方から尾方へかけて最初の運針と同じように糸を通します。この後、帝王切開創部の縫合は通常通り行い、縫合が終わってからB-Lynch法の糸を牽引し、子宮が**図1**のように圧迫される形にして結紮しました。本症例では子宮後壁に子宮筋腫を認めましたが、縫合には特に問題なく、良好な止血が得られました。糸は太さが0号ないし1号で長さが90cmの合成吸収糸を用いました。

術後5カ月の骨盤MRI T2強調矢状断像では、子宮後壁に筋腫結節と思われる腫瘤を認める以外に特に異常はありませんでした**（図3）**。

B-Lynch縫合後の合併症

最初のB-Lynch縫合が報告されてから15年が経過しており、B-Lynch縫合が行われた症例は1,800例を超えています[2]。全体としてB-Lynch縫合の有効性は高く（91.7%）、合併症も少ないとされています。しかし、帝王切開創部に当たる子宮前壁の一部欠損[3]や子宮の壊死[4]について、B-Lynch縫合の関与が疑われている例が、わずかではありますが報告されています。また、子宮内腔を閉塞させてしまったことによる子宮瘤膿症の報告があります。術後に妊娠したとの報告は幾つかありますが、術後の妊孕性についての詳しい報告はいまだないようです。

子宮圧迫縫合のバリエーション

B-Lynch縫合の有効性が報告されて以来、子宮圧迫縫合の方法として、幾つかのバリエーションが報告されています。子宮壁の出血が多い部位を四角に糸を掛けて縫合するChoの縫合法[5]や、縫合法はB-Lynch縫合と似ていますが、前後の子宮壁を貫通させて結紮するHaymanの縫合法[6]などがあります。いずれも有効性の高い方法として報告されており、出血している部位と縫合法の利点に合わせて選択してよいでしょう。

（山﨑健太郎・増崎英明）

● **参考文献**

1) B-Lynch, C. et al The B-Lynch surgical technique for the control of massive postpartum haemorrhage : an alternative to hysterectomy? Five cases reported. Br. J. Obstet. Gynaecol. 104(3), 1997, 372-5.

2) Mallappa Saroja, CS. et al. Uterine compression sutures, an update : review of efficacy, safety and complications of B-Lynch suture and other uterine compression techniques for postpartum haemorrhage. Arch. Gynecol. Obstet. 281(4), 2010, 581-8.

3) Grotegut, CA. et al. Erosion of a B-Lynch suture through the uterine wall : a case report. J. Reprod.

Med. 49(10), 2004, 849-52.

4) Treloar, EJ. et al. Uterine necrosis following B-Lynch suture for primary postpartum haemorrhage. Br. J. Obstet. Gynaecol. 113(4), 2006, 486-8.

5) Cho, JH. et al. Hemostatic suturing technique for uterine bleeding during cesarean delivery. Obstet. Gynecol. 96(1), 2000, 129-31.

6) Hayman, RG. et al. Uterine compression sutures : surgical management of postpartum hemorrhage. Obstet. Gynecol. 99(3), 2002, 502-6.

13 産後出血に対する子宮動脈塞栓術

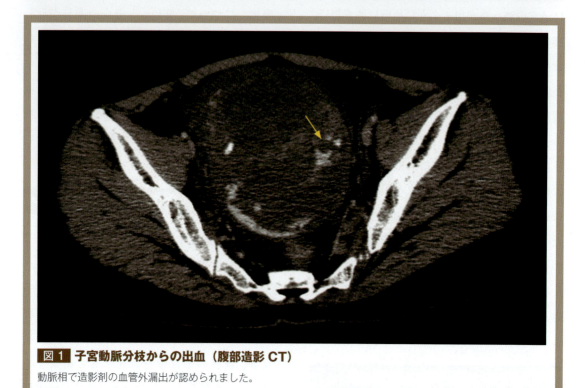

図1 子宮動脈分枝からの出血（腹部造影CT）
動脈相で造影剤の血管外漏出が認められました。

子宮動脈塞栓術

通常、血管造影室で局所麻酔下に施行します。まず大腿動脈を穿刺し、出血点の同定のために大動脈造影を行います。この際には、卵巣動脈も描出されるように腎動脈分岐レベル（通常、第一腰椎レベル）より上部から造影を行います。出血部位が同定できれば、合併症のリスクを軽減するために、可能な限り出血点を選択的に塞栓します。カテーテルをできる限り出血点近くまで進め、ゼラチンスポンジ（スポンゼル®）などで塞栓します[1]。

子宮動脈からの血管外漏出が認められる場合は、同側の選択的塞栓とともに、対側吻合の存在に留意し、対側の子宮動脈の塞栓も考慮します。出血点が明らかでない場合には可能な限り子宮動脈を選択的に塞栓しますが、血管攣縮などで子宮動脈の選択的塞栓が困難な場合や、両側子宮動脈を塞栓しても止血が得られない場合には、両側内腸骨動脈前枝からの塞栓を行います[2]。

症 例

24歳の初産婦で、妊娠初期より近医で妊婦健診を受けており、特に異常を指摘されていませんでした。妊娠38週6日に自然陣痛発来し前医に入院しました。分娩は順調に進行し、2,546gの児を経腟分娩しましたが、分娩後30分で1,000mLを超える出血があり、オキシトシン、プロスタグランジン、エルゴメトリンなどによる薬物療法に反応せず、血圧90/53

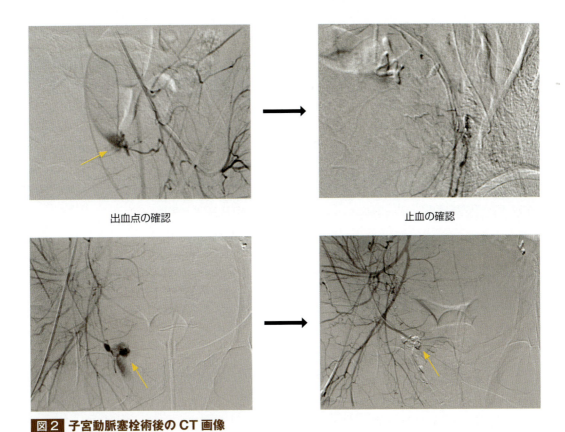

図2 子宮動脈塞栓術後のCT画像
子宮動脈塞栓術後。CTで確認された漏出部をゼラチンスポンジ（スポンゼル®）で塞栓し（左の上下図）、止血を確認しました（右の上下図）。

mmHg、脈拍数134／分（shock index：1.49）となったため当科へ救急搬送されました。

　当科では急速輸血を行い、まず全身状態を安定させた後に、出血点の確認のため造影CTを行ったところ、子宮動脈分枝から動脈相での出血を認めました（図1）。そこで、引き続きゼラチンスポンジ（スポンゼル®）を用いて子宮動脈塞栓術を行いました（図2）。

　その後は出血は減少し、術後8日目に退院しました。総出血量は1万7,000mLでした。不全子宮破裂に産道裂傷を伴ったものと診断しました。現在術後11カ月ですが、後遺症は認めていません。経過観察目的で撮像された腹部MRIでは子宮および卵巣に動脈塞栓術の影響は認められませんでした。

子宮動脈塞栓術の問題点

　子宮動脈塞栓術の問題点として、①産科危機的出血に対し、他の治療法と比較して動脈塞栓術を含むinterventional radiology（IVR）が明らかに優れているエビデンスはないこと、②血管造影室を有する施設でのみ施行可能なこと、③IVRに熟練した医師（主に放射線科医）の存在が不可欠であること、などが挙げられます。また、対象となる疾患によって成功率（他の外科的手技が必要なかった割合）は異なり、弛緩出血に対しては88％と高率であるのに比べ、癒着胎盤を伴った症例では62.5％、子宮頸

部裂傷では45%などの報告がなされています[3]。

一度塞栓が成功しても、血圧の上昇や動脈のスパスムが解除されると再出血する可能性があります。その場合には再度塞栓術を行うこともあり、成功率は80%程度と報告されています[3]。

（今村健仁・吉田　敦・増﨑英明）

● 参考文献

1) Brown, BJ. et al. Uncontrollable postpartum bleeding : a new approach to hemostasis through angiographic arterial embolization. Obstet. Gynecol. 54(3), 1979, 361-5.
2) 産科危機的出血に対するIVR施行医のためのガイドライン2012. 日本IVR学会, 2012.

http://www.jsir.or.jp/docs/sanka/2012sanka_GL1015pdf [2017.9. 19]
3) Touboul, C. et al. Efficacy of selective arterial embolisation for the treatment of life-threatening post-partum haemorrhage in a large population. PLoS One. 3(11), 2008, e3819.

14 分娩時出血と Sheehan 症候群

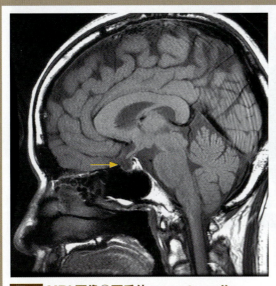
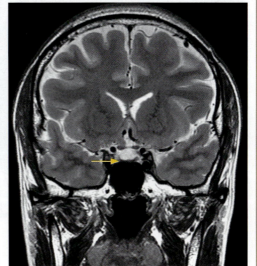

図1 MRI 画像①下垂体：empty sella
下垂体はほとんど認められず、トルコ鞍は髄液で満たされています。

Sheehan 症候群とは

　Sheehan 症候群とは、分娩時の大量出血や産科ショックによる下垂体の壊死や梗塞によって発症する、下垂体機能低下症です。一般に不可逆性であり、欠落ホルモンの補充療法が必要です。初発症状として乳汁分泌不全が多く、その後、乳房の萎縮、恥毛や腋毛の脱落、産褥期を過ぎても月経が回復しないなどの症状が出現します。症状の程度は下垂体の壊死・梗塞巣の大きさや部位によりさまざまで、性腺、甲状腺、副腎皮質の機能低下のすべての症状がそろう典型的な Sheehan 症候群から、部分的あるいは単独下垂体機能低下症を示すものまであります。また CT や MRI 検査では、トルコ鞍空洞（empty sella）がしばしば認められます。下垂体前葉ホルモンの欠落によって生じる主要な症状を表に示します。

症例：Sheehan 症候群

　当科で経験した Sheehan 症候群について報告します。
　帝王切開術後の出血性ショック（shock index：2.0）および DIC のため当科へ搬送された後、子宮全摘術を行った症例で、総出血量は 11,500g でした。術後より乳汁分泌はなく、その後、乳房の萎縮、腋毛の脱毛を認めるようになりました。術後 7 カ月の下垂体 MRI ではトルコ鞍空洞（empty sella）を認め、下垂体前葉ホルモンの検査を行ったところ、甲状腺機能は正常でしたが、その他の下垂体前葉の機能は低下していました**（図1）**。現在、成長ホルモン、副腎皮質ホルモンおよびエストロゲン補充療法を行っています。

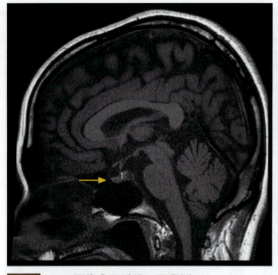
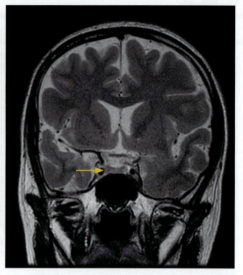

図2 MRI画像②下垂体：正常例

下垂体の大きさは約7mmで正常です。

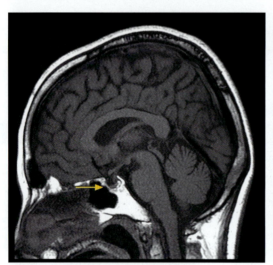
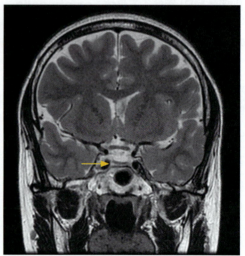

図3 MRI画像③下垂体：萎縮例

下垂体の大きさは約2mmで萎縮しています。この症例は常位胎盤早期剥離（死産）によりDICに陥った症例で、出血量は約3,500gでした。現在、下垂体性無月経の状態です。

鑑別疾患

図2は正常下垂体、図3は萎縮した下垂体のMRIを示しています。

Sheehan症候群と鑑別すべき疾患として、リンパ球性下垂体炎があります。この疾患は下垂体にリンパ球や形質細胞が浸潤して生じる慢性の炎症性疾患で、妊娠後期や分娩後に発症することが多いとされています。頭痛や視力・視野障害などの下垂体腫瘍によると思われる症状の頻度が高く、乳汁分泌不全、疲労感、食欲不振、脱毛、無月経など下垂体前葉機能不全によ

表 **下垂体前葉ホルモン欠落による主な症状と所見**

下垂体前葉ホルモン	症状および所見
ゴナドトロピン（LH、FSH）	無月経、乳房萎縮、性器萎縮、恥毛・腋毛の脱落、性欲の低下など
プロラクチン（PRL）	産褥期の乳汁分泌不全、乳腺の萎縮など
副腎皮質刺激ホルモン（ACTH）	全身倦怠感、易疲労性、食欲不振、低血圧、低血糖、体重減少、筋力低下など
甲状腺刺激ホルモン（TSH）	耐寒性低下、皮膚乾燥、便秘、浮腫、脱毛、言語や動作の緩慢化、傾眠傾向など
成長ホルモン（GH）	筋力低下、体脂肪増加、骨量低下、低血糖、易疲労性、皮膚の菲薄、心血管病変など

る症状が認められます。また慢性甲状腺炎などの自己免疫疾患を合併することが比較的多く認められ、炎症の活動期にはステロイドが奏功します。

Sheehan 症候群の初期症状として乳汁分泌不全が多く、Sert ら[1]は Sheehan 症候群の 28例中 26 例に乳汁分泌不全があったと報告しています。宮崎ら[2]は、Sheehan 症候群と診断された 73 例中 12 例には分娩時の大量出血やショックを認めなかったと報告しており、Sheehan 症候群と診断された症例の中には下垂体リンパ節炎であったものが含まれている可能性があります。分娩後に乳汁分泌不全を訴える症例には、分娩時の大量出血はもちろんのこと、出血が多くない場合であっても下垂体機能低下症を疑い、その精査を行う必要があるでしょう[3]。

（松脇隆博・増﨑英明）

● 参考文献

1) Sert, M. et al. Clinical Report of 28 patients with Sheehan's Syndrome. Endocr. J. 50(3), 2003, 297-301.
2) 宮崎敬子ほか. Sheehan 症候群：産婦人科の立場から. 産婦人科の実際. 37, 1988, 147.
3) Matsuwaki, T. et al. Evaluation of obstetrical factors related to Sheehan syndrome. J. Obstet. Gynaecol. Res. 40(1), 2014, 46-52.

15 羊水過多・過少

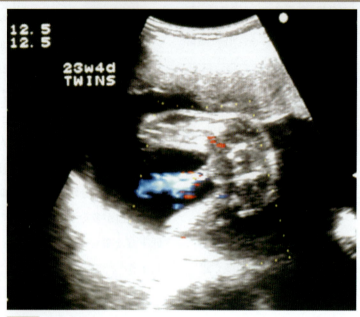

図1 超音波画像①胎児の排尿
妊娠後期における羊水は胎児の尿が主な産生源です。

羊水量の異常

　羊水の主成分は、妊娠初期では母体血漿や胎児血漿の漏出したもの、妊娠中期以降は胎児尿や胎児の肺胞分泌物が考えられています**（図1）**。

羊水量の診断基準

　羊水量の異常を知ることは周産期管理において大切ですが、その診断基準は臨床的に決して満足のいくものではありません。すなわち、羊水量が800mLを超えると判断されるものは羊水過多、羊水量が異常に少ないものは羊水過少と定義されています。しかし実際に羊水量を計測した経験のある方はおられるでしょうか？増崎教授は、一時、何とか分娩時の羊水量を計測しようとされていました[1,2]。そもそも妊娠中の羊水量をどうやって計測するのでしょう？一般には、超音波検査によって羊水過多・過少が判断されています。現在、広く用いられている方法として、羊水が最も多量に描出される部位で臍帯や胎児部分を含まないようにその深さを計測する方法（羊水深度）[3]と、子宮腔を4分割し、それぞれの部位で計測した羊水深度の総和を求める方法（amniotic fluid index：AFI）があります[4]。羊水深度は妊娠後半期を通じてほぼ一定の値で推移しており、正常妊娠では3～8cmに分布しています**（図2, 5）**。羊水深度が8cmを超えるものを羊水過多と診断すると、8～12cmの場合は巨大児、糖尿病合併妊娠、特発性の羊水過多が、12cmを超える

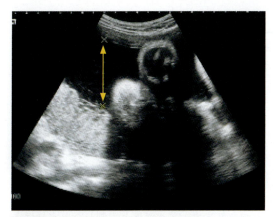

図2 超音波画像②羊水深度の測定

胎児部分や臍帯などを含まない、隙間の部分で羊水の深さを測定します。

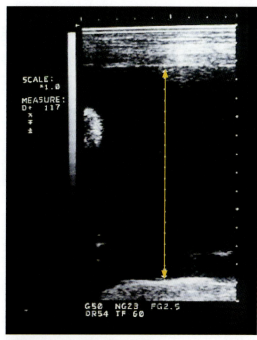

図3 超音波画像③羊水過多

高度の羊水過多を認めます。染色体異常や上部消化管閉鎖など、何か異常があるはずです。

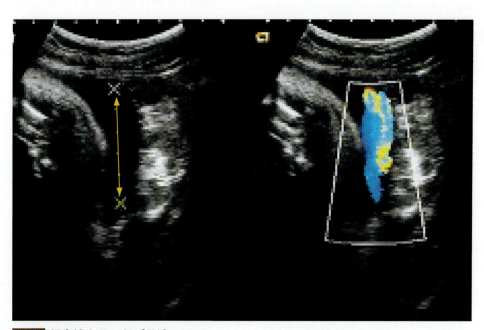

図4 超音波カラードプラ法

一見何もないように見えても……。超音波カラードプラ法で臍帯を含む部分を描出することができます。昔はこんな便利な方法はありませんでした。

表 羊水深度による羊水量の推定

羊水深度（cm）	1	2	3	4	5	6	7	8	9	10	11	12
羊水量（mL、L）	40	100	200	310	420	530	650	820 (mL)	1.1	1.5	2.1	3.1 (L)

羊水深度と実測羊水量の関係です。羊水深度が8cmを超えると羊水量が800mLを超えてきます。

（文献2より引用）

不全（FGR）、1cm未満のものは泌尿器系の胎児奇形や破水が疑われます。そのほか、重度のFGRや鎮痛薬によっても羊水過少を生じることがあります。羊水深度と実測した羊水量はよく相関しています（**表**）[2]。

実際の臨床では、羊水深度が12cmを超える場合は詳細な形態異常の精査や染色体検査の必要性を考慮します。羊水深度が2〜3cmの場合はnon-stress test（NST）や胎児血流計測などを組み合わせて胎児の評価を慎重に行い、2cm未満で泌尿器系の奇形が否定できれば緊急帝王切開術の準備下で分娩誘発を計画します。なお羊水過少を疑う際は、超音波カラードプラ法を用いることで臍帯を含む部分を明瞭に区別でき、より正確に診断することが可能です（**図4**）。

羊水深度とAFIはよく相関しており[5]、臨床的に羊水量の異常を推定するには羊水深度を1カ所計測するのみで十分だと考えられます。

（宮村庸剛・増崎英明）

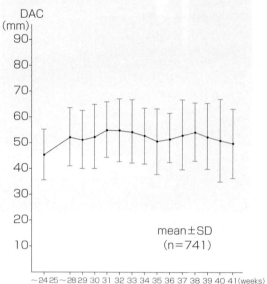

Correlation between the depth of amniotic cavity (DAC) and gestational weeks (AGA)

図5 妊娠週数による羊水深度の推移

今回の話は、すべてこのグラフが原点です。増崎教授と2人、量販店で電卓を購入し、平均と標準偏差値を計算し、1986年に札幌で開かれた日本超音波医学会で発表しました。

場合は上部消化管閉鎖、染色体異常などが疑われます（**図3**）。羊水深度が3cm未満のものを羊水過少とすると、1〜3cmのものは胎児発育

● 参考文献

1) 増崎英明ほか．羊水量の簡易推定法．産婦人科の実際．38, 1989, 293-300.
2) Masuzaki, M. et al. Ultrasound prediction of amniotic fluid volume. Acta. Medica Nagasakiensia. 57, 2012, 41-4.
3) Manning, FA. et al. Qualitative amniotic fluid volume determination by ultrasound : antepartum detection of intrauterine growth retardation. Am. J. Obstet. Gynecol. 139, 1981, 254-8.
4) Phelan, JP. et al. Amniotic fluid volume assessment with the four quadrant technique at 36-42 week's gestation. J. Reprod. Med. 32, 1987, 540-2.
5) Miyamura, T. et al. Comparison between the single deepest pocket and amniotic fluid index in predicting fetal distress in small-for-gestational age fetuses. Acta. Obstet. Gynecol. Scand. 76, 1997, 123-7.

16 帝王切開創の癒合不全

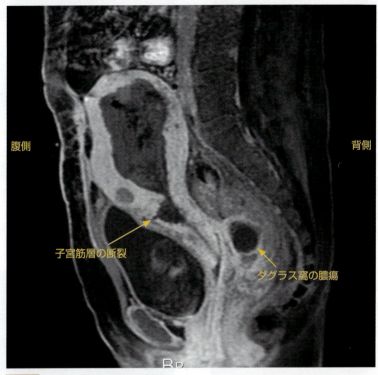

図1 MRI（T2強調矢状断）
帝王切開術後13日目のMRIです。帝王切開創部が薄く、裂けたようになっています。

子宮創部癒合不全

近年、帝王切開術の症例数は激増していますが、子宮創部癒合不全を生じた場合、次回妊娠時に子宮破裂や癒着胎盤のリスクが高くなります[1]。帝王切開術後の創部の感染のため創部癒合不全を来した症例を紹介します。

帝王切開創癒合不全とは

帝王切開創癒合不全の発生原因としては、創部の感染、筋層切開面が正しく合っていないことなどが挙げられます[2]。また発症リスクとして、子宮後屈、複数回（3回以上）の帝王切開既往などが報告されています[3]。

症状としては帝王切開後の不正出血や過長・過多月経が多く、診断には経腟超音波やMRIが有用で、子宮切開創部に一致して、子宮内膜や子宮筋層の欠損像や液体貯留像を認めます（図2）[1]。

帝王切開創癒合不全の合併症としては、前述の子宮破裂や癒着胎盤のほかに、頻度は稀ですが帝王切開創部妊娠があります。帝王切開の既往があり、妊娠反応陽性で、子宮内や付属器に妊娠を確認できない場合、帝王切開創部妊娠も

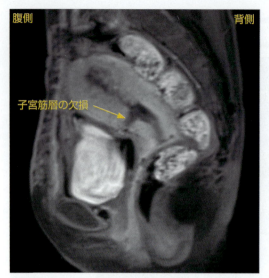

図2 帝王切開術1カ月後のMRI（造影、矢状断）

子宮筋層の欠損像を認め、帝王切開創部癒合不全が疑われました。

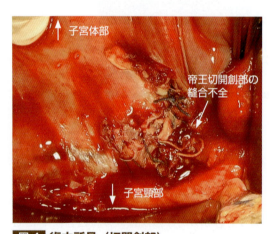

図4 術中所見（切開創部）

再開腹時の所見です。帝王切開創の一部が離開していました。

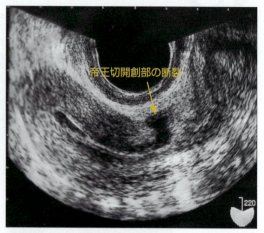

図3 帝王切開創部の菲薄化があった例の経腟超音波所見

本例は不妊のため、複数回の体外受精を受けましたが妊娠しませんでした。

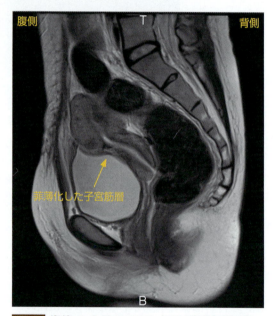

図5 術後1カ月のMRI（T2強調矢状断）

帝王切開創部の子宮筋層は正常になっています。

除外診断に含める必要があるでしょう。また不妊症の原因にもなり得ます（図3）。

癒合不全の予防には、子宮内膜がきちんと合うように縫合することが大事であると指摘されています[2]。

症 例

28歳の初妊婦です。主訴は発熱と下痢で、既往歴に特記事項はありません。妊娠初期より前医で管理されていましたが、妊娠41週で陣

痛発来し、破水しました。羊水混濁があり、胎児徐脈が出現したため、緊急帝王切開術を施行しました。術後3日目より38℃台の発熱があったため、抗菌薬の投与を開始しました。その後も発熱が持続して下痢も出現し、また血液検査上も数値の改善が見られなかったため術後7日目に当院へ搬送されています。

入院時の身体所見は、体温38.7℃、脈拍110/分、血圧100/58mmHgでした。腹部平たん、軟で圧痛はなし（腸蠕動亢進による間歇的な痛みあり）でした。悪露は血性少量で悪臭はなく、子宮収縮は良好で、子宮に圧痛はありませんでした。血液検査所見はWBC 22,400/μL、Hb 9.8g/dL、CRP 19.83mg/dL、便はCD toxin陰性でした。CTで子宮体下部左側の壁断裂があり、ダグラス窩に膿瘍がありました。

経　過

画像上、子宮内腔の血腫または膿瘍と子宮筋層の断裂が疑われました。抗菌薬の点滴で下痢は著明に減少しましたが、発熱は続き、血液検査上も炎症反応が遷延したためMRIを施行し

ました。MRIで子宮体下部の壁断裂があり、ダグラス窩、膀胱子宮窩には膿瘍形成の所見を認めました（**図1**）。また悪臭のある膿性の悪露が出現したため、帝王切開創部感染による子宮破裂、骨盤腹膜炎と診断し、再開腹しました。

手術所見

腹腔内には混濁した腹水が貯留し、子宮切開創の左端に1cmほどの離開を認めました（**図4**）。子宮腔内には膿汁の貯留があり、ダグラス窩にも膿瘍形成がありました。切開創のデブリードマンを行い、再縫合しました。

術後に抗菌薬をゲンタマイシン、クリンダマイシンに変更したところ、術後2日目より解熱し始め、血液所見も徐々に改善しました。術後7日目、下痢が再燃しCD toxin陽性であったため、偽膜性腸炎と診断し、抗菌薬の点滴を中止しバンコマイシン内服に変更しました。

術後12日目、CD toxin陰性になり、退院しました。術後1カ月のMRI（**図5**）では帝王切開創部の断裂は認められませんでした。

（松本加奈子・増崎英明）

● 参考文献

1) 牧野真太郎ほか. 帝王切開時の子宮筋層縫合. 産科と婦人科. 75(2), 2008, 143-9.

2) 小辻文和ほか. "帝王切開創癒合不全の対策：筋層切開面を正しく合わせるために". 産科手術：必須術式の完全マスター.

櫻木範明編. 東京, メジカルビュー社, 2010, 98-105.

3) Ofili-Yebovi, D. et al. Deficient lower-segment cesarean section scars : prevalence and risk factors. Ultrasound Obstet. Gynecol. 31(1), 2008, 72-7.

17 帝王切開既往例における子宮壁の菲薄化

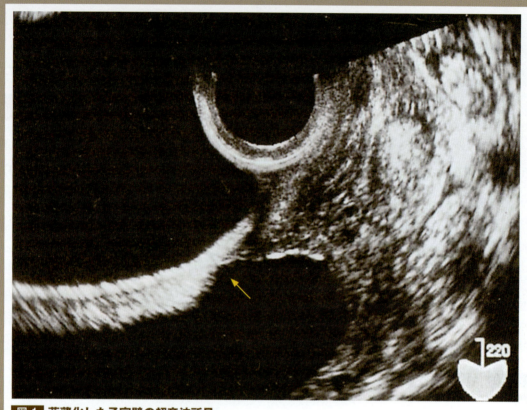

図1 菲薄化した子宮壁の超音波所見
帝王切開既往例の子宮壁です。

帝切既往例における子宮破裂

　帝王切開術（帝切）の既往のある妊婦が経腟分娩するVBAC（vaginal birth after cesarean delivery）では、子宮切開部の瘢痕があるため分娩時の子宮破裂が問題となります。その合併症を避けるため、帝切既往例ではそれだけで帝切の適応とする施設が多く、帝切率の上昇を来しています。反復帝切の減少を目指して1988年にACOGはVBACを推奨するガイドラインを示しました[1]。その後、多数のVBACに関する報告がなされ、VBACの必要性なども検討されています[2]。ここでは帝切既往例の子宮破裂およびその予測について概説します。

　以前に施行されていた子宮体部縦切開は、現在行われている子宮下部横切開と比較して、次回妊娠時における子宮破裂の頻度は数倍といわれており、子宮体部縦切開の12％に子宮破裂を来したとの報告もあります[3]。一方、子宮下部横切開における子宮破裂の頻度は0.6～0.8％といわれています[4]。VBACにおける子宮破裂は、ひとたび発症すると多くは大量の出血を伴い、子宮摘出を余儀なくされることもあります。また、児に対しては神経学的後遺症を引き

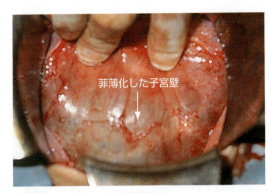

図2 帝切既往例の開腹所見

子宮壁が菲薄化し、胎児の毛髪が透視できます。

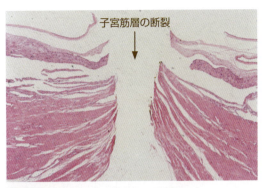

図3 菲薄化した子宮壁の組織像

図2の症例の組織像です。

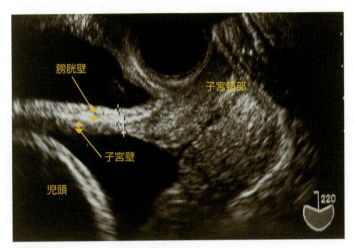

図4 正常例の子宮壁の超音波像

子宮壁の菲薄化がない症例です。

起こしたり、死を招くこともあります。そのため、帝切既往例に対して子宮破裂の予測法が検討されてきました。

超音波検査による子宮破裂の予測

Rozenbergらの報告[5]によると、妊娠36〜38週で前回切開創の子宮壁の厚みを計測し、この厚みが3.5mm以上であれば子宮破裂の可能性は少ないとしています。

筆者らは以前、前回帝切例で子宮壁の厚みを経腟超音波検査で観察することによって不全子宮破裂を予測できないか検討しました[6]。

まず、帝切既往のある例（帝切群）と帝切既往のない例（対照群）とに分け、妊娠週数ごとに比較しました（**図5**）。妊娠中期よりすでに子宮壁が菲薄化している症例（平均−SD未満）（**図1**）では、再帝切時に約90％が不全子宮破裂と診断されました（**図2,3**）。一方、妊娠中期に子宮壁が菲薄化していない症例（**図4**）では、再帝切時に全例子宮壁の菲薄化はありませんでした（**表1**）[6]。

また、再帝切前1週間以内での経腟超音波検

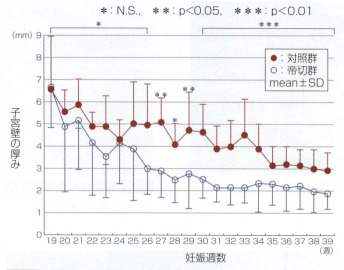

図5 対照群と帝切群の子宮壁の厚み

帝切群では対照群と比較して妊娠中期以降、子宮壁の菲薄化が進んでいます。

(文献6より引用)

表1 妊娠中期の超音波所見と開腹時所見との関係

超音波所見	開腹時所見	
子宮壁の厚み	子宮壁の菲薄化あり	子宮壁の菲薄化なし
平均－SD 未満	11例（91%）	1例（9%）
平均－SD 以上	0例（0%）	23例（100%）

(文献6を参考に作成)

表2 再帝切前1週間以内の超音波所見と開腹時所見との関係

超音波所見	開腹時所見	
子宮壁の厚み	子宮壁の菲薄化あり	子宮壁の菲薄化なし
2.0mm 未満	17例（75%）	6例（26%）
2.0mm 以上	0例（0%）	45例（100%）

(文献6を参考に作成)

査の所見と開腹時の子宮壁の所見とを比較したところ、再帝切前に子宮壁の厚みが2mm未満であった症例の約75%が、再帝切時に不全子宮破裂を呈しました。一方、子宮壁の厚みが2mm以上であった症例では、再帝切時に子宮壁の菲薄化はありませんでした（**表2**）[6]。

※妊婦さんが強くVBACを希望する際は、産婦人科診療ガイドライン[7]の基準を順守し、インフォームドコンセントを得ておくことが大事でしょう[8]。

（後藤英夫・増崎英明）

参考文献

1) ACOG. Maternal and fetal medicine : Guideline for vaginal delivery after previous cesarean birth. Washington, D.C., ACOG, 1998, (ACOG committee opinion no. 64).
2) ACOG Practice Bulletin : Vaginal birth after previous cesarean delivery. Washington, D.C., ACOG, 1999 (Clinical management guidelines for obstetrician-gynecologists).
3) McMahon, ML. Vaginal birth after cesarean. Clin. Obstet. Gynecol. 41, 1998, 369-81.
4) Miller, DA. et al. Vaginal birth after cesarean : a 10-year experience. Obstet. Gynecol. 84, 1994, 255-8.
5) Rozenberg, P. et al. Ultrasonographic measurement of lower uterine segment to assess risk of defects of scared uterus. Lancet. 347, 1996, 281-4.
6) Gotoh, H. et al. Predicting incomplete uterine rupture with vaginal sonography during the late second trimester in women with prior cesarean. Obstet. Gynecol. 95(4), 2000, 596-600.
7) 日本産科婦人科学会／日本産婦人科医会. "CQ403 帝王切開既往妊婦が経腟分娩（TOLAC, trial of labor after cesarean delivery）を希望した場合は？". 産婦人科診療ガイドライン：産科編2017. 東京, 日本産科婦人科学会, 2017, 250-3.
8) 福崎博孝, 増崎英明. 裁判例から学ぶインフォームド・コンセント：患者と医療者をつなぐために. 東京, 民事法研究会, 2015, 376p.

18 帝王切開創部妊娠

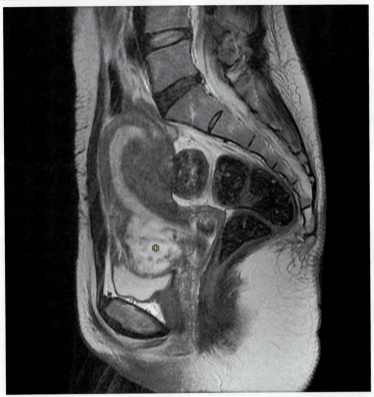

図1 妊娠9週、MRI T2強調画像
子宮下節に胎嚢を認めます（✲）。

帝王切開創部妊娠とは

　帝王切開の既往がある女性で、その創部に受精卵が着床することで生じる異所性妊娠の一つです。約2,000妊娠に1例発症し、異所性妊娠の6％を占めるといわれています[1]。

帝王切開創部妊娠の臨床所見

　性器出血や下腹痛を呈することもありますが、約30％は症状がないといわれています[1]。症例によっては子宮破裂や出血性ショックを起こすこともあります。

帝王切開創部妊娠の診断

　超音波検査が有用です。帝王切開術の既往のある女性で子宮内に胎嚢が認められず、①帝王切開創部に腫瘤を認める、②膀胱と子宮前壁との間に腫瘤を認める、③胎嚢と膀胱との間に子宮筋層を認めない、などの所見があったときには本疾患を疑います[2]。また、診断そのものに必須ではありませんが、MRIでは詳細な妊娠部位を特定することができます（**図1**）。

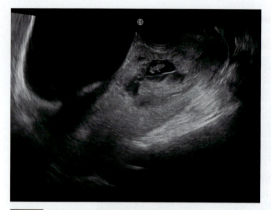

図2 経腟超音波所見（妊娠9週）

子宮下節に胎嚢および胎芽を認めます。胎嚢の前面に膀胱を認めます。

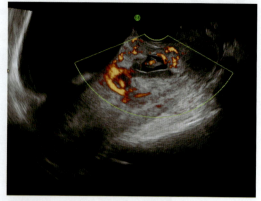

図3 経腟超音波パワードプラ所見（妊娠11週）

胎嚢の周囲に著しい血流が認められます。

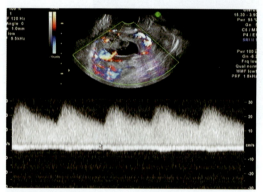

図4 経腟超音波カラードプラ所見（妊娠11週）

ドプラ所見により動静脈吻合の存在が示唆されます。

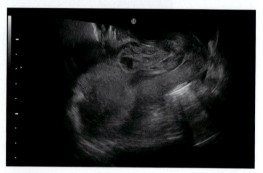

図5 メソトレキサート®（MTX）投与中の経腟超音波所見

胎嚢はほぼ消失しており、パワードプラ法で血流はほとんど認められませんでした。

帝王切開創部妊娠の治療

報告数が少ないため確定された治療法はありません。個々の症例に応じて治療を選択する必要があります。妊孕性温存の希望、妊娠部位の大きさや妊娠週数および血流の状態によって治療法は変わってきます。子宮破裂や大量出血の可能性がある場合は子宮全摘術が必要となることもあります。妊孕性を温存するための方法としてはメソトレキサート（methotrexate；MTX）の局所注入もしくは全身投与、子宮動脈塞栓術、あるいは妊娠部位のみを切除するなどの方法が報告されています[1]。

症例：帝王切開創部妊娠

32歳の3妊1産婦、前回の分娩は6年前で、分娩停止のため帝王切開術が行われています。

今回、妊娠反応陽性と性器出血のため妊娠5週3日に近医を受診したところ、胎嚢は子宮内に認められませんでした。性器出血はいったん増加しましたが徐々に減少し、妊娠6週5日の受診時にも胎嚢が子宮内に確認できなかったた

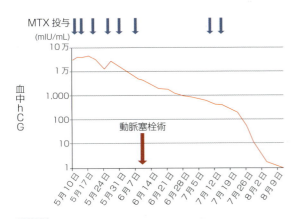

図6 治療時期と血中hCGの推移

め、完全流産と考えられました。しかし同日に行った尿中hCGが7万3,979mIU/mLと高値であり、妊娠7週0日に行った経腟超音波で子宮頸部に胎嚢と胎児心拍を確認したため当院へ紹介されました。

当院での経腟超音波で、胎嚢を認める部位は子宮体下部であり、前回の分娩が帝王切開であったことから帝王切開創部妊娠が強く疑われました（図2）。同日、精査と加療目的のため入院しました。入院後のMRI（図1）では経腟超音波と同様に子宮体下部に腫瘤を認め、帝王切開創部妊娠と診断しました。治療の選択肢として、①MTX全身投与、②MTX局所注入、③動脈塞栓術が挙げられましたが、胎嚢周囲の血流が豊富であることと妊孕性を温存したいことから、まずMTX全身投与を選択しました。MTXは2008年のAmerican College of Obstetricians and GynecologistsのACOG Practice Bulletin[3]で示されている50mg/m2を投与しました。血中hCGは4万5,100mIU/mLまで上昇しましたが、MTX投与3回目後の11日目に胎児心拍が消失し、血中hCGも低下しました。超音波ドプラ法で血流の残存が認められたため（図3, 4）、28日目に本人と家族の同意を得て動脈塞栓術を行いました。合計8回のMTX投与と動脈塞栓術で血流はほぼ消失しました（図5）。血中hCGの推移を図6に示します。血中hCGは感度以下となり、開腹して病巣の切除を行いました。

（長谷川ゆり・増崎英明）

● 参考文献

1) Rotas, MA. et al. Cesarean scar pregnancies : etiology, diagnosis, and management. Obstet. Gynecol. 107(6), 2006, 1373-81.
2) Armstrong, V. et al. Detection of cesarean scars by trransvaginal ultrasound. Obstet. Gynecol. 101(1), 2003, 61-5.
3) ACOG practice bulletin No.94. Medical management of ectopic pregnancy. Obstet. Gynecol. 111(6), 2008, 1479-85.

第5章

その他

01 母体の低身長

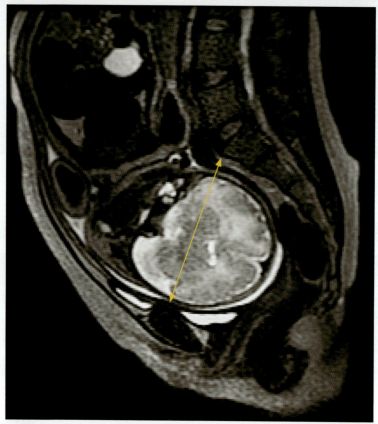

図1 MRIによる分娩前骨盤計測
X線によるGuthmann骨盤側面撮影法に相当するMRI所見です。骨盤と児頭との関係が明瞭に描出されています。産科真結合線（⟷）の測定も容易です。

母体の低身長

■低身長の定義

　低身長とは「同性・同年齢と比較して平均値よりも−2SD以下の場合」と定義されています。文部科学省が公表している学校保健統計調査によると17歳までの日本人における体格は、平成13年以降は横ばいです[1]。女性の成長期は15〜16歳で、その時期の平均身長は157〜158cmです。それ以降の平均身長はほとんど変化しないことから、生殖年齢における女性の低身長は、定義に当てはめると147cm以下という計算になります。児頭骨盤不均衡を対象としたX線骨盤計測の適応[2]から一般には、150cm未満、特に145cm未満を低身長妊婦として取り扱ってよいものと考えられます。ただし低身長を来す疾患（内分泌疾患や骨系統疾患）を有する妊婦に対しては個別に考える必要があります。

表1	X線骨盤計測の適応

1. 帝王切開後の経腟分娩（TOLAC）
2. 難産既往（遷延分娩など）
3. 身長150cm未満、特に145cm未満
4. 子宮底38cm以上、特に40cm以上
5. 初産婦のfloating head、Seitz（＋）
6. 骨盤位（経腟分娩）
7. 分娩停止
   陣痛開始後、特に破水後で子宮収縮が整調なのに分娩が進行しない場合

(文献2より引用)

表2	狭骨盤

	産科真結合線	入口部横径
狭骨盤	9.5cm未満	10.5cm未満
比較的狭骨盤	9.5～10.5cm未満	10.5～11.5cm未満

(文献4より引用)

■ 母体の低身長と胎児発育

低身長の女性が妊娠しにくいとのデータは、ターナー症候群などの染色体異常などを除けば存在しません。母体が低身長の場合は、一般に児の出生体重が小さいといわれています。同じく母体のBMIが小さい場合にも出生体重が減少するとの報告があり、出生体重には母体の身長や体型が関連しているものと考えられます[3]。

■ 母体の低身長と分娩

母親が低身長の場合、問題になるのは、児頭骨盤不均衡（cephalopelvic disproportion；CPD）です。母体の身長が150cm未満の場合の帝王切開率は、一般に150cm以上と比較して明らかに高いとされています[3]。一方で、身長による帝王切開率に差がないとする報告もあります。自験では、母体身長150cm未満の経腟分娩率は、症例数は少ないですが80％（4/5）でした。母体の低身長のみで安易に帝王切開術を決定するのではなく、MRI検査などでまずは

CPDの有無について検討すべきであろうと思います。なお骨盤計測の適応を**表1**[2]に、狭骨盤の基準を**表2**[4]に示します。

症例

29歳の初産婦です。自然妊娠成立後は当科で妊娠管理を行っていました。妊娠経過は順調で、胎児発育も良好でした。ただ母親の身長が142cmと低身長であるため、CPDのリスクを考慮して、妊娠35週に骨盤計測目的にMRIを撮影しました（**図1～3**）。その結果、産科真結合線は10.4cmおよび入口部横径10.9cmと比較的狭骨盤でしたが、児頭が骨盤内にすでに嵌入していることから経腟分娩は可能であると判断しました。妊娠40週1日に自然破水し、子宮収縮薬や吸引分娩などを要さず自然の経腟分娩となりました。分娩所要時間は約8時間で、新生児は3,060gの女児でApgarスコア1分値8点/5分値9点でした。

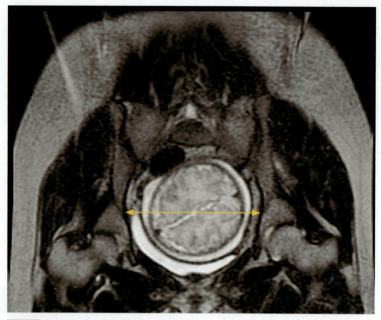

図2 MRIによる骨盤入口部横径
X線によるMartius法に相当するMRI所見です。

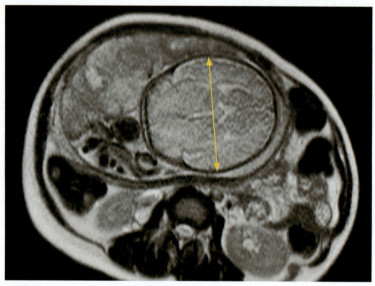

図3 MRIによる児頭横断像
超音波における児頭大横径（BPD）に相当する断面です。

(河野通晴・増崎英明)

● 参考文献

1) 文部科学省. 学校保健統計調査：結果の概要. http://www.mext.go.jp/b_menu/toukei/chousa05/hoken/kekka/1268813.htm [2017.9.19]
2) 日本産科婦人科学会編. "骨盤計測". 産婦人科研修の必修知識 2016-2018. 東京, 日本産科婦人科学会, 2016, 75-80.
3) Toh-adam, R. et al. Short stature as an independent risk factor for cephalopelvic disproportion in a country of relatively small-sized mothers. Arch. Gynecol. Obstet. 285(6), 2012, 1513-6.
4) 日本産科婦人科学会編. "狭骨盤". 産科婦人科用語集・用語解説集. 改訂第3版. 東京, 金原出版, 2013, 171.

02 児頭骨盤不均衡と MRI

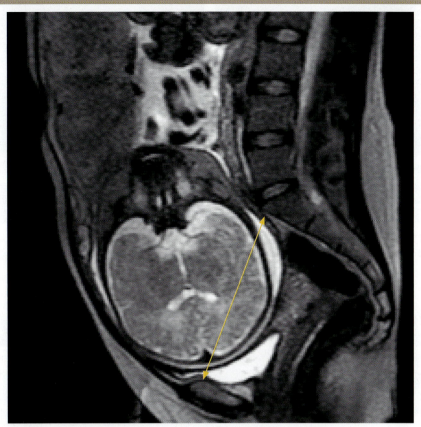

図1 X線骨盤計測のGuthmann法に相当するMRI像

X線骨盤計測のGuthmann法に相当するMRI像です。母体の矢状断面を撮影することで得られます。恥骨や脊椎から尾骨まで明瞭に描出され、産科真結合線（⟷）を計測できます。

児頭骨盤不均衡と骨盤計測

児頭骨盤不均衡（cephalopelvic disproportion；CPD）とは、児頭と骨盤との間に大きさの不均衡が存在するために分娩が停止するか、母児に障害を来す、あるいは障害を来すことが予想される場合をいいます[1]。従来、CPDの診断には、内診やSeitz法などの機能的検査法や、超音波検査による児頭大横径（biparietal diameter；BPD）とX線骨盤計測による産科真結合線との比較が用いられてきました。しかしX線骨盤計測には放射線被曝という問題があります。また、X線骨盤撮影では骨盤は実測値よりも拡大されて写るため、三角比例法で実測値を計算したり、股間中央にスケールを挟んで撮影したりする必要があります。さらに、Martius法では骨盤入口部横径は正確に測定できても、峡部横径は拡大率が入口

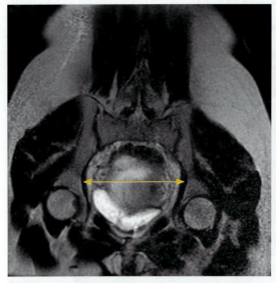

図2 X線骨盤計測のMartius法に相当するMRI像

X線骨盤計測のMartius法に相当するMRI像です。

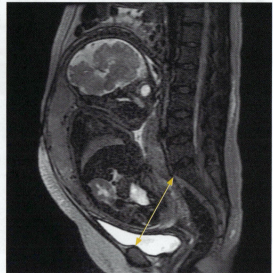

図3 産科真結合線

MRIによる骨盤計測で、産科真結合線（⟷）は111mmでした。

表　X線骨盤計測の適応

1. 帝王切開後の経腟分娩（TOLAC）
2. 難産既往（遷延分娩など）
3. 身長150cm未満、特に145cm未満
4. 子宮底38cm以上、特に40cm以上
5. 初産婦のfloating head、Seitz（＋）
6. 骨盤位（経腟分娩）
7. 分娩停止
   陣痛開始後、特に破水後で子宮収縮が整調なのに分娩が進行しない場合

（文献2より引用）

部と異なるため、正確な測定が困難であるといった問題があります[2]。

一方、MRIは放射線被曝を受けることなく鮮明で再現性のある画像が実測値で得られ、骨だけではなく軟部組織を含めた産道と胎児との大きさの比較が可能です。X線骨盤計測のGuthmann法に相当するMRI像（図1）や、同じくMartius法に相当するMRI像（図2）を比較的容易に得ることができます。

骨盤計測の適応

表[2]に示すような疾患や状況を認める場合は、妊娠末期あるいは分娩中に骨盤計測を行い、CPDを否定する必要があります[2]。

MRIによる骨盤計測・産道評価の実際

■ 症　例

33歳、初妊婦、身長142cmの妊婦です。母体は低身長でしたが、児のBPD発育は+1.5SD以上で経過しました。妊娠36週に胎児は骨盤位であり、超音波計測でBPD 99mm、推定体重2,800gでした。外回転術を試みるに際して、CPDの有無を評価するためにMRI撮影を行いました。MRIによる骨盤計測では、産科真結合線が111mm（図3）、骨盤入口部横径は110mm（図4）でした。同じくMRIで計測した児頭大横径は108mm（図5）でした。産科

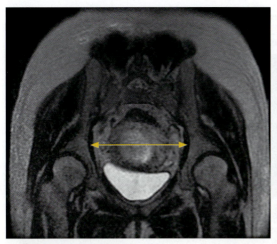

図4 骨盤入口部横径

MRIによる骨盤計測で、骨盤入口部横径（⟷）は110mmでした。

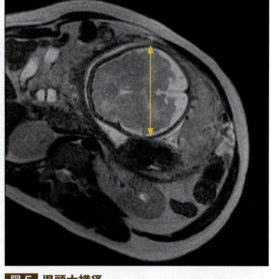

図5 児頭大横径

MRIで計測した児頭大横径（⟷）が描出されています。X線骨盤撮影では、得られた骨盤計測値と超音波計測で得られた児頭大横径とを比較しますが、MRIでは同じ条件下で両者を比較することができます。児頭大横径は108mmでした。

真結合線と児頭大横径との差は10mm未満であり、経腟分娩は困難であると判断して外回転術は行わず、選択的帝王切開術を施行しました。

* * *

MRIでは骨盤計測に必要な縦断像や横断像を比較的容易に得ることが可能です。一方、骨盤計測を目的としたMRI撮影は、現在、保険診療の適応外であることや、MRIを有する施設が限られているなどの問題が存在します。

今後、MRIによる骨盤計測に関する知見が集積されることにより、さらに臨床に応用されることを期待したいと思います。

（森﨑佐知子・吉田　敦・増崎英明）

● 参考文献

1) 日本産科婦人科学会編．"児頭骨盤不均衡"．産科婦人科用語集・用語解説集．改訂第2版．東京，金原出版，2008，200．

2) 日本産科婦人科学会編．"骨盤計測"．産婦人科研修の必修知識2016-2018．東京，日本産科婦人科学会，2016，75-80．

03 幸帽児分娩

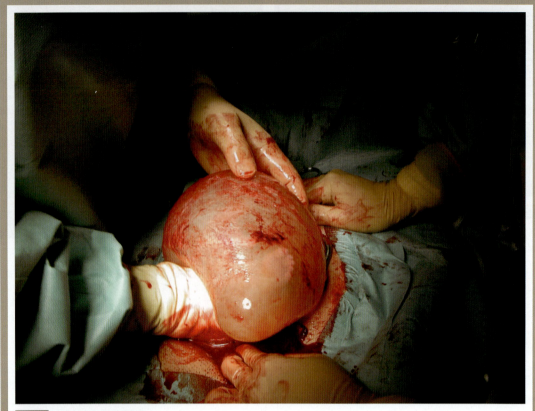

図1 幸帽児帝王切開術

幸帽児帝王切開術の場面です。英語で「en caul」と表記され、破綻していない羊膜（caul）に包まれた児を娩出する方法です。本法には児の分娩外傷を軽減する効果が知られています[1]。

幸帽児帝王切開術

妊娠32週未満では子宮下部が十分に伸展しておらず子宮筋層が厚いため、帝王切開術で児を娩出する際に破膜を行うと、子宮が急に収縮して児が捕捉されるため娩出が困難になることがあります[1]。特に妊娠28週未満あるいは1,000g未満の胎児の帝王切開術では、児の未熟性から分娩中の皮膚軟部組織損傷、神経損傷、頭蓋内出血などの頻度が高くなります[2]。そこで、未破水例には、児の分娩外傷を回避する方法の一つとして幸帽児帝王切開術を考慮します。

幸帽児帝王切開術の方法

幸帽児帝王切開術は、児の分娩外傷を避けることが目的であり、子宮体部縦切開を行うか、子宮下部横切開創をJ字に延長するなどの工夫が必要になります。そのような子宮切開法を選択した際は、次回妊娠時の子宮破裂のリスクが高くなることも考慮する必要があります。

まず、破膜しないように注意して子宮を切開した後に、子宮筋層と卵膜との間に手を挿入し

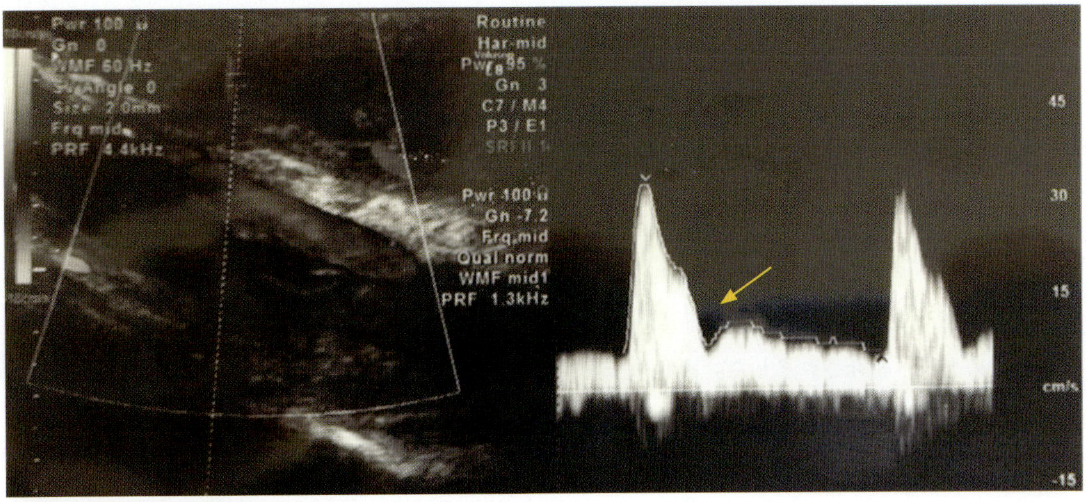

図2　経腹超音波画像

妊娠26週の子宮動脈血流波形です。本例では拡張末期のnotch（⬇）を認め、子宮胎盤循環の血管抵抗が上昇していることが予想されました。

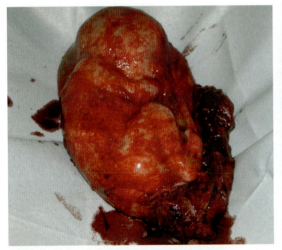

図3　羊膜に包まれた出生直後の新生児

妊娠29週で出生した幸帽児です。娩出された児を卵膜に包まれたままインファントウォーマーへ移します。

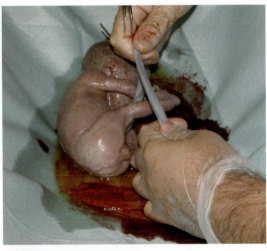

図4　破膜直後の新生児

新生児科医が幸帽児を破膜した直後の写真です。児に皮下出血などの分娩外傷の所見は認められませんでした。

て、用手的に子宮筋層から卵膜を剝離します[3]。子宮収縮とともに、卵膜に包まれた児は自然に子宮外へ誘導されながら娩出されます。また、癒着胎盤のように胎盤の剝離が困難な場合には、児の大部分を子宮外に娩出してから破膜することで、幸帽児分娩と同様に分娩外傷を軽減することができます。

　幸帽児帝王切開術では、産科医が施行している破膜や臍帯結紮、臍帯切断といった処置を新生児科医が行うため、事前に器具などの準備や手順を確認しておくことが大切です。胎盤剝離から蘇生までの時間経過があまりに長くなると児が低酸素血症に陥ります。新生児貧血が疑われるときは、臍帯切断の前に胎盤を挙上するこ

とで、胎児に胎盤内の自己血を輸血することも可能です。

症例：幸帽児

幸帽児帝王切開術の症例を提示します。29歳の初産婦で、早発型の重症妊娠高血圧腎症と胎児発育不全を認め、妊娠26週4日に周産期管理のため当科へ紹介されました。両側の子宮動脈血流波形に notch を認め、子宮胎盤循環の血管抵抗が上昇していることが予想されました（図2）。児の推定体重は543gで、胎児発育不全を疑いました。妊娠29週1日に基線細変動消失と頻発する遅発一過性徐脈を認め、胎児機能不全のためターミネーションを決定しました。

初産で骨盤位かつ羊水過少であり、児の分娩外傷を避けるため幸帽児帝王切開術を考慮しました。推定体重は683gであり子宮下部は狭く、下部横切開での児娩出は困難であると判断し、古典的帝王切開術を行いました。事前に胎盤位置を確認しておき、卵膜を用手的に剝離し、最後に胎盤を用手剝離して児を卵膜に包まれたまま娩出し（図1）、ラジアントウォーマーへ移しました（図3）。その後、新生児科医が破膜し児を蘇生しました。児は元気に出生し、分娩外傷などは認めませんでした（図4）。出生体重が715gの男児で、Apgarスコアは1分値5点／5分値7点でした。臍帯動脈血液ガスpHは7.385、BE−0.8でアシドーシスは認められませんでした[1]。

（阿部修平・三浦清徳・増崎英明）

● 参考文献

1) Lin, CH. et al. Extremely preterm cesarean delivery "en caul". Taiwan J. Obstet. Gynecol. 49(3), 2010, 254-9.
2) ACOG Practice Bulletin. Vaginal birth after previous cesarean delivery. Number 5, July 1999 (replaces Practice Bulletin Number 2, October 1998). Clinical management guidelines for obstetrician-gynecologists. American College of Obstetricians and Gynecologists. Int. J. Gynaecol. Obstet. 66(2), 1999, 197-204.
3) Abouzeid, H. et al. Pre-term delivery by Caesarean section 'en caul' : a case series. Eur. J. Obstet. Gynecol. Reprod. Biol. 84(1), 1999, 51-3.

04 マイクロキメリズムと強皮症

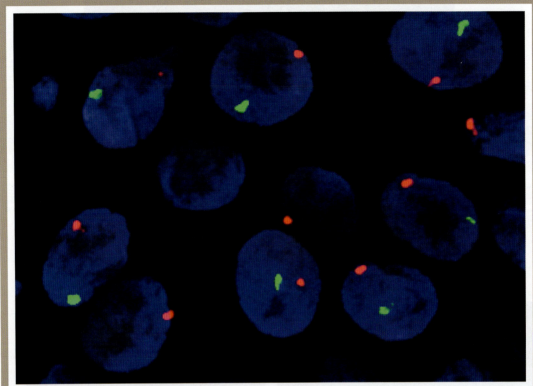

図1 FISH法による性別診断（対物レンズ×100倍）
赤いシグナルはX染色体領域、緑のシグナルはY染色体領域を示しています。この例では、XおよびYが一つずつ存在するので、男性と診断されます。

マイクロキメリズムとは

　妊娠中に母体・胎児間で相互に細胞やDNAが移行し、それらが生着している状態をマイクロキメリズムといいます[1]。例えば、男児を出産して27年経過した女性の末梢血中から胎児細胞が見つかっています[2]。母体のマイクロキメリズムは、胎児細胞が母体への免疫寛容を獲得して生じるものと考えられています[3]。ある細胞が男性のものか女性のものかを調べる方法にFISH法があります（**図1**）。

マイクロキメリズムの臨床応用

　母体血中に流入した胎児細胞やDNAを用いて、胎児の遺伝情報を知ることができます。例えば、女性には存在しないY染色体に特異的なマーカーを母体血中から検出することで、胎児が男児であることが分かります（**図2**）[4]。その他、胎児のRh型判定や染色体異常などの出生前診断に用いられています。母体血中への胎児由来DNAの流入量が妊娠高血圧症候群、癒着胎盤などの産科合併症と関連していることも報告されています。

275

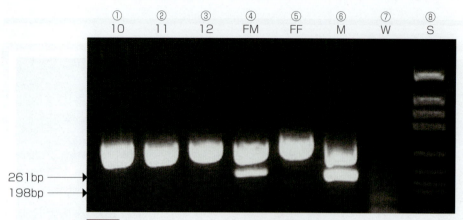

図2 母体血漿中 cell-free DNA を用いた胎児の性別診断（PCR 法）

①母体全血 DNA、②母体血漿中 cell-free DNA（妊娠 11 週）、③母体血漿中 cell-free DNA（妊娠 12 週）、④男児妊娠例の cell-free DNA、⑤正常核型の女性 DNA、⑥正常核型の男性 DNA、⑦蒸留水、⑧サイズマーカー
レーン①～③では、X 染色体に特異的なバンド（261bp）のみが検出されています（レーン④～⑥はコントロール）。以上より、妊娠中の胎児は女児と考えられます。

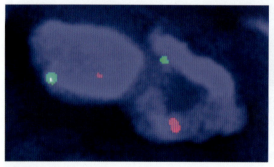

図3 男児出産歴のある強皮症女性の病変部分皮膚組織（対物レンズ× 100 倍）

男児出産歴のある強皮症女性の皮膚組織です。女性の細胞であるにもかかわらず、FISH 法で Y 染色体（緑のシグナル）が認められます。

図4 妊娠歴のない強皮症女性の病変部分皮膚組織（対物レンズ× 100 倍）

妊娠歴のない強皮症女性の皮膚組織においては、Y 染色体は認められませんでした。

マイクロキメリズムと強皮症

　マイクロキメリズムの長期的影響については、いまだ不明な点が多いのですが、胎児細胞が母体へ生着する胎児マイクロキメリズムおよび母体細胞が胎児へ生着する母体マイクロキメリズムは、それぞれ表に示す疾患との関連が示唆されています[5]。この中で、本稿では強皮症について述べます。

　強皮症とは、皮膚や肺、心臓、腎臓、消化管など内臓諸臓器の線維化および血管障害が特徴的な慢性疾患です。病因については不明な点が多いのですが、約 9 割の症例で種々の抗核抗体が陽性であり、疾患特異性の高い自己抗体が多く認められることから、自己免疫機序が関与していると考えられています。

表 マイクロキメリズムと疾患との関連	
胎児マイクロキメリズム	母体マイクロキメリズム
強皮症 自己免疫性甲状腺疾患 関節リウマチ 全身性エリテマトーデス 子癇 子宮頸癌 乳癌 多発性硬化症 多形性紅斑	胆道閉鎖症 若年性皮膚筋炎 新生児ループス 強皮症 1 型糖尿病

(文献5より引用)

わが国では50代に発症のピークが見られ、男女比は1：3～9と女性に多いことが特徴です。

強皮症とマイクロキメリズムとの関連が注目されたのは、慢性GVHD（移植片対宿主病；graft-versus-host disease）との類似性があるからです[6]。慢性GVHDは同種骨髄移植後100日以降に見られ、宿主に対する臓器障害を起こすことで、さまざまな自己免疫性疾患様の症状を呈します。そして、皮膚病変や消化器病変、肺病変、抗核抗体などの出現が強皮症に類似しています。すなわち、何らかの原因で出産後に存続した胎児成分（マイクロキメリズム）が宿主の母親にGVHD様の反応を引き起こし、強皮症を発症させることが想定されています[6]。

症 例

私たちは、出産既往のある強皮症女性の病巣皮膚組織からFISH（fluorescence in situ hybridization）を用いてY染色体を有する細胞の存在を確認しました（図3）。一方、妊娠歴のない女性からは認められませんでした（図4）。これまでの報告では、男児出産歴のある強皮症女性患者の末梢血中においては、同じく男児出産歴のある健常女性に比べて、Y染色体由来のDNAが高頻度に検出されています[7]。

おわりに

マイクロキメリズムは、発症頻度が男性より女性で高い疾患（自己免疫性疾患や甲状腺疾患）、あるいは産科合併症との関連が注目されています。今後はマイクロキメリズムについての研究を進めることで、これら男女で発生頻度が異なる疾患の病因解明の一助となり得ることが期待されます。

（松野聖子・三浦清徳・増崎英明）

● 参考文献

1) Gammil, HS. et al. Naturally acquired microchimerism. Int. J. Dev. Biol. 54, 2010, 531-43.
2) Bianchi, DW. et al. Male fetal progenitor cells persist in maternal blood for as long as 27 years postpartum. Proc. Natl. Acad. Sci. USA. 93, 1996, 705-8.
3) 大戸斉. 同種免疫寛容とマイクロキメリズム. 日本輸血学会雑誌. 45(6), 1999, 780-2.
4) Miura, K. et al. Clinical application of fetal sex determination using cell-free fetal DNA in pregnant carriers of X-linked genetic disorders. J. Hum. Genet.
56, 2011, 296-9.
5) Nelson, JL. Microchimerism and the pathogenesis of systemic sclerosis. Curr. Opin. Rheumatol. 10, 1998, 564-71.
6) Nelson, JL. et al. Microchimerism and HLA-compatible relationships of pregnancy in scleroderma. Lancet. 351, 1998, 559-62.
7) Artlett, CM. et al. Identification of fetal DNA and cells in skin lesions from women with systemic sclerosis. N. Engl. J. Med. 338, 1998, 1186-91.

05 胎児胸腔─羊膜腔シャント術

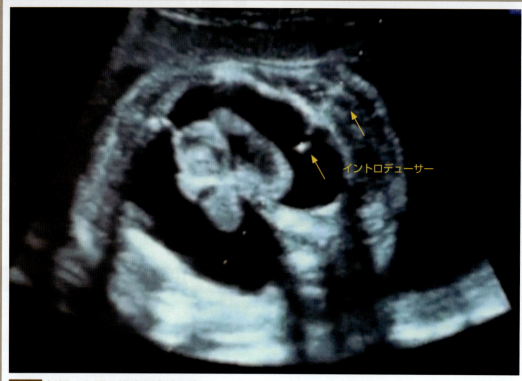

図1 妊娠27週の経腹超音波画像
圧排された肺とその周囲とに両側胸水を認め、胸水に対して胎児胸腔─羊膜腔シャント術を施行しています。超音波ガイド下にイントロデューサー（⇧）の先端を確認しながら、シャントチューブを胸腔内へ挿入します。

胎児胸水と管理方針

　胎児胸水の頻度は、約1万2,000出生に1例と報告されています[1]。乳び胸水による原発性のものと免疫性、非免疫性胎児水腫に関連する続発性のものとがありますが、その鑑別は必ずしも容易ではありません。軽症例では自然寛解することもあり予後は比較的良好ですが、一方で、妊娠32週未満で胎児水腫を伴った場合、児の死亡率はおよそ90％と一般に予後は不良です[2]。

　胎児胸水を認めた場合、胎児期には侵襲的な検査や治療が必要であったり、また出生後には肺低形成のリスクがあるため、高次医療施設での周産期管理が必要です。まず、詳細な胎児スクリーニングを行い、次いで診断的および治療的胸腔穿刺を行います。胸水の性状がリンパ球優位（80％以上）であれば、乳び胸水を疑います。妊娠32週以降で、胸腔穿刺後に自然軽快を認めない場合、分娩を誘発して新生児治療を検討します。妊娠32週以前で、胸腔穿刺後1週間以内に再貯留を来す場合は、胸腔─羊膜腔シャント術（thoraco-amniotic shunting）の適応となります。ただし、続発性胸水貯留の場合

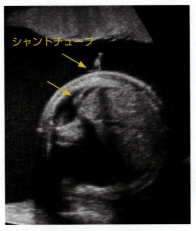

図2 胎児胸腔－羊膜腔シャント術後の超音波画像

胸腔内にシャントチューブが挿入され（⬇）、胸水は減少しています。

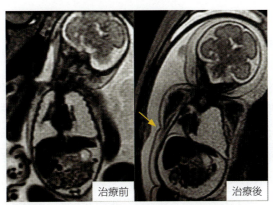

図3 シャント術前後の胎児MRI冠状断像

シャント留置側の胸水は減少しています。⬇はシャント刺入部を示します。

は、根本治療にはならないため、治療の適応に関しては慎重な対応が望まれます。

症例：胎児胸腔－羊膜腔シャント術

31歳の経産婦です。妊娠26週の超音波検査で胎児両側胸水を指摘されたため当院を紹介されました。診断的および治療的胸腔穿刺を施行し、胸水の性状から乳び胸水が疑われました。胸腔穿刺後、すぐに胸水の再貯留を認め、また、胎児水腫を来したため、妊娠27週に胸腔－羊膜腔シャント術を施行しました。

■実際の手技

まず、経腹超音波で胎児・胎盤の位置を確認し、穿刺部位を選定します。この際に子宮壁の厚さ、子宮壁から胎児までの距離、胎児胸壁の厚さを確認し、シャントチューブの大きさを決定します。わが国で使用できるシャントチュー

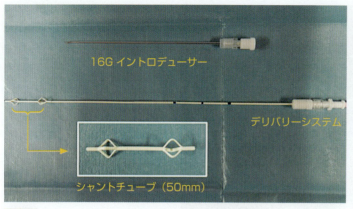

図4 シャントチューブとデリバリーシステム
わが国で使用できるシャントチューブとそのデリバリーシステムです。ダブルバスケットカテーテルは両端がバスケット状に開いています。

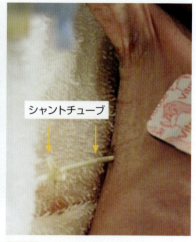

図5 出生直後の新生児
右胸壁にシャントチューブが挿入されています（⬇）。

ブは両端がバスケット状になっているダブルバスケットカテーテルで、長さが50mm、60mm、70mmの3種類があります（図4）。

母体に（必要があれば胎児にも）麻酔を行い、16Gのイントロデューサーを挿入します。臓器損傷を避けるために超音波ガイド下に行い、常に先端の位置を確認してきおきます（図1）。イントロデューサーが挿入されたら内筒を抜き、シャントチューブを挿入します。超音波で内側（胸腔内）のバスケットが開いたことを確認し、外筒をゆっくり引くことで、外側（羊膜腔内）のバスケットは解放され、シャントチューブが留置されます（図2）。治療前後の胎児MRI（図3）と出生直後の新生児の写真を示します（図5）。

わが国で行われた胎児胸腔-羊膜腔シャント術の有効性と安全性とを確認する多施設の前向き研究によると、生後28日目における生存は胎児水腫例で71％、非胎児水腫例では100％と報告されています。また、母体、胎児共に重篤な有害事象の出現はありませんでした[3]。

■ **手技に伴う合併症**

シャント留置に伴う合併症は、まず母体の合併症として、切迫早産や前期破水、子宮内感染症、羊水過多、母体出血など、一方、胎児および新生児の合併症として、臓器損傷、胎児出血、胎児機能不全、低蛋白血症、新生児気胸が考えられます。また胎児胸腔内や子宮内へのシャントの落ち込みやシャントチューブの閉塞などが報告されています。

（淵　直樹・三浦清徳・増崎英明）

● **参考文献**
1) Longaker, MT. et al. Primary fetal hydrothorax : natural history and management. J. Pediatr. Surg. 24(6), 1989, 573-6.
2) Weber, AM. et al. Fetal pleural effusion : a review and meta-analysis for prognostic indicators. Obstet. Gynecol. 79(2), 1992, 281-6.
3) Takahashi, Y. et al. Thoracoamniotic shunting for fetal pleural effusions using a double-basket shunt. Prenat. Diag. 32(13), 2012, 1282-7.

06 EXIT

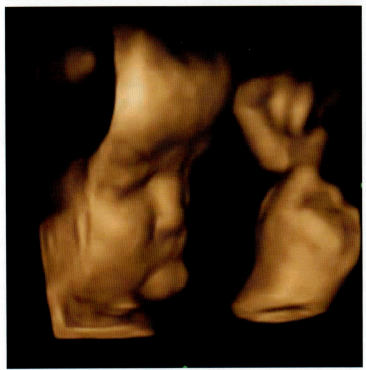

図1 頸部リンパ管腫の3D超音波像
胎児が舌を出しているのが分かります。

EXITとは

EXIT（ex utero intrapartum treatment）とは、帝王切開時に胎児の一部を子宮外へ露出させ、子宮胎盤血流を維持したまま、臍帯を切断しない状態で児の気道確保などの処置を行う手技です。EXITの適応となる胎児の状態は、頸部腫瘤や口腔内腫瘤、先天性上気道閉鎖など、出生後に気道閉塞や挿管困難が予想される症例です[1]。胎児頸部リンパ管腫のため、EXITを施行した症例を提示します。

頸部リンパ管腫とは

胎児リンパ管腫とは、拡張した囊胞状のリンパ管から構成される良性の先天腫瘍です。出生後に気道閉塞を来す可能性のある頸部リンパ管腫の症例はEXITの適応であると考えられます[2]。

症例：EXITの施行

■症　例

妊婦は27歳の初産婦。妊娠25週に胎児頸部リンパ管腫と診断されました。囊胞の増大傾向と羊水過多が出現し、妊娠33週時に当科へ紹

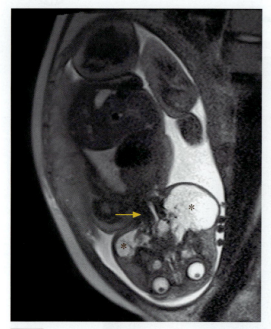

図2 妊娠32週のMRI
気道（→）の周囲に囊胞性腫瘍（＊）を認めます。

介されました。当科での精査では、胎児の右頸部に75×41mmの多囊胞性腫瘤を認めました。胎児は常に舌を口腔外に脱出させており、リンパ管腫のため口腔内が狭小化しているものと考えられました（**図1**）。また羊水過多があり（羊水深度9cm、AFI 27.5）、これは羊水の嚥下困難によるものと考えられました。切迫早産に対して、子宮収縮抑制薬を投与しました。MRI（**図2**）を撮影したところ、気道の閉塞は明らかではないものの、口腔内の病変により出生後の気管挿管が困難であろうこと、頸部の病変により気管切開も困難であろうことが考えられました。小児科医・小児外科医との合同カンファランスで、EXIT施行を決定しました。分娩日は妊娠37週2日に設定しました。

■ **手術の準備**

EXIT施行時の最大の注意点は胎盤血流を維持することであり、子宮切開後も子宮収縮を起こさせず、母体の血圧は比較的高く維持する必要があります。そのため母体に出血過多を来す危険性があります[1]。

産科、小児科、小児外科、麻酔科、耳鼻咽喉科および看護スタッフとで術中のシミュレーションを行いました。スタッフの位置、モニター類および機械類の配置、気管挿管や気管切開の手技、EXIT施行中に胎盤剝離を来した場合などを想定した、手術時の作業の確認などを行いました。EXIT施行中には、聴診と胎児の経胸超音波検査で心拍数の確認を行うこととしました。また、緊急帝王切開術となる場合も想定し、産科・小児科・麻酔科の合同の手順書を作成し、必要物品は専用カートにまとめておきました。

■ **手術の実際**

通常の帝王切開術の手順で胎児の上半身露出後は、超音波検査と聴診で胎児心拍を確認しながら、気管挿管を試みました（**図3**）。術前に想定していたように、口腔内は狭く、気管は圧迫されて細く、挿管に10分間以上を要しました。手術の実際の流れを**表**に示します。EXIT施行中を通じて、胎児の徐脈は認められず、臍帯血ガス分析ではpH 7.26でした。母体の出血量は2,160mL（羊水込み）で、自己血300mLを輸血しました。術前のHbは9.8g/dLで、術翌日のHbは10.1g/dLでした。

母体の術後経過は良好で、術後9日目に退院しました。また新生児はNICUへ入室し、日齢15日に全身麻酔下に気管切開とリンパ管腫の硬化療法を行い、日齢60日に2回目の硬化療法を施行後、日齢64日に退院しました（**図4**）。

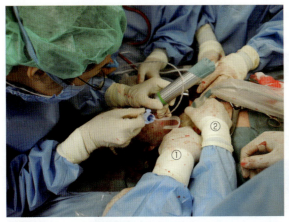

図3 EXIT時の様子

小児科医による挿管が行われています。①胎児が娩出し過ぎないように、肩を支えています。②超音波で心拍を確認しています。

図4 児の所見

本症例の生後1カ月の様子です。

(東 瞳・増崎英明)

● 参考文献

1) Liechty, KW. Ex-utero intrapartum therapy. Semin. Fetal Neonatal Med. 15(1), 2010, 34-9.
2) Wilson, RD. Management of fetal tumors. Best Pract. Res. Clin. Obstet. Gynaecol. 22(1), 2008, 159-73.

表 手術の手順

時刻	手順	内容
9:00	患者入室	モニター装着、動脈ライン・末梢静脈ルート確保
		塩酸リトドリンの持続静注開始
	麻酔導入	チアミラールナトリウム、セボフルラン、レミフェンタニルで麻酔導入
	挿管	
9:47	手術開始	
9:55	児頭娩出→EXIT開始	児の胸部まで子宮から露出させ、児心拍を経胸超音波で確認
10:05	挿管終了	気管支鏡で確認し、固定後、児を娩出
10:07	臍帯切断	塩酸リトドリン中止、オキシトシン点滴開始、セボフルラン中止、プロポフォール持続点滴開始
10:09	胎盤娩出	自己血貯血返血開始
10:52	手術終了	母体出血量2,160mL(羊水込み)
11:06	腹横筋膜ブロック	
11:34	抜管	新生児の臍帯血ガス分析ではpH 7.26
12:12	退室	母体の術翌日のHbは10.1g/dL

07 ヘリコプター搬送

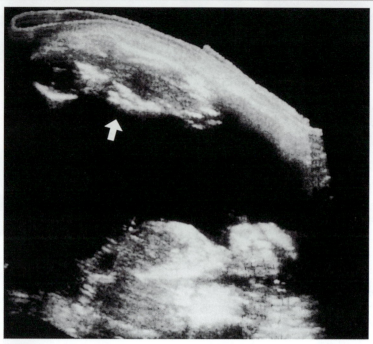

図1 stuck twin
供血児の羊水量はほぼ消失し、子宮壁に張りついています（⇧）。一方、受血児の羊水量は増加しており、胎児間輸血症候群（TTTS）の所見です。

母体ヘリコプター搬送

母児の救命や出生後の速やかな新生児の治療を目的に、妊婦を高次の医療機関へ搬送することを母体搬送といいます。救急車による搬送が大部分ですが、最近ではヘリコプターによる救急搬送が各地で散見されます。

日本における母体ヘリコプター搬送は年間100件を超えており、主に搬送時間の短縮を目的として使用されているほか、母体救命疾患や最近では双胎間輸血症候群（TTTS）のレーザー治療目的での転院などに利用されています。救急搬送で使用可能なヘリコプターは、ドクターヘリと防災ヘリコプターが中心です。

ドクターヘリと防災ヘリ

救急搬送で使用可能なヘリコプターは、ドクターヘリと消防防災ヘリコプターが中心です。ドクターヘリは、ヘリを保有する病院が運行機関となり、患者搬送よりも医師や看護師を現場に派遣し、迅速に初期対応することで救命率を向上させることを主たる業務としています。一方、消防防災ヘリコプターは、都道府県や政府指定都市の消防本部で運行しており、患者搬送を主たる業務としています。

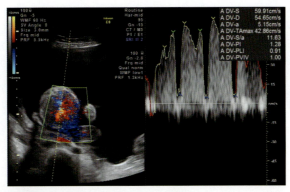

図2 受血児の静脈管の血流所見
受血児では静脈管の拡張期血流の減少を認めました。

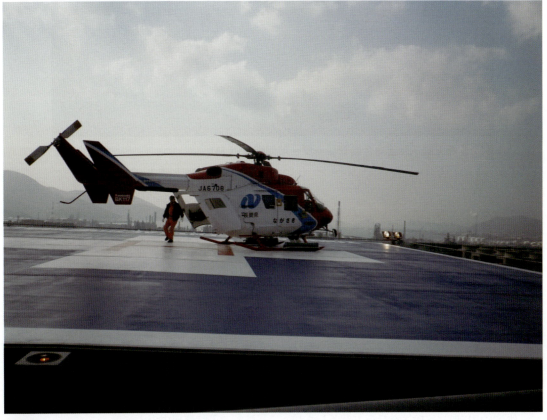

図3 ヘリポートへ着陸
ヘリポートに着陸後、そのまま病院内へストレッチャー移動しました。

TTTSの診断で防災ヘリによる母体搬送を行った症例

母親は33歳の1回経産婦で、自然妊娠し、前医で一絨毛膜二羊膜双胎と診断されました。双胎妊娠の管理目的で妊娠14週6日に当科へ紹介され、2週間ごとに経過観察されていました。妊娠21週6日の健診では特に異常を認め

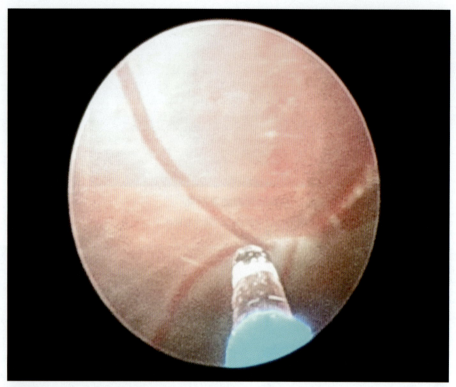

図4 胎児鏡下胎盤吻合血管レーザー凝固術（FLP）
吻合血管を観察し、YAGレーザーで焼灼していきます。（写真は中田雅彦先生より提供）

ませんでした。母親は腹部の大きさに左右差があると感じ、妊娠23週1日に外来を受診しました。同日の超音波検査で供血児はstuck twinの状態であり、両児間で羊水量の差を認め、受血児の臍帯静脈のパルスドプラ検査で血流異常を認めたためTTTS（Quintero分類 stage Ⅲ）と診断されました**（図1, 2）**。胎児鏡下胎盤吻合血管レーザー凝固術（FLP）の適応と判断し、他院（山口県）へ搬送を行う方針としました。CTGで4～5分間隔の子宮収縮を認め、塩酸リトドリンの点滴を開始しました。できるだけ速やかな母体搬送を行うことを目的に、ヘリコプターでの搬送を行う方針としました。

13時35分に当院を救急車で出発し、最も近いヘリコプター着陸地である陸上競技場へ13時50分に到着しました。ヘリコプターは13時55分に離陸しました。14時55分にヘリポートへ着陸し、同日にFLPを施行しました**（図3, 4）**。術後経過は良好で、妊娠24週3日に当科へ転院し、入院管理中です。

（原田亜由美・増崎英明）

08 先天性上気道閉塞症候群（CHAOS）とEXIT

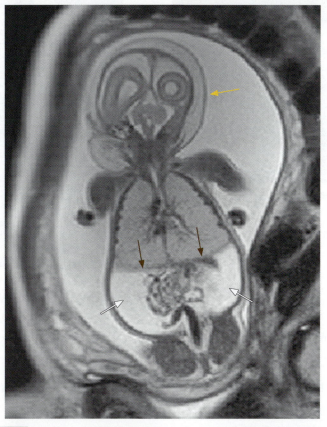

図1 先天性上気道閉塞症候群（CHAOS）の胎児MRI所見
拡張した肺に圧排された横隔膜（↓）、および皮下浮腫（⇐）、腹水（↕）を認めます。

先天性上気道閉塞症候群（CHAOS）とは

CHAOS（congenital high airway obstruction syndrome：先天性上気道閉塞症候群）は1994年にHedrickら[1]によって初めて報告されました。本疾患は、喉頭または気管の閉塞、声門下の狭窄、喉頭嚢胞または喉頭皮膜を原因とする胎児気道閉塞であると定義され[2]、まれな胎児形態異常です。本症の胎児は、気道閉塞によって、肺および気道の拡張、横隔膜の圧排、腹水および胎児水腫などを来します。出生後、気道確保ができなければ児は死に至ります。本症の胎児に対してDeCouら[2]はEXIT（ex utero intrapartum treatment）を行い、児を救命し得たことを1998年に初めて報告しました。

胎児診断

超音波検査では、拡張した高輝度の肺、平坦

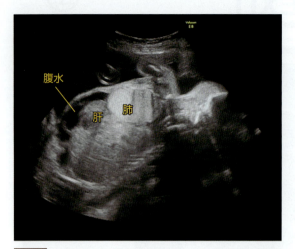

図2 先天性上気道閉塞症候群（CHAOS）の超音波所見

肝より高輝度の肺、腹水などが認められます。

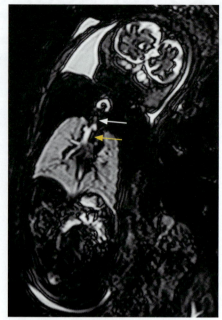

胎児 MRI 前額断（妊娠 28 週）

図3 妊娠 28 週の胎児 MRI 所見

声門直下（⇐）で気道が閉塞し、その末梢側で気管が拡張しています（⇐）。

もしくは腹腔に向かって凸となる横隔膜、閉塞部位より末梢の拡張した気道、胎児腹水や胎児水腫が特徴です。超音波検査に加え、現在はMRIが診断に用いられます。MRIでは超音波所見と比較し、気道閉塞の部位と程度についてより詳細な情報を得ることができます。

EXIT

EXITは当初、頭部や頸部の腫瘍性病変による気道閉塞を有する胎児に対し行われました[3]。気道閉塞が予測される胎児に対し、EXITを用いることで胎盤循環を維持したまま気道の評価と確保を行うことができます[2]。この手技を成功させるには、産科医、新生児科医、小児外科医、麻酔科医および手術室スタッフが協力し、チーム医療として行うことが大事です[2]。

症 例

母親は35歳の初産婦です。近くの産婦人科で妊婦健診を受けていました。妊娠20週の健診時に胎児の皮下浮腫と腹水を認めたため、当科を紹介され妊娠22週に受診しました。超音波検査で高輝度の肺、横隔膜の腹側への膨隆、腹水および皮下浮腫を認めました（図2）。MRIでは全身を観察することができ、拡張した肺に圧排された横隔膜、皮下浮腫と大量の腹水を認めました（図1）。また、拡張した肺に肋骨が食い込んでいる状態、閉塞部位や閉塞部位以下の気道が拡張していることも確認できました。

妊娠26週に子宮収縮の増強と子宮頸管長の短縮を認めたため、切迫早産の診断で入院しました。妊娠28週のMRIを示します（図3）。皮下浮腫、肺の過膨張および腹水は消失しています。しかし、気道の狭窄は以前と同様に見られています。産婦人科・新生児科および小児外

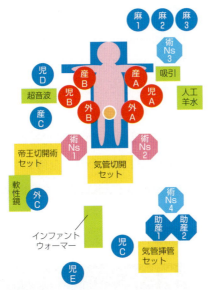

図4 EXIT 配置図（児娩出から気道確保）
各部門の医師や看護師、器械類などの配置を術前に決め、この配置図に従って術前シミュレーションを行いました。

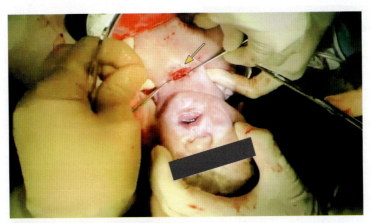

図5 EXIT 術中写真（気管切開）
胎児を肩まで娩出させた後、小児外科医による気管切開（↓）が行われました。胎児の皮膚色は良好で胎盤循環は保たれていることが分かります。

科との協議の結果、気道狭窄が高度であるため、出生後の気管挿管は不可能と考え、EXITによる児頭娩出後、気管挿管はトライせず、小児外科医による気管切開を行う方針としました。

産婦人科、新生児科、小児外科に加え、助産師、麻酔科および手術室看護スタッフと手術のシミュレーションを行いました。使用する手術器械・検査機器が多く、手術に関係するスタッフも多くなるため、**図4**に示すような配置図を作成し、人や器械類が交錯しないように準備しました。

麻酔は全身麻酔で行い、児頭のみを娩出し、

胎児の全身が娩出しないように児の頭と肩を支えておきます。娩出後すぐに小児外科医によって気管切開を行い気道を確保しました（図5）。児は肺呼吸をしていませんが、胎盤循環が保たれているため児の皮膚色は良好であることが分かります。気管切開は児頭娩出後2分30秒で終了し、気管チューブが挿入されました。換気を行い、新生児科医が肺へのエア入りを確認し、児頭娩出から3分30秒後に児の体幹を娩出しました。児娩出後の気管支鏡検査では喉頭蓋から声門までは確認できましたが、声門より下の狭窄部位は通過できませんでした。

出生後はNICUで呼吸管理などを行い、出生後3カ月で退院しました。

現在までの報告

現在でもCHAOSの胎児を正確に診断し、救命することは容易ではありません。Crombleholmeら[4]は2000年に完全に気管が閉塞しているCHAOSの胎児をEXITにより救命しました。Saadaiら[5]は12例のCHAOSを報告しています。そのうち6例は人工妊娠中絶され、2例は子宮内胎児死亡でした。4例に対しEXITが行われ、全例で生児を得ています。その結果、EXITにより児の気管切開を行うことが、生児を得るための最善の治療であると結論付けています。

まとめ

CHAOSは超音波検査やMRIによる出生前の正確な診断が重要です。診断後はEXITについて他部署と十分に議論し、あらかじめシミュレーションを行うことが大切です。

（長谷川ゆり・瀬川景子・増崎英明）

● 参考文献

1) Hedrick, MH. et al. Congenital high airway obstruction syndrome (CHAOS) : a potential for perinatal intervention. J. Pediatr. Surg. 29(2), 1994, 271-4.
2) DeCou, JM. et al. Successful ex utero intrapartum treatment (EXIT) procedure for congenital high airway obstruction syndrome (CHAOS) owing to laryngeal atresia. J. Pediatr. Surg. 33(10), 1998, 1563-5.
3) Liechty, KW. et al. Intrapartum airway management for giant fetal neck masses : the EXIT (ex utero intrapartum treatment) procedure. Am. J. Obstet. Gynecol. 177(4), 1997, 870-4.
4) Crombleholme, TM. et al. Salvage of a fetus with congenital high airway obstruction syndrome by ex utero intrapartum treatment (EXIT) procedure. Fetal Diagn. Ther. 15(5), 2000, 280-2.
5) Saadai, P. et al. Long-term outcomes after fetal therapy for congenital high airway obstructive syndrome. J. Pediatr. Surg. 47(6), 2012. 1095-100.

09 母体血中胎児DNAと出生前遺伝子診断

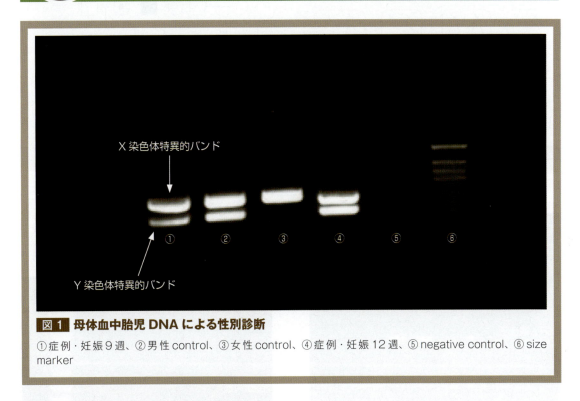

図1 母体血中胎児DNAによる性別診断
①症例・妊娠9週、②男性control、③女性control、④症例・妊娠12週、⑤negative control、⑥size marker

Duchenne型筋ジストロフィーと出生前診断の手順

　最近、母体血漿中に胎児DNAが流入していることが報告され、妊娠7週ごろからそれを用いた胎児の性別判定などが可能になりました。

　Duchenne型筋ジストロフィーの保因者に対して、母体血漿中に流入している胎児DNAを用いた出生前診断を行ったので紹介します。

　Duchenne型筋ジストロフィーの遺伝形式はX連鎖性劣性遺伝で、X染色体上のジストロフィン遺伝子の変異に起因しています。2～4歳ごろに歩行異常（動揺性歩行）として発症し、多くは20～30歳ごろに呼吸不全や心不全で死亡します。

　野生型のジストロフィン遺伝子を持つ男性や、2本のX染色体のジストロフィン遺伝子がどちらも野生型である女性は正常です。一方、変異型のジストロフィン遺伝子を持つ男性は患者、2本のX染色体のうち1本に変異型のジストロフィン遺伝子を持つ女性は保因者になります（**図2**）。

　まず、妊娠7～9週ごろに母体血中胎児DNAによる性別診断を行います。男児であれば妊娠9～12週ごろに絨毛検査を行い、絨毛細胞を用いて遺伝子診断を行います。女児と判断した場合は、確認のため妊娠15～16週ごろに羊水検査を行います。

症例：Duchenne型筋ジストロフィー

　症例は29歳、Duchenne型筋ジストロ

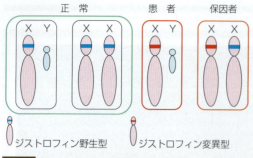

図2 Duchenne型筋ジストロフィー（X連鎖性劣性遺伝病）

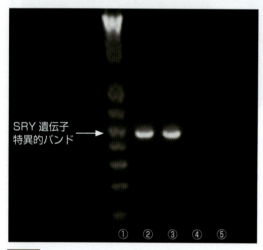

図4 絨毛DNAによる性別診断

①size marker、②絨毛DNA、③男性control、④女性control、⑤negative control

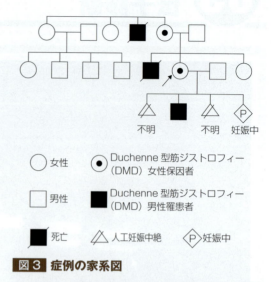

○女性　⬤Duchenne型筋ジストロフィー（DMD）女性保因者
□男性　■Duchenne型筋ジストロフィー（DMD）男性罹患者
■死亡　△人工妊娠中絶　◇P 妊娠中

図3 症例の家系図

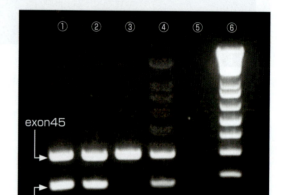

図5 絨毛細胞を直接用いた遺伝子診断

①父親DNA、②母親DNA、③罹患児、④絨毛DNA、⑤negative control、⑥size marker

フィー保因者です。妊娠歴は4妊1産で、第1子は出生後にDuchenne型筋ジストロフィーを疑われています。今回は、当院での出生前診断を希望して遺伝カウンセリングに来られました。家系図を**図3**に示します。

■遺伝子診断

図1は母体血中胎児DNAによる性別診断の結果です。上のバンドがX染色体に特異的なバンド、下がY染色体に特異的なバンドで

す。バンドが2本であれば男性、1本であれば女性です。本例の胎児は妊娠9週のときも12週のときもバンドを2本認めますので、男児と判定しました。

その後、妊娠12週で絨毛検査を施行し、採取された絨毛DNAを用いて遺伝子検査を行いました。

図4は絨毛DNAを用いた性別診断の結果です。この症例では、Y染色体に存在する

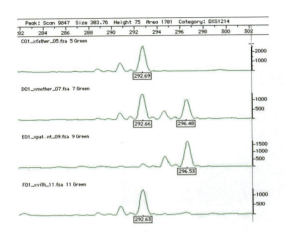

図6 多型解析

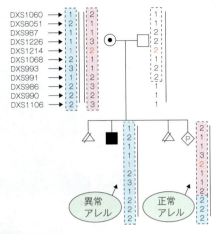

図7 家系解析

SRY遺伝子が検出されたので、男児であることが再確認できました。

次に上記の絨毛細胞を用いて遺伝子診断を行いました。Duchenne型筋ジストロフィーであればexon47の欠失が認められます。しかしこの症例から得られた絨毛DNAでは欠失は認められませんでした。従って本例はDuchenne型筋ジストロフィーではないと判断しました（図5）。

さらにダブルチェックのため、絨毛細胞を培養し、同様に遺伝子診断を行いました。この検査でも、胎児のexon47の欠失は認められませんでした。

次いで多型解析を行い、ジストロフィン遺伝子のマーカーであるDXS1214の多型マーカーを調べたところ、第1子と胎児には母親からそれぞれ異なるX染色体が遺伝していることが分かりました（図6）。また、母体細胞の混入もありませんでした。

次にDXS1214の前後の多型マーカーを調べて家系解析を行いました。第1子のDXS1214は異常アレルであることが分かっていますが、今回の胎児のDXS1214は正常アレルが遺伝したことが分かりました（図7）。

以上の結果を両親に説明し、38週4日で帝王切開により3,370gの男児を出産しました。分娩経過に異常はなく、現時点で児に異常は認められていません。

出生前診断の精度は必ずしも100％ではなく、より確実に診断するためにはさまざまな角度から検査する必要があります。従って、遺伝性疾患を伴う症例の妊娠に際しては、妊娠前あるいは妊娠初期から遺伝カウンセリングを行っていくことが大切です。

（木下　光・池田裕一郎・三浦清徳・増崎英明）

10 総論：見逃せない疾患

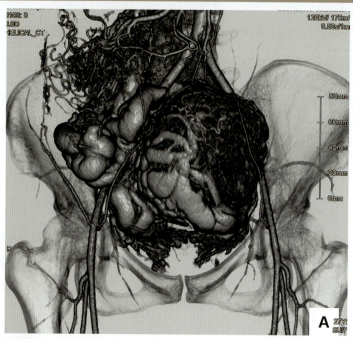

図1 骨盤のヘリカルCT像
妊娠中期の動静脈奇形です。骨盤内の子宮や血管が明瞭に描出され、子宮の右側は著しく拡張した血管で覆われています。

妊婦健診の目的

妊婦健診の目的は母児の死亡率や有病率を減少させることです。妊娠中の母児の異常を予測ないし早期発見し、適切な介入によって最悪の事態を回避するために行います。この場合に考えておかなければならないことは、妊娠および分娩において遭遇する疾患には、予測や早期発見の可能な疾患と難しい疾患とがあるということです。予測や早期発見の可能な疾患については、その方法を明らかにし、その後の対応について考えておくことが大事です。また一方の予測困難な疾患についても、そのような緊急例に遭遇したときの対処法を事前に考えておくことは必要でしょう。

特に危険な疾患

50年前の日本では500人に1人の妊産婦死亡がありました。最近ではおよそ2万人に1人にまで減少して、妊娠・分娩に関連する死亡率は交通事故によるものより低いと思われます。分娩室にいることは、日常生活を行うよりも安全ということになります。この成果は先達のたゆまぬ努力によって得られたものですが、さらなる母児の安全の確保のためには、少数ではあってもいまだに危険性の高い疾患について重点的に管理する必要があります。

表1 死因別妊産婦死亡率（%）

	1980	1985	1990	1993	1994	1995	2000	2002	2003	2004
直接産科的死亡	90.4	86.7	86.7	90.1	90.8	78.8	79.5	78.6	81.2	77.6
異所性妊娠	6.8	5.3	9.5	5.5	3.9	2.4	6.4	3.6	8.7	—
前置胎盤・早期剥離	11.8	11.5	9.5	19.8	15.8	3.5	15.4	14.3	11.5	6.1
高血圧	22.6	14.2	13.3	6.6	11.8	22.4	10.3	10.7	5.8	12.2
分娩後出血	18.9	24.3	12.4	9.9	17.1	4.7	14.1	16.7	24.6	20.4
産科的肺塞栓	5.9	9.3	14.3	15.4	23.7	23.5	17.9	15.5	13.0	16.3
その他	24.4	22.1	27.7	33.0	18.3	22.4	15.4	17.9	17.4	22.4

（文献1より引用改変）

■母親にとって危険な疾患

わが国では年間50〜80人ほどの妊産婦死亡があります。そのうち直接産科的死因として、異所性妊娠、分娩前出血（前置胎盤、常位胎盤早期剥離）、高血圧関連疾患、分娩後出血および産科的肺塞栓があり、これらは妊産婦の合併症のうち特に危険性の高い疾患だと考えられます。つまり妊婦健診ではこれらの疾患の発症予測ないし早期診断が大変重要なわけです（表1）[1]。

■胎児・新生児にとって危険な疾患

一方、周産期死亡は毎年6,000人ほどが報告されています。妊娠22週から生後7日までに200人に1人は死亡しているわけです。50年前の周産期死亡は20人に1人なので、母親の死亡率ほどの減少は見られていません。その最多の原因は先天奇形であり、次いで早産および胎児発育不全（fetal growth restriction；FGR）などが挙げられます。早産にはその原因となる前期破水、多胎妊娠、頸管無力症などが、またFGRには胎盤機能不全や妊娠高血圧症候群などが関わっているものと考えられます。

危険な疾患の診断法

上記の危険性の高い疾患をどのように診断するかについて考えてみます。保健統計[1]によ

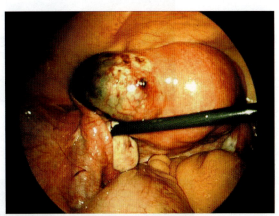

図2 卵管間質部妊娠の腹腔鏡所見
異所性妊娠は超音波検査と腹腔鏡検査を併用することで早期診断されるようになり、臨床的予後は著しく改善しました。

ると、妊娠初期に母体を脅かす疾患はまず異所性妊娠です。以前は大量出血で搬送されることの多かった異所性妊娠は、最近では超音波検査や腹腔鏡検査で早期診断されるようになりました。超音波検査が産科診療で汎用されるようになって、臨床的予後に明らかな改善の見られた典型的な疾患と言えます（図2）。

妊娠中期前半では頸管無力症と胎児奇形が見逃せない疾患として挙げられます。いずれも超音波検査によるスクリーニングが有用です。妊娠中期後半は前期破水と早産が重要ですが、早産の評価には問診や内診が有効だとしても、前期破水を予測することは難しいと思われます。多胎妊娠は早産の原因になり得ます。最近は超

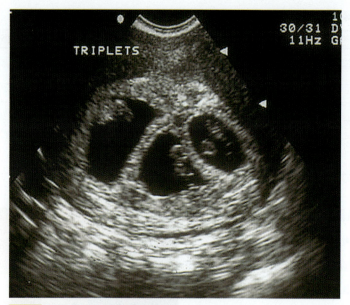

図3 三絨毛膜三羊膜性品胎
多胎妊娠は妊娠初期のうちに、絨毛膜数（胎嚢の数）と羊膜数から膜性診断を行う必要があります。この例は三絨毛膜三羊膜性品胎です。

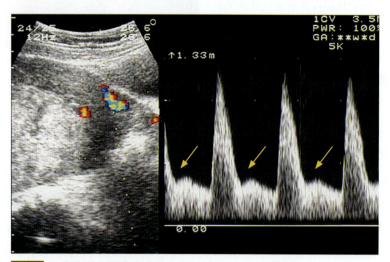

図4 子宮動脈血流速度波形におけるnotchの出現
妊娠20週ごろ、両側の子宮動脈血流速度波形にnotch（↓）が見られたときは、約半数に妊娠高血圧症候群ないしFGRが出現します。

音波検査によって妊娠初期に診断されますが、膜性診断は母体と胎児の予後を推定するために必ず行わなければなりません（図3）。

妊娠末期の前半は、妊娠高血圧症候群、常位胎盤早期剥離、FGRなどが特に危険な疾患です。このうち妊娠高血圧症候群は妊娠20週ごろの子宮動脈血流所見から予測可能との報告があります（図4）。また妊婦健診で血圧や蛋白尿を毎回測るのは、本症の早期発見が目的です。FGRは超音波検査で診断可能ですが、常

位胎盤早期剥離の発症予測は困難です。妊娠末期後半は前置胎盤や骨盤位に注意しますが、いずれも超音波検査が診断や管理に有用です。

妊娠中の異常に比べて、分娩時は突発的に発症する疾患が少なくありません。母親にとっては産科的肺塞栓や子宮破裂が、胎児には肩甲難産や胎児機能不全などが起こり得ますが、これらはいずれも発症予測の難しい疾患と言えましょう。**表2**に妊娠時期と見逃せない疾患、その診断法についてまとめておきます[2]。

予測困難な疾患

前述したように、妊娠中には、予測することが難しく、母児に危険を及ぼす可能性の高い疾患が少なくありません。妊娠中期は前期破水、妊娠末期は常位胎盤早期剥離がこのような疾患です。また分娩時は、羊水塞栓を含めた肺血栓塞栓症、子宮破裂および肩甲難産があり、妊娠中の母児にとって最も危険の多い時期であることは明らかです（**表3**）[2]。

周産期医療に関わる者は、妊娠・分娩が回避困難な状況に陥る可能性を常にはらんでいることを理解し、そのことを念頭に置くとともに、社会に対しても妊娠・分娩の危険性について啓発し理解を求めることが必要だろうと思います。

（増崎英明・宮下昌子）

表2 妊娠中の異常と診断法

妊娠時期	特に危険な疾患	予知ないし診断法
妊娠初期 （妊娠16週未満）	異所性妊娠	超音波断層法
妊娠中期Ⅰ （妊娠16〜22週未満）	頸管無力症 胎児奇形	超音波断層法 超音波断層法
妊娠中期Ⅱ （妊娠22〜28週未満）	前期破水 早産 多胎妊娠	? 問診、内診 超音波断層法
妊娠末期Ⅰ （妊娠28〜36週未満）	妊娠高血圧症候群 常位胎盤早期剥離 FGR	血圧、検尿 ? 超音波断層法
妊娠末期Ⅱ （妊娠36週以降）	前置胎盤 骨盤位	超音波断層法 超音波断層法
分娩時	産科的肺塞栓 子宮破裂 肩甲難産 胎児機能不全	? ? ? 分娩監視装置

（文献2より引用）

表3 母児にとって危険性が高く、予測困難な疾患

妊娠中期	前期破水
妊娠末期	常位胎盤早期剥離
分娩時	頭蓋内出血、肺血栓塞栓症、癒着胎盤、子宮破裂、肩甲難産

（文献2より引用）

● **参考文献**

1) 母子衛生研究会編. 母子保健の主なる統計. 東京, 母子保健事業団, 2006, 78-88.

2) 増﨑英明. 妊婦検診と超音波診断. 産婦人科治療. 94, 2007, 624-30.

11 胎児—この未知なるもの

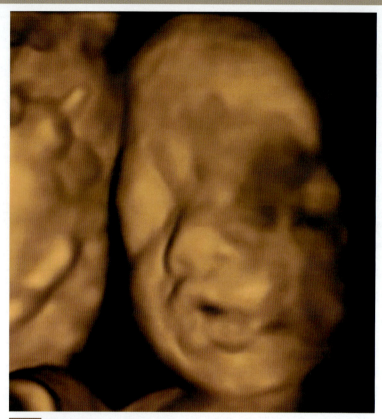

図1 超音波画像①胎児の接吻（キッス）
原始反射の一種である吸啜反射を来したのでしょう。生後の哺乳に備えているのです。

はじめに

　本書で取り上げた疾患は、おおよそ最近10年間のうちに長崎大学産婦人科で経験したものであり、婦人科疾患や他科疾患の合併妊娠、あるいは妊娠に関わるさまざまな病態が含まれています。産科がいかに広範囲な疾患を扱う診療科であるか、すなわち婦人科や他科との連携がいかに重要であるか、産科はまさにチーム医療である、ということを再認識していただけたらと願います。

産科医療の特殊性

　産科医療は母親と胎児という2人の人間を同時に取り扱うところが他の診療科と最も異なっている点かと思います。臨床的には以下の4つの状況が考えられます。①母親は元気で胎児も健康。②母親は元気だが胎児は健康でない。③母親は健康ではないが胎児は健康。④母親も胎児も健康ではない。古い産科学は母親だけが対象でしたから、③と④の場合のみを問題にしており、胎児のことは看過されていました。わが

国における現在の標準的な産科診療は、全ての胎児について、大きさと形態と機能からスクリーニング的に検査を行い、何か通常と異なる胎児には精密検査を行っています。つまり、①から④の全ての場合が診療の対象になります。

産科学は古くから存在しましたが、画像診断が出現する以前は主に母親が対象であって、胎児について深く議論できるようになったのは、超音波診断が行われるようになって以降のことです。つまり20世紀後半になって初めて胎児学の芽が生まれたのでした。それから現在までに見られた産科医療の急速な変化は、まさに「画像診断によって起こった革命」とさえいえるように思います。超音波検査が子宮という密室に窓を開いたことで、胎児は私たち医療者のみならず、母親やその家族にとっても身近な存在になりました。「見る」という行為がいかに人にとって重要なことであるか、それを私たち産科診療に関わるものは実体験したのだと思います。胎児の立体表示を見るまで、いったい誰が、胎児に表情があるなどと想像したことでしょう（**図1**）。

胎児はいつまでも謎である

それでは、胎児が見えるようになって、胎児に関することは全て明らかになったのでしょうか。胎児の表情を例に考えてみます。超音波の立体表示で観察される胎児は泣いたり笑ったりしているように見えます[1]。では本当に、胎児は泣いたり笑ったりしているのでしょうか。私たちが生まれた後に、表情として表現している感情（悲しくて泣く、うれしくて笑う、寂しくてしかめる、など）が果たして胎児にも同じよ

うに存在するのでしょうか。泣いたように見えるときの胎児は悲しんでいて、笑ったように見えるときの胎児は喜んでいるのでしょうか。それは「いまだに謎である」と言うしかありません。しかし、いずれは胎児に関する全ての疑問に答えられる日が来るかもしれません。その日こそ、私たちは、私たちに連続しているかのように見えて、実は遠く離れている胎児という存在を本当に理解するのかもしれません。しかしながら、その日はきっと、まだまだ遠い未来にあるように思います。胎児は、恐らくいつまでも、未知なる存在であり続けるでしょうし、そういう存在であってほしいような気がしています。

21世紀の医学・医療は、遺伝と遺伝子の時代として記憶されると思います。その始まりは、ポリメラーゼ連鎖反応（polymerase chain reaction；PCR）によるDNA増幅法が登場したことであり、これによって遺伝子が「目に見えるもの」になったことでした（**図2**）[2]。産科領域でいえば、1997年に思いがけず多量の胎児DNAが母体血漿中に流入していることが明らかにされました[3]。私たちは、この母体血漿中の胎児DNAを用いることで、比較的容易に、かつ妊娠初期から、胎児性別を正確に判定できることを報告しました（**図3**）[4]。その後、ヒトゲノムが超高速で解析可能になると、同じ胎児DNAを用いて非侵襲的に胎児染色体検査を行うことが可能になりました。それが母体血胎児染色体検査（noninvasive prenatal genetic testing；NIPT）です。胎児の全ゲノム情報でさえ非侵襲的に得られる時代は、ついそこまで来ています。

それらを考えると、この先、ヒトの遺伝情報

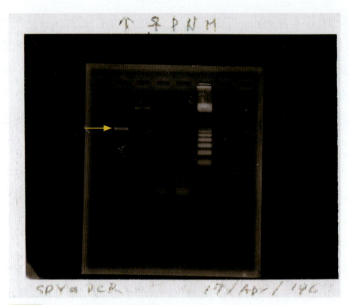

図2 遺伝子が見えるようになった

1996年4月17日、自分のDNAをPCRで増幅しました。そしてY染色体にあるSRY遺伝子（sex determining region Y）の存在を確認しました。PCRの登場によって、遺伝子は目で見ることのできるものになりました。➡はSRY遺伝子由来のバンドです。

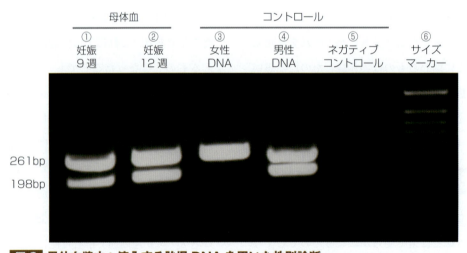

図3 母体血漿中へ流入する胎児DNAを用いた性別診断

261bpのバンドはX染色体、198bpはY染色体に由来します。妊娠9週および12週のいずれからも、X染色体とY染色体に由来するバンドが出ているので、胎児は男性と判定されます。

はどのように管理されるのか、正直なところ心配になります。さまざまな病気の原因遺伝子が同定され、診断や治療に役立っているのはその通りですが、ヒトの行動や性格までも遺伝子のせいにされている現状には疑問を感じます。ヒトは遺伝子に動かされているわけではない。環境がヒトの発達に関して遺伝子以上に影響があることは、全く同じ遺伝子を有する一卵性双胎

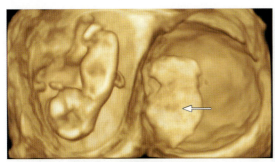
妊娠13週の超音波立体表示

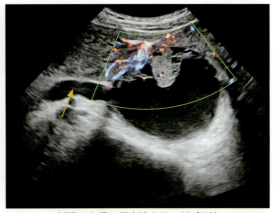
妊娠13週の超音波カラードプラ法

図4 後腹膜腫瘍を合併した妊娠13週の超音波所見
妊娠子宮の側方に充実部分（⇦）を有する腫瘤を認めます。
腫瘤内の充実部分には豊富な血流が描出され、腫瘤に連続する尿管様の管状物が存在します（⇧）。同時に水腎症が存在していたため、泌尿器系の後腹膜腫瘍と診断しました。

について見ても明らかです。ヒトは生まれつき「遺伝と環境」の2つの"くびき"を持っています。遺伝子と環境はいわば「氏と育ち」の関係です。遺伝子万能の考えは、ヒトの能力や個性や生き方をアプリオリなものとしてしまう危険があります。ヒトは何ものにも左右されない自由の中で生きていくべきでしょう。現在まで膨大な新技術が登場しましたが、ヒトは何とかそれらと折り合いをつけてきました。遺伝情報についても、うまくやっていくことができるはずです。私はそう信じています。

おわりに

超音波検査が産科の臨床で行われるようになって40年ほどになります。その間に静止画は動画になり（電子スキャン）、妊娠初期から観察できるようになり（経腟超音波法）、液体の流れが描出され（超音波カラードプラ法）、ついには立体表示が出現しました（3D・4D超音波法）。これらの技術をさまざまに応用する

ことで、以前は診断の難しかった疾患についても、胎児に負担を掛けずに評価可能になりました（図4）。現在の産婦人科医にとって超音波検査は、内科医の聴診器に匹敵するものといえるように思います。

この間の超音波以外の画像診断法としては、CTやMRIが使われるようになり、その画像の精度や使い勝手も急速に向上しました。このうちCTは主に母親を対象に使用されますが、超音波検査では描出不可能であった多くの疾患が診断されるようになりました（図5）。一方のMRIは、最近では撮像に要する時間が著しく短縮し、胎児診断になくてはならない検査法になりつつあります。恐らく今後は、超音波検査でスクリーニングが行われ、それ以上の情報を必要とする場合は胎児MRI検査が行われるようになることでしょう（図6）。

言うまでもなく、十全な産婦人科医になるためには、産科疾患のみならず、婦人科領域の腫瘍や生殖医療についても、当然ですが理解する

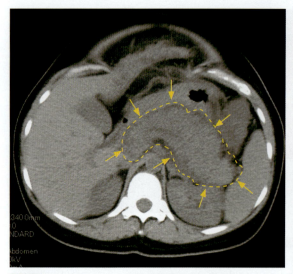

図5 妊娠に合併した急性膵炎のCT画像

長崎県五島市で経験しました。妊娠40週で上腹部痛とアミラーゼ値の上昇があり、CTで膵臓の著しい腫大を認めました（↑）。高次医療施設へ搬送され、帝王切開術を受けました。

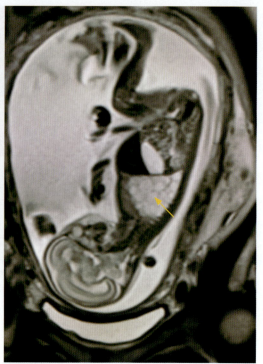

図6 妊娠19週のCCAM

胎児の片肺には2cm未満の嚢胞が充満しています（↑）。MRI検査は超音波検査に比べて軟部組織の評価に優れ、胎児の全身が描出されるので、胎児診断のみならず母親や家族への説明にも有用です。
CCAM：congenital cystic adenomatoid malformation of lung（先天性肺嚢胞性腺腫様奇形）

必要があります。体外受精や顕微授精についても一定の知識が必要ですし、妊婦も全身の腫瘍や内科的・外科的疾患を合併することがありますから、たとえ産科だけを専門にやりたいと思っている医師であっても、広範囲な知識と診断能力が要求されます。本書は、そのような視点から症例を厳選しました。必ずしも日常的に遭遇する疾患とは限りませんが、いずれも一定の頻度で発生する疾患ですから、産科の医師を続けるうちに、どこかの時点で必ず出会うことになる疾患です。医師は一度も出会ったことのない疾患の診断は困難ですが、たとえ書物の中であっても見たことや聞いたことがあれば、診断に到達できるものです。そういう意味で本書を通読いただければ、日々の臨床に必ず役立つものと信じています。

（増崎英明）

● 参考文献
1) 増崎英明. 何がわかる？ どう使う？ 画像でみる産科学：胎児の表情. ペリネイタルケア. 34(9), 2015, 831-5.
2) Mullis, KB. et al. Specific synthesis of DNA in vitro via a polymerase-catalyzed chain reaction. Methods Enzymol. 155, 1987, 335-50.
3) Lo, YM. et al. Presence of fetal DNA in maternal plasma and serum. Lancet. 350(9076), 1997, 485-7.
4) Masuzaki, H. et al. Detection of cell free placental DNA in maternal plasma : direct evidence from three cases of confined placental mosaicism. J. Med. Genet. 41(4), 2004, 289-92.

INDEX

数字

3D 経腟超音波検査 ——————— 169

A

amniotic fluid sludge ———— 193,194,197
Amsel criteria ————————— 188
ART（assisted reproductive technology）
————————————————— 148
ATL（adult T-cell leukemia-lymphoma） — 86
AVM ——————————————— 17

B

B-Lynch 縫合 —————————— 243
borderline malignancy ——————— 99
Breus' mole ————————— 184
BV（bacterial vaginosis） ————— 191

C

CAM（chorioamnionitis） ————— 190
CCAM（congenital cystic adenomatoid
　malformation of lung） ————— 302
cerebral arteriovenus malformation —— 17
CHAOS（congenital high airway obstruction
　syndrome） ———————————— 287
chorioangioma ————————— 225
chorionic bump ————————— 222
clue cell —————————— 188,190
CPD（cephalopelvic disproportion）
————————————————— 267,269

D

debris 像 ——————————— 58
DIC（disseminated intravascular coagulation）
————————————————— 234,241
DNA 遺伝子型解析 ——————— 161
Duchenne 型筋ジストロフィー ———— 291

E

empty sella ————————— 249
en caul ——————————— 272
EXIT（ex utero intrapartum treatment）
————————————— 281,283,287,289

F

FISH 法 ——————————— 275
FLP ——————————————— 286

G

Gardnerella vaginalis ——————— 188

H

HPV（human papilloma virus） —— 117,126
HTLV-1（human T-lymphotropic virus-1）
————————————————— 86

I

ICSI（Intracytoplasmic sperm injection）
————————————————— 151
in situ ハイブリダイゼーション ————— 118
IUD（intrauterine contraceptive devices）
————————————— 196,197,198
IUS（intrauterine contraceptive system）
————————————————— 196
IVF-ET（in-vitro fertilization and embryo
　transfer） ——————————— 148

J

juvenile onset laryngeal papillomatosis
————————————————— 127

L

Lactobacillus ————————— 187

M

macroadenoma ————————— 11
　　　　　　合併妊娠 —————— 11
MCA-PSV —————————— 229
microadenoma ————————— 12
　　　　　　合併妊娠 —————— 12

N

NSVT（nonsustained ventricular
　tachycardia） ————————— 49
Nugent スコア ————————— 189

P

post pregnancy osteoporosis ———— 75
PPROM（preterm PROM）———— 190
PROM（premature rupture of the
membranes）———— 190

Q

Quintero の分類 ———— 201

S

Schwartz の診断基準 ———— 46
Sheehan 症候群 ————25,249
stuck twin ———— 284

T

TAE（transcatheter arterial embolization）
———— 218
TCR（transcervical resection）———— 217
TdP（torsades de pointes）———— 47
TRAP（twin reversed arterial perfusion）
———— 205
TTTS ————199,284
T サイン ———— 200

V

VBAC（vaginal birth after cesarean delivery）
———— 258
Virchow の 3 微 ———— 89

X

X 線骨盤計測 ———— 270

あ

悪性卵巣腫瘍 ————99,102

い

異常出血 ———— 243
異所性妊娠 ———— 166,169,172,261
一絨毛膜
————一羊膜双胎 ———— 201
————双胎 ———— 199
————二羊膜 ———— 200

————二羊膜双胎 ———— 200,204
一卵性一絨毛膜双胎 ———— 203
一卵性二絨毛膜双胎 ———— 202
一過性大腿骨頭萎縮症 ———— 77
遺伝子診断 ———— 292

う

ウイリス動脈輪閉塞症 ———— 20
ウェルニッケ脳症 ———— 154
右副腎腺腫 ———— 69

え

エラストグラフィ ———— 33

か

下肢静脈の走行 ———— 90
下垂体 ———— 250
————機能低下症 ———— 249
————卒中 ———— 13
間質部妊娠 ———— 166
眼底所見 ———— 26

き

偽性動脈瘤 ———— 231
弓状子宮 ———— 146
急性膵炎 ———— 302
急性虫垂炎 ———— 130
急性腹症 ———— 163
狭骨盤 ———— 267
強皮症 ———— 275
緊急子宮頸管縫縮術 ———— 176

く

クッシング症候群 ———— 68
————合併妊娠 ———— 68

け

経腹超音波画像 ———— 273
経腹的シロッカー手術 ———— 178
頸部リンパ管腫 ———— 281
稽留流産 ———— 181
結合体 ———— 201

INDEX

血栓症の危険因子 —————— 94	————合併妊娠の 3D 所見 ———— 144
血中 hCG —————————— 263	————の分類 ——————— 144
————値 ——————— 171	子宮鏡下腫瘍切除術 ————— 217
顕微授精 —————————— 151	子宮筋腫 ————— 132,135,136,138
	————合併妊娠 —————— 132
こ	————合併妊娠の妊娠中期中絶 —— 138
コイル塞栓術 ———————— 16	————による分娩停止 ———— 135
コイロサイトーシス ————— 117	子宮頸管
拘束性呼吸障害 ——————— 38	————長 ——————— 175
————合併妊娠 ———— 38	————妊娠 ——————— 172
後腹膜血腫 —————— 240,241	————縫縮術 —————— 175
後腹膜腫瘍 ————————— 301	————無力症 —————— 175
幸帽児 ——————————— 274	子宮頸癌 ——————— 117,120
————帝王切開術 ———— 272	————円錐切除術 ———— 120
————分娩 —————— 272	————合併妊娠 ——— 118,120
枯死卵 ——————— 181,182	————検診 —————— 117
骨粗鬆症 —————————— 74	子宮頸部浸潤癌 —————— 123
骨代謝 ——————————— 77	————合併妊娠 ——— 123
骨軟部組織原発悪性腫瘍 ——— 81	子宮頸部
骨肉腫 ——————————— 80	————細胞診 —————— 117
————合併妊娠 ———— 80	————腫瘍 —————— 120
骨盤入口部横径 ———— 268,271	————上皮内腫瘍 ———— 120
骨盤計測 —————————— 266	————扁平上皮癌 ———— 123
	子宮創部癒合不全 ————— 255
さ	子宮脱 ——————————— 62
細菌性腟症 —————— 187,190	————合併妊娠 ———— 62
臍帯炎 ——————————— 191	子宮動脈 —————————— 231
最大収縮期血流速度 ————— 229	————偽性動脈瘤 ——— 231,233
臍帯潰瘍 —————— 228,229	————血流速度波形 ——— 296
臍帯穿刺 —————————— 228	————塞栓術 ——— 218,246,247
サイヌソイダルパターン ——— 228	子宮内胎児死亡 —————— 181
サザンブロット法 —————— 86	子宮内避妊器具 —————— 196
産科真結合線 ———— 269,270	子宮破裂 —————————— 258
産後出血 —————————— 246	子宮壁の菲薄化 —————— 258
三絨毛膜三羊膜性品胎 ——— 296	児頭
酸素阻害療法 ——————— 236	————横断像 —————— 268
	————骨盤不均衡 ——— 267,269
し	————大横径 —————— 271
子癇 ——————————— 29	若年発症性咽頭腫 ————— 127
子宮圧迫縫合 ———————— 243	シャントチューブ ————— 280
子宮奇形 —————— 141,144	習慣流産 —————————— 182
————合併妊娠 ———— 141	周産期心筋症 ——————— 50

重複子宮 —— 142	先天性 QT 延長症候群 —— 41,44,47
絨毛	—— 合併妊娠 —— 44,47
—癌 —— 158,159	先天性子宮奇形 —— 183
—血管腫 —— 225,226	先天性十二指腸閉鎖 —— 229
—細胞 —— 292	先天性上気道閉塞症候群 —— 287
—性疾患 —— 157	先天性肺嚢胞性腺腫様奇形 —— 302
絨毛膜	全胞状奇胎 —— 158
——下血腫 —— 185	

そ

——羊膜炎 —— 190,191,194	造影 CT —— 231,232
——瘤 —— 222,223	漿液性網膜剥離 —— 26
出生前遺伝子診断 —— 291	双角子宮 —— 146
腫瘍性病変 —— 102	早産 —— 190
常位胎盤早期剥離 —— 234,237	—期前期破水 —— 190
上皮内癌 —— 118	双胎間輸血症候群 —— 199,200
静脈圧迫法 —— 89	

た

静脈血栓塞栓症 —— 89	体外受精・胚移植 —— 148
シロッカー手術 —— 176,178	体外培養受精卵 —— 149
進行流産 —— 181	胎児間輸血症候群 —— 284
浸潤癌 —— 122	胎児鏡下胎盤吻合血管レーザー凝固術 —— 286
侵入奇胎 —— 159	胎児胸腔 —— 278
深部静脈血栓症 —— 89,91,92	胎児胸腔—羊腹腔シャント術 —— 278,279
	胎児胸水 —— 278

す

水腎症 —— 65	胎児共存奇胎 —— 160
—合併妊娠 —— 65	胎児中大脳動脈血流速度波形 —— 229
	胎児内胎児 —— 203,204

せ

生殖補助医療 —— 148,151	胎児貧血 —— 228
成人 T 細胞白血病／リンパ腫 —— 86	胎児不整脈 —— 41
静的視野検査 —— 12	大腿骨頸部骨折 —— 77
性別診断 —— 275,276,291,292,300	大腸癌 —— 71
脊椎側弯症 —— 39	—合併妊娠 —— 71
遷延一過性徐脈 —— 238	胎盤
前期破水 —— 190	—後血腫 —— 185
尖圭コンジローマ —— 118,126	—残留 —— 219
—合併妊娠 —— 126	—剥離異常 —— 220
全前置胎盤 —— 210	—ポリープ —— 216,217
前置血管 —— 210,211	多形性心室頻拍 —— 47
前置胎盤 —— 210,213,214	ダグラス窩嵌頓卵巣腫瘍 —— 111
——の中期中絶 —— 213	多胎妊娠 —— 199,202
前置癒着胎盤 —— 210	多発筋腫 —— 136
穿通胎盤 —— 210	タリウムシンチグラフィ —— 81

INDEX

単純子宮全摘出術 —————— 140
胆石 —————————————— 53
　　——合併妊娠 ————————— 53
胆嚢炎 ———————————— 56
　　——合併妊娠 ————————— 56

ち

腟壁血腫 ————————— 241
遅発一過性徐脈 ——————— 237
中隔子宮 ———————— 144,145
虫垂炎 ———————————— 59
　　——合併異所性妊娠 ———— 59
　　——合併妊娠 ————————— 59
虫垂切除術 ————————— 130
超音波カラードプラ法 ———— 253
チョコレート嚢胞 ————— 105
　　　　　——合併妊娠 ——— 105

つ

つわり ———————————— 154

て

帝王切開創部妊娠 ————— 261
帝王切開創癒合不全 ———— 255
低身長 ———————————— 266
デリバリーシステム ———— 280
デルモイド腫瘍 ———— 114,115
　　　　——破裂 ——————— 114
　　　　——破裂合併妊娠 —— 114

と

糖尿病 ————————————— 83
　　——合併妊娠 ————————— 83
動脈塞栓術 ————————— 241
ドクターヘリ ———————— 284
トルコ鞍空洞 ———————— 249

に

二絨毛膜二羊膜 ——————— 200
　　　　　——双胎 ————— 200
二卵性一絨毛膜双胎 ———— 203
乳癌 —————————————— 32

乳酸桿菌 ——————————— 187
妊娠悪阻 ——————————— 154
妊娠後骨粗鬆症 ——————— 74
妊娠中の虫垂の位置 ————— 61
妊娠中の腹腔鏡手術 ———— 110
妊娠糖尿病 —————————— 84
妊婦健診 ——————————— 294
妊卵の着床部位 ——————— 167

の

脳腫瘍 —————————————— 8
　　——合併妊娠 —————————— 8
脳動静脈奇形 ————————— 17
　　　　——合併妊娠 ———— 17
脳動脈瘤 ——————————— 14
　　　——合併妊娠 ————— 14
嚢胞性腫瘤 ————————— 282

は

パール指数 ————————— 196
肺癌 —————————————— 35
　　——合併妊娠 ————————— 35
肺血栓塞栓症 ————————— 89
胚発育 ———————————— 149
播種性血管内凝固 ————— 241
パパニコロ染色 ——————— 117
汎下垂体機能低下症 ————— 25
汎発性腹膜炎 ————— 129,130
　　　　——合併妊娠 ——— 129

ひ

光干渉断層計 ————————— 28
非持続性心室頻拍 ————— 49
微小浸潤癌 ————— 118,121
ヒトT細胞白血病／リンパ腫ウイルス1型 —— 86
ヒト胚盤胞 ————————— 148
ヒトパピローマウイルス ——— 117,126

ふ

腹腔鏡下手術 ———————— 167
腹腔鏡下卵巣腫瘍核出術 —— 98
不全中隔子宮 ———————— 183

不全流産	181
付属器捻転	108
部分前置胎盤	210
プロラクチノーマ	11
——————合併妊娠	11
分娩時出血	249

へ

平均骨密度	75
ヘマトキシリン・エオジン	118
ヘリコプター搬送	284
辺縁前置胎盤	210

ほ

防災ヘリ	284
胞状奇胎	157
補充療法	236
母体血中胎児 DNA	291
母体低身長	266

ま

マイクロキメリズム	275
膜性診断	199,200,201,202
マンモグラフィ	33

む

無心体	206
——双胎	199,200,205
——の血流	206

も

もやもや病	20
——————合併妊娠	20

ゆ

癒着胎盤	214,220

よ

羊水	
—過少	252
—過多	252,253
—深度	253,254
—量	254
羊腹腔シャント術	278
羊膜下血腫	185
予防的子宮頸管縫縮術	176

ら

ラムダサイン	200
卵管間質部妊娠	169,170,295
——————の超音波 3D 所見	169
卵管峡部妊娠	167
卵管疎通率	168
卵細胞質内精子注入法	151
卵性診断	202,203
卵巣癌	99,102
卵巣境界悪性腫瘍	99
卵巣出血	164
卵巣腫瘍	96,97,99,111
——————合併妊娠	96,111,163
卵巣腫瘤	97
卵巣妊娠	167
卵巣嚢胞	97

り

流産	181
流早産	193
リンパ球性下垂体炎	23,25
——————合併妊娠	23

執筆者一覧（五十音順）

増崎 英明
（ますざき ひであき）
〈執筆項目〉
全て

芦塚 二葉
（あしづか ふたば）
〈執筆項目〉
3章13

東　瞳
（あずま ひとみ）
〈執筆項目〉
5章06

阿部 修平
（あべ しゅうへい）
〈執筆項目〉
5章03

荒木 裕之
（あらき ひろゆき）
〈執筆項目〉
1章16

池田 裕一郎
（いけだ ゆういちろう）
〈執筆項目〉
5章09

一瀬 俊介
（いちのせ しゅんすけ）
〈執筆項目〉
1章04

井上 統夫
（いのうえ つねお）
〈執筆項目〉
2章17、3章08、3章12

今村 亜紗子
（いまむら あさこ）
〈執筆項目〉
4章04

今村 健仁
（いまむら たけひと）
〈執筆項目〉
4章13

大橋 和明
（おおはし かずあき）
〈執筆項目〉
1章07

岡　真左子
（おか まさこ）
〈執筆項目〉
1章08

梶村　慈
（かじむら いつき）
〈執筆項目〉
1章05、2章03

金内 優典
（かねうち まさのり）
〈執筆項目〉
2章02、2章10

川口 洋子
（かわぐち ようこ）
〈執筆項目〉
2章01

川下 さやか
（かわした さやか）
〈執筆項目〉
1章25、4章05

河野 通晴
（こうの みちはる）
〈執筆項目〉
2章07、4章02、5章01

北島 道夫
（きたじま みちお）
〈執筆項目〉
1章02、1章21、1章23、3章01、3章02

北島 百合子
（きたじま ゆりこ）
〈執筆項目〉
1章21、2章11

木下　光
（きのした ひかり）
〈執筆項目〉
5章09

小寺 宏平
（こてら こうへい）
〈執筆項目〉
1章19、2章09

後藤 英夫
(ごとう ひでお)
〈執筆項目〉
4章 17

小松 菜穂子
(こまつ なほこ)
〈執筆項目〉
3章 08

嶋田 貴子
(しまだ たかこ)
〈執筆項目〉
2章 08

下村 友子
(しもむら ともこ)
〈執筆項目〉
2章 15

杉田 豊隆
(すぎた とよたか)
〈執筆項目〉
3章 12

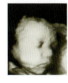
瀬川 景子
(せがわ けいこ)
〈執筆項目〉
5章 08

髙野 玲
(たかの れい)
〈執筆項目〉
1章 13

谷川 輝美
(たにがわ てるみ)
〈執筆項目〉
1章 28、1章 29

谷口 憲
(たにぐち けん)
〈執筆項目〉
1章 17、1章 18、3章 02

塚本 大空
(つかもと おおぞら)
〈執筆項目〉
1章 02、2章 06

築山 尚史
(つきやま たかし)
〈執筆項目〉
2章 12、4章 03

銕尾 聡子
(てつお さとこ)
〈執筆項目〉
1章 23

永田 典子
(ながた のりこ)
〈執筆項目〉
2章 10

中山 大介
(なかやま だいすけ)
〈執筆項目〉
2章 13、4章 06

野口 将司
(のぐち まさし)
〈執筆項目〉
2章 04、3章 08

長谷川 ゆり
(はせがわ ゆり)
〈執筆項目〉
1章 06、3章 17、4章 18、5章 08

浜口 大輔
(はまぐち だいすけ)
〈執筆項目〉
1章 01

濱﨑 哲史
(はまさき てつし)
〈執筆項目〉
3章 10

原田 亜由美
(はらだ あゆみ)
〈執筆項目〉
2章 03、5章 07

東島 愛
(ひがしじま あい)
〈執筆項目〉
1章 10、1章 15、2章 14、3章 03、3章 04、4章 10

平木 宏一
(ひらき こういち)
〈執筆項目〉
3章 06、3章 07

平木 裕子
(ひらき ひろこ)

〈執筆項目〉
1章 12

福島 愛
(ふくしま あい)

〈執筆項目〉
1章 19、1章 24

福田 久信
(ふくだ ひさのぶ)

〈執筆項目〉
3章 15

福田 雅史
(ふくだ まさし)

〈執筆項目〉
1章 26、4章 04

淵 直樹
(ふち なおき)

〈執筆項目〉
1章 27、2章 10、3章 05、5章 05

増崎 雅子
(ますざき まさこ)

〈執筆項目〉
1章 09、3章 08

松野 聖子
(まつの せいこ)

〈執筆項目〉
1章 11、5章 04

松本 加奈子
(まつもと かなこ)

〈執筆項目〉
2章 05、2章 16、4章 08、4章 16

松脇 隆博
(まつわき たかひろ)

〈執筆項目〉
4章 11、4章 14

三浦 生子
(みうら しょうこ)

〈執筆項目〉
3章 19

三浦 清徳
(みうら きよのり)

〈執筆項目〉
1章 01、1章 10、1章 13、1章 27、2章 07、2章 12、3章 05、3章 18、5章 03、5章 04、5章 05、5章 09

宮﨑 恭子
(みやざき きょうこ)

〈執筆項目〉
1章 01、1章 06

宮下 紀子
(みやした のりこ)

〈執筆項目〉
3章 08

宮下 昌子
(みやした まさこ)

〈執筆項目〉
5章 10

宮村 庸剛
(みやむら つねたけ)

〈執筆項目〉
4章 15

宮本 正史
(みやもと まさし)

〈執筆項目〉
3章 10

村上 亨
(むらかみ とおる)

〈執筆項目〉
3章 08

村上 直子
(むらかみ なおこ)

〈執筆項目〉
3章 17、3章 20

村上 優子
(むらかみ ゆうこ)

〈執筆項目〉
1章 04、1章 22、1章 29、4章 06

本石 翔
(もといし つばさ)

〈執筆項目〉
3章 08

森﨑 佐知子
（もりさき さちこ）
〈執筆項目〉
5 章 02

森﨑 慎太郎
（もりさき しんたろう）
〈執筆項目〉
2 章 07

山﨑 健太郎
（やまさき けんたろう）
〈執筆項目〉
4 章 12

山田 美樹
（やまだ みき）
〈執筆項目〉
1 章 14

吉田 敦
（よしだ あつし）
〈執筆項目〉1 章 03、1 章 07、1 章 12、1 章 16、1 章 20、1 章 24、1 章 26、2 章 04、2 章 06、2 章 07、2 章 15、3 章 09、3 章 11、3 章 13、3 章 14、3 章 16、3 章 20、4 章 01、4 章 05、4 章 07、4 章 13、5 章 02

吉田 至幸
（よしだ しこう）
〈執筆項目〉
2 章 13

吉田 至剛
（よしだ しごう）
〈執筆項目〉
4 章 09

吉武 朋子
（よしたけ ともこ）
〈執筆項目〉
1 章 03

吉村 秀一郎
（よしむら しゅういちろう）
〈執筆項目〉
4 章 09

渡邊 灯
（わたなべ あかり）
〈執筆項目〉
3 章 08

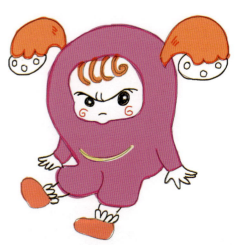

長崎大学産婦人科
イメージキャラクター
「ウテリン」ちゃん

編著者紹介

増崎 英明　ますざき ひであき

長崎大学理事、長崎大学病院病院長
長崎大学大学院産科婦人科学教室教授

1977年　長崎大学医学部卒業
1983年　長崎大学医学部産科婦人科学教室助手
1991年　同講師
1999年　同助教授、ロンドン大学留学
2006年　同教授
2014年10月　長崎大学病院病院長　現在に至る

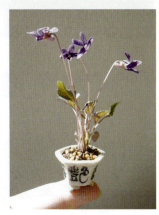
スミレ

学会活動（主なもの）
日本産科婦人科学会（理事、評議員、専門医、周産期委員長、ガイドライン産科編評価委員会委員長、医療安全推進委員会委員長、震災対策・復興委員会委員長）
日本産科婦人科遺伝診療学会（理事長、第1回学会長［2015年］）
日本生殖医学会（理事、生殖医療専門医、第57回学会長［2012年］）
日本人類遺伝学会（理事、臨床遺伝専門医・指導医、第64回学会長［2019年］）
日本産科婦人科内視鏡学会（常務理事、技術認定医、第56回学会長［2016年］）
日本母体胎児医学会（常任幹事、第37回学会長［2014年］）
日本妊娠高血圧学会（理事、第33回学会長［2012年］）
日本エンドメトリオーシス学会（理事、第33回学会長［2012年］）
日本産科婦人科・新生児血液学会（理事、第26回学会長［2016年］）
日本胎盤学会（理事、第25回学会長［2017年］）
日本超音波医学会（代議員、超音波専門医・指導医）
日本周産期・新生児医学会（評議員、暫定指導医）
日本婦人科腫瘍学会（評議員）
日本女性医学学会（女性ヘルスケア暫定指導医）
日本産科婦人科手術学会（理事）

社会活動（主なもの）
日本医師会（代議員）
厚生労働省（医師試験委員、母性健康管理指導医）
独立行政法人日本学術振興会（科学研究費委員会専門委員）
公益財団法人日本医療機能評価機構（産科医療補償制度再発防止委員会再発防止ワーキンググループ委員）
長崎県ATL母子感染防止研究協力事業連絡協議会（会長）

賞罰
第63回保健文化賞「ATLウイルス母子感染防止研究協力事業連絡協議会」（2011年10月25日）
平成28年度産科医療功労者厚生労働大臣表彰授章（2016年9月9日）

著書
『臨床産科超音波診断』（単著、メディカ出版、1998年）
『遺伝カウンセリングを倫理する』（共著、診断と治療社、2005年）
『改訂2版 臨床産科超音波診断』（単著、メディカ出版、2009年）
『画像で見る産科アトラス』（編著、メディカ出版、2012年）
『密室』（単著、木星舎、2012年）
『シリーズ生命倫理学』（共著、丸善出版、2012年）
『動画で学べる産科超音波　妊婦健診編』（単著、メディカ出版、2014年）
『動画で学べる産科超音波　アドバンスト編』（単著、メディカ出版、2015年）
『裁判例から学ぶインフォームド・コンセント』（共著、民事法研究会、2015年）
『動画で学べる産科超音波　プロフェッショナル編』（単著、メディカ出版、2016年）
『密室〈Ⅱ〉：母に包まれて』（単著、木星舎、2016年）　ほか多数

本書関連書籍のご案内

「動く胎児」を「動くまま」見るDVD付き
動画で学べる産科超音波

静止画ではなかなか理解しにくい異常妊娠や胎児異常などは、赤ちゃんが動いている状態で見ると診断がつきやすいということがあります。『動画で学べる産科超音波』シリーズは比較的日常診療で経験することの多い疾患について、8千以上の動画から厳選した美しい画像を用いて解説しています。シリーズ全3巻は、「妊婦健診編」、次いで「アドバンスト編」、さらにはより上級を目指す方のための「プロフェッショナル編」の構成で、超音波検査の原理の説明から、実際の機器の操作法、さらに動画を用いた胎児の見方およびそのコツ、カラードプラ法や経腟超音波、3D/4D超音波に至るまで細かく分かりやすく解説しています。本書『産科疾患の画像診断』では紹介しきれなかった動画がたくさん収載されていますので、ぜひご覧いただき日常診療に役立ててください。

増崎 英明

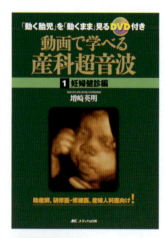

妊婦健診編
増崎 英明 著
B5判 56頁 DVD58分
ISBN 978-4-8404-4959-5
本体 7,000円+税

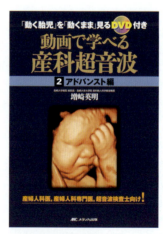

アドバンスト編
増崎 英明 著
B5判 64頁 DVD78分
ISBN 978-4-8404-5346-2
本体 10,000円+税

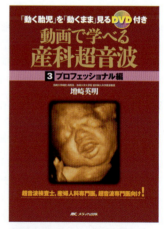

プロフェッショナル編
増崎 英明 著
B5判 52頁 DVD73分
ISBN 978-4-8404-5774-3
本体 12,000円+税

動画で学べる 産科超音波 ❶ 妊婦健診編

動画収載項目一覧

イントロダクション

基礎編

Ⅰ　**モニターの置き方**
Ⅱ　**プローブの使い方**
Ⅲ　**胎児評価法**
　　胎児頭部の計測と形態スクリーニング
　　（アーチファクトの説明も含めて）
　　胎児腹囲の計測
　　胎児大腿骨長の計測
　　羊水深度
Ⅳ　**胎児形態スクリーニング**
　　頭部のスクリーニング
　　胸部のスクリーニング
　　腹部のスクリーニング
　　胎児付属物のスクリーニング
Ⅴ　**経腟超音波の使い方**

応用編

Ⅰ　**妊娠初期の発達**
Ⅱ　**妊娠初期の異常**
　　双胎妊娠の膜性診断
　　全胞状奇胎
　　異所性妊娠
　　子宮筋腫合併妊娠
　　卵巣腫大
　　胎児の形態異常
Ⅲ　**妊娠中期・後期の形態異常**
　　頭頸部の異常
　　胸部の異常（心奇形）
　　胸部（心臓以外）の異常
　　腹部の異常
　　脊椎の異常
　　胎盤・臍帯の異常

エンディング

動画で学べる産科超音波 2 アドバンスト編

動画収載項目一覧

イントロダクション

二分脊椎（レモンサイン）
四肢短縮症（クローバー状頭蓋）
右胸心
完全房室ブロック
心房粗動
横隔膜ヘルニア（胸腔内蠕動）
腹壁破裂
十二指腸閉鎖（胃・十二指腸間交通）
水腎症（尿管膀胱移行部狭窄）
穿通胎盤（膀胱内血管像）
胎児頭髪

妊娠初期

双胎妊娠（膜性診断）
異所性妊娠（膨大部、間質部）
全胞状奇胎
稽留流産
絨毛膜下血腫
子宮筋腫合併妊娠
卵巣腫瘍合併妊娠（良性、悪性）
無脳症
頸部嚢胞性ヒグローマ
尿道閉鎖（巨大膀胱、両側水腎症）
臍帯ヘルニア（生理的、病的）

妊娠中期

脳梁欠損
小脳低形成（18トリソミー）
ダンディ・ウォーカー症候群
脳瘤
くも膜嚢胞

脊髄髄膜瘤
　　（レモンサイン、水頭症）
心室中隔欠損
房室中隔欠損
三尖弁閉鎖
ファロー四徴症
大血管転位症
両大血管右室起始症
三尖弁閉鎖不全（三尖弁逆流）
胎児水腫（胸水、皮下浮腫）
胎児胸水（肺低形成）
横隔膜ヘルニア
　　（Bochdalek、食道裂孔）
CCAM I 型・II 型・III 型
肺分画症
十二指腸閉鎖（カラードプラ所見）
小腸閉鎖（消化管拡張、蠕動）
胎便性腹膜炎（腹水、石灰化、
　　偽嚢胞、腸管癒着）
総胆管嚢胞
肝血管腫
下部消化管拡張（メコニウム）
腹壁破裂（2D、3D）
臍帯ヘルニア（大、小、3D）
尿膜管嚢胞
腎盂尿管移行部狭窄症
尿管膀胱移行部狭窄症
尿道閉鎖
後尖弁（両側腎盂拡大）
ポッター症候群（無羊水）
多発性腎嚢胞
　　multicystic kidney
幼児型多嚢胞腎
　　infantile polycystic kidney

卵巣嚢胞
双胎間輸血症候群（膀胱所見）
嚢胞性二分脊椎
開放性二分脊椎（2D、3D）
脊髄髄膜瘤（レモンサイン、
　　バナナサイン）
仙尾骨部奇形腫
骨形成不全症（2D、3D）
四肢短縮症
　　（ベル型胸郭、彎曲大腿骨）
切迫早産（子宮頸管所見）
子宮頸管無力症

妊娠後期

胎児発育不全（プロポーション）
18トリソミー
　　（発育不全＋羊水過多）
前置胎盤（経腹法、経腟法、
　　嵌入胎盤、穿通胎盤）
前置血管
臍帯動脈血流
　　（正常、途絶、逆流）

エンディング

動画で学べる産科超音波 **③ プロフェッショナル編**

動画収載項目一覧

イントロダクション

妊娠初期の経腹超音波
　（5MHz、9MHz）
胎児四腔断面・経腹超音波
　（8MHz）
胎児頭部・経腹超音波
　（5MHz、9MHz）
胎児腹部・経腹超音波
　（5MHz、9MHz）
胎盤・経腹超音波
　（5MHz、9MHz）
食道閉鎖
頸部リンパ管腫
EXIT
　（ex-utero intrapartum
　treatment）

子宮内の異物？

完全中隔子宮
不完全中隔子宮
周郭胎盤
子宮腔癒着
膀胱腔
羊膜索症候群
羊　膜
粘膜下筋腫
変性筋腫と粘膜下筋腫
子宮の局所収縮
絨毛膜瘤
　（経腹法、経腟法、3D）
Amniotic sludge
羊水中浮遊物質
羊水中の出血

子宮内避妊器具
　（経腹法、経腟法）

絨毛性疾患

絨毛性疾患
全胞状奇胎：初期の所見
　（経腹法、経腟法）
初期胞状奇胎
正常妊娠と胞状奇胎の双胎
　（経腹法、経腟法）
侵入胞状奇胎
臨床的絨毛癌

多胎妊娠

多胎妊娠
二絨毛膜双胎（3D）
一絨毛膜二羊膜双胎
一絨毛膜一羊膜双胎
　（経腹法、経腟法、カラー）
相互臍帯巻絡
結合体双胎
正常妊娠と胞状奇胎の双胎
双胎の一児死亡（初期、中期）
無心体
二絨毛膜双胎の一児形態異常
一絨毛膜双胎の一児形態異常
双胎間輸血症候群
　（初期、Ⅰ期、Ⅱ期、心拡大・心嚢液）
胎児鏡下胎盤吻合血管レーザー
　凝固術
三絨毛膜三羊膜品胎
二絨毛膜三羊膜品胎
一絨毛膜三羊膜品胎

超音波機器の特徴と使い方

シーメンスヘルスケア
GEヘルスケア・ジャパン
東芝メディカルシステムズ
日立アロカメディカル

エンディング

産科疾患の画像診断　保存版−産婦人科専門医が知っておくべき93疾患

2018年3月20日発行　第1版第1刷

編　著	増崎　英明
発行者	長谷川　素美
発行所	株式会社メディカ出版
	〒532-8588
	大阪市淀川区宮原3−4−30
	ニッセイ新大阪ビル16F
	http://www.medica.co.jp/
編集担当	光島やよい／福嶋隆子
	有地　太／里山圭子
編集協力	加藤明子
動画編集	株式会社ジェイワークス
	原田征司／上山　経
装　幀	くとうてん
組　版	株式会社明昌堂
印刷・製本	株式会社シナノパブリッシングプレス

© Hideaki MASUZAKI, 2018

本書の複製権・翻訳権・翻案権・上映権・譲渡権・公衆送信権（送信可能化権を含む）は、（株）メディカ出版が保有します。

ISBN978-4-8404-6504-5　　　　　　　　　　　　　　　　Printed and bound in Japan

当社出版物に関する各種お問い合わせ先（受付時間：平日9：00〜17：00）
●編集内容については、編集局 06-6398-5048
●ご注文・不良品（乱丁・落丁）については、お客様センター 0120-276-591
●付属のCD-ROM、DVD、ダウンロードの動作不具合などについては、デジタル助っ人サービス 0120-276-592